増刊 レジデントノート

Vol.16-No.17

糖尿病診療で みんなが困る疑問を 集めました。

血糖コントロールがうまくいくコツ

坂根直樹／編

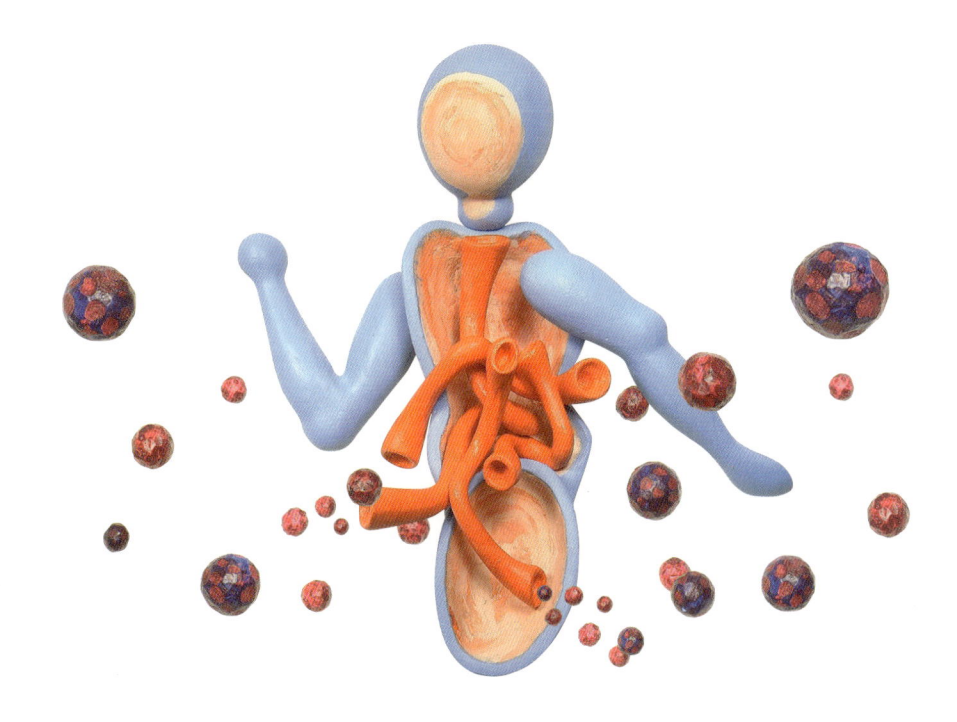

羊土社
YODOSHA

謹告

　本書に記載されている診断法・治療法に関しては，発行時点における最新の情報に基づき，正確を期するよう，著者ならびに出版社はそれぞれ最善の努力を払っております．しかし，医学，医療の進歩により，記載された内容が正確かつ完全ではなくなる場合もございます．

　したがって，実際の診断法・治療法で，熟知していない，あるいは汎用されていない新薬をはじめとする医薬品の使用，検査の実施および判読にあたっては，まず医薬品添付文書や機器および試薬の説明書で確認され，また診療技術に関しては十分考慮されたうえで，常に細心の注意を払われるようお願いいたします．

　本書記載の診断法・治療法・医薬品・検査法・疾患への適応などが，その後の医学研究ならびに医療の進歩により本書発行後に変更された場合，その診断法・治療法・医薬品・検査法・疾患への適応などによる不測の事故に対して，著者ならびに出版社はその責を負いかねますのでご了承ください．

序

　近年，若いレジデントが参加するテレビ番組「総合診療医ドクターG」が人気を集めていた．いかに，病歴聴取や身体所見などから的確な診断を下すことができるか，鑑別診断を行って，見落としを少なくすることで，誤診を防ぐかが焦点となっており参考となる．

　現実には，われわれ医師が接する患者は糖尿病や高血圧をはじめ慢性疾患の管理がほとんどである．特に，糖尿病という病気は「自己管理」が必要とされる病気である．患者は食事療法，運動療法，薬物療法，血糖自己測定，さらには定期的な通院も要求される．私自身も医学部の学生時代には，糖尿病はきちんとした診断基準やガイドラインが決まっており，管理目標値を設定し，食事療法については管理栄養士にまかせておけばよいと勘違いしていた．しかし，患者にこれらのガイドラインを示しても，なかなかわれわれの指示を守ってくれるわけではない．Eddyは95％以上の患者に適用されるのは「スタンダード」，60〜95％の患者に適用されるのが「ガイドライン」，50％ほどの患者に適用されるのが「オプション（選択肢）」であると述べている[1]．

　実際の現場ではいろいろな疑問にぶつかる．今回の企画では，その道の専門の先生方に具体的な解決法について執筆していただいた．本書を読んでいただくことで，糖尿病診療がスキルアップされることを期待している．

2014年12月

京都医療センター臨床研究センター予防医学研究室
坂根直樹

文献

1) Eddy DM：Clinical decision making: from theory to practice. Designing a practice policy. Standards, guidelines, and options. JAMA, 263：3077, 3081, 3084, 1990

増刊 レジデントノート
Vol.16-No.17

糖尿病診療でみんなが困る疑問を集めました。
血糖コントロールがうまくいくコツ

序 ……………………………………………………………………… 坂根直樹　3 (3089)
Color Atlas ……………………………………………………………………… 10 (3096)
執筆者一覧 ……………………………………………………………………… 12 (3098)

第1章　薬剤選択の極意

1. 糖尿病治療薬のベストチョイスは？
～糖尿病治療薬の種類が多くどの薬からはじめたらいいかわかりません
……………………………………………………………………… 柳澤克之　14 (3100)
　●症例問題　1. 各学会等が示す治療ガイドラインまたはアルゴリズム　2. 実際の治療薬選択について

2. ビグアナイド薬の年齢適応は？
～80歳ですが，メトホルミンは中止した方がいいでしょうか？
……………………………………………………………………… 荒木　厚　20 (3106)
　●症例問題　1. メトホルミン使用の意義　2. メトホルミンによる乳酸アシドーシス　3. 腎機能とメトホルミン使用　4. 高齢者とメトホルミン使用　● Advanced Lecture：腎機能障害の場合はどこまでメトホルミンの投与が可能か？

3. 糖尿病治療薬の増やし方や減らし方のコツは？
～ビグアナイド薬を出しても血糖コントロールが不良です．
　次にどんな薬を追加すればいいですか？
……………………………………………………………………… 岡田　朗　26 (3112)
　●症例問題　2型糖尿病治療薬の選択と増量・減量の考え方　● Advanced Lecture

4. DPP-4阻害薬の使い分けは？
〜DPP-4阻害薬がたくさんありすぎて，使い分けがよくわかりません
　　　　　　　　　　　　　　　　　　　　　　　　　　　　　太田康晴　34 (3120)
　　●症例問題　●Advanced Lecture

5. SGLT2阻害薬が適応となるのは？
〜新しい薬が出たそうですね，私には使えますか？
　　　　　　　　　　　　　　　　　　　　　　　　　　　　遅野井 健　40 (3126)
　　●症例問題　1. 病態から見たSGLT2阻害薬の投与対象　2. SGLT2阻害薬適否の判断
　　●Advanced Lecture：SGLT2阻害薬投与の注意点

6. 持効型インスリンか？ 混合型インスリンか？
〜インスリンをはじめたいのですが，持効型か混合型か，強化インスリン療法か，
　何からはじめたらいいですか？
　　　　　　　　　　　　　　　　　　　　　　　　　大森一乃，吉岡成人　47 (3133)
　　●症例問題　●インスリン治療の適応の考え方　●Advanced Lecture〜エビデンスを踏まえて〜
　　1. どのようなインスリンから開始するか　2. 持効型＋内服や混合型1〜2回の患者のコントロール
　　が悪化した際にどのようにstep upを考えるか？　3. step downについて

7. GLP-1受容体作動薬の使い分けは？
〜GLP-1受容体作動薬を使うタイミングや注意点について教えてください
　　　　　　　　　　　　　　　　　　　　　　　　　　　　杉本正毅　54 (3140)
　　●症例問題　1. GLP-1RAの分類　2. GLP-1RAの特徴　3. GLP-1RAの使い分け　4. 肥満例に
　　対して，インスリンとGLP-1RAのどちらを先行投与するべきか？

8. 妊娠糖尿病の薬物療法のポイントは？
〜「妊娠糖尿病と診断され心配です．薬を飲まないといけないのですか？」と
　尋ねられたら，どう説明したらいいですか？
　　　　　　　　　　　　　　　　　　　　　　　　　　　　和栗雅子　59 (3145)
　　●症例問題　1. 妊娠中の糖代謝異常とは　2. 糖代謝異常妊婦にどう対応するか？

9. 経済的に余裕のない患者への処方は？
〜経済的に余裕がない患者さんに高額な薬剤を処方するのを躊躇します
　　　　　　　　　　　　　　　　　　　　　　山辺瑞穂，廣澤裕代，三玉康幸　67 (3153)
　　●症例問題　1. 栄養指導をしっかり行う　2. 同系統の経口血糖降下薬でも薬価に差があることを覚
　　えておく　3. 注射薬が必要かどうか見極める　4. 降圧薬や脂質異常症薬は後発品や合剤を積極的に
　　使用する　5. 良好な血糖コントロールは将来的には医療費削減になることを理解してもらう
　　●Advanced Lecture

10. 糖尿病治療薬の副作用の説明は？
〜薬を出すときに，患者さんから「副作用はないの？」と聞かれます．
　どんなふうに答えたらいいですか？
　　　　　　　　　　　　　　　　　　　　　　　　　　　　八幡芳和　75 (3161)
　　●症例問題　1. 薬剤の副作用を説明する際の注意点は？　2. 医学的おどしの限界と，危機感を高め
　　るアプローチ

第2章　外来診療の疑問

1. SPIDDM（緩徐進行1型糖尿病）の診断と治療は？
～以前は2型糖尿病と言われていたのですが，今は1型糖尿病ですか？
　　　　　　　　　　　　　　　　　　　　　　　　　　　　　小林哲郎　80（3166）
　●症例問題　1. SPIDDMの診断　2. SPIDDMの治療　●Advanced Lecture

2. 肥満を伴う2型糖尿病患者へのカーボカウントは？　～ポーションコントロール法の一例
～2型糖尿病のカーボカウントって，どうすればいいのでしょうか？
　　　　　　　　　　　　　　　　　　　　　　　　　　　　　山内恵子　85（3171）
　●症例問題　●患者のやる気を逃さずに食事療法を指導するコツ

3. トクホについて聞かれたらどう説明する？
～血糖が気になる人へのトクホは効果がありますか？
　　　　　　　　　　　　　　　　　　　　　　　村尾孝児，井町仁美　91（3177）
　●症例問題　1."トクホ"とは何だろう？　2. 特定保健用食品の区分　3. 特定保健用食品の表示　●Advanced Lecture

4. 糖質制限を考えている患者へのアドバイスは？
～糖質制限をすればインスリンから離脱することはできますか？
　　　　　　　　　　　　　　　　　　　　　　　　　　　　　山田　悟　97（3183）
　●症例問題　●糖質制限食をどのように考えるか　●Advanced Lecture

5. 膝の痛みを訴え，歩けないと訴える高齢糖尿病患者への運動指導は？
～運動を指導したいのですが「膝の痛みがあって歩けない」と言われます
　　　　　　　　　　　　　　　　　　　　　　　　　　　　　宇佐見啓治　105（3191）
　●症例問題　1. 運動療法で末梢のインスリン抵抗性を改善する　2. 筋肉の萎縮は糖尿病そのものの原因になる　3. おすすめの筋力トレーニング

6. ステロイド糖尿病への対処は？
～ステロイドを飲んでから，血糖が上がっています．
　どんな薬からはじめたらいいですか？
　　　　　　　　　　　　　　　　　　　　　　　野見山　崇，柳瀬敏彦　111（3197）
　●症例問題　1. ステロイド糖尿病の疫学と病態　2. ステロイド糖尿病の診断と治療　●Advanced Lecture

7. 自覚症状がない低血糖への対応は？
～無自覚低血糖患者への対応はどうしたらいいですか？
　　　　　　　　　　　　　　　　　　　　　　　　　　　　　北岡治子　118（3204）
　●症例問題　1. 低血糖の症状と無自覚低血糖　2. 血糖認識トレーニング
　●Advanced Lecture：患者指導の際の注意点

8. 糖尿病患者における抜歯時の抗血栓療法への対応は？
　　〜抜歯の際，抗血栓療法を止めた方がいいですか？
　　　　　　　　　　　　　　　　　　　　　　　　　　　　　　　　　　　　小川　晋 125（3211）
　　　●症例問題　1. 抗凝固薬　2. 抗血小板薬　3. 推奨止血方法

9. 合併症はどの程度の範囲で調べればよいのか？
　　〜外来における合併症のチェックについて教えてください
　　　　　　　　　　　　　　　　　　　　　　　　　　　　　　　　　　　　岡田洋右 131（3217）
　　　●症例問題　1. 糖尿病合併症は全身に起こる　2. 3大合併症　3. 大血管合併症　4. 末梢動脈性疾患　5. 体重・脂質・血圧　6. その他の合併症

10. 減量のモチベーションを高めるコツは？
　　〜肥満が悪いことはわかっていると患者さん自身も言っているのに，減量に向けて行動を起こしてくれません
　　　　　　　　　　　　　　　　　　　　　　　　　　　　　　　　　　　　宮崎　滋 137（3223）
　　　●症例問題　1. 減量治療に取り組むには　2. 減量目標の決め方　3. 危険性を視覚的に示す　4. 具体的な指導

11. リアルタイムな血糖測定にはどのようなものがあるか？
　　〜血糖測定回数が多くて大変です．簡単に測れる方法はないですか？
　　　　　　　　　　　　　　　　　　　　　　　　　　　　堀田優子，川村智行 143（3229）
　　　●症例問題　1. CGMとは　2. レトロスペクティブCGMとリアルタイムCGM　3. SAPとは
　　　●Advanced Lecture

12. 欧米とのガイドラインの違いは？
　　〜日本と欧米のガイドラインの違いは何ですか？
　　　　　　　　　　　　　　　　　　　　　　　　　　　　松林泰弘，曽根博仁 150（3236）
　　　1. 欧米のガイドラインにおけるアルゴリズム　2. 本邦のガイドラインにおけるアルゴリズム
　　　3. patient-centered approach　4. 食事療法における違い　5. 血圧のガイドラインについて
　　　6. 脂質のガイドラインについて

第3章　入院診療の疑問

1. 手術前の高血糖患者に対し，スライディングスケールで対処してよいのか？
　　〜手術前の高血糖患者にスライディングスケールしたら夜間に低血糖が起きました．スライディングスケールはいけないのでしょうか？
　　　　　　　　　　　　　　　　　　　　　　　　　　　　　　　　　　　　松田昌文 159（3245）
　　　●症例問題　●食事が摂取できる場合にインスリンスライディングスケールは行わない

2. 周術期の血糖管理のコツや注意点は？
　　〜糖尿病が専門ではありませんが，自分で周術期の血糖コントロールができるようになりたいです．注意する点やコツを教えてください
　　　　　　　　　　　　　　　　　　　　　　　　　　　　　　　　　　　　花﨑和弘 164（3250）
　　　●症例問題　1. 周術期血糖管理の要点　2. 血糖管理と栄養管理を両立するための工夫
　　　●Advanced Lecture

3. **白内障術前の血糖コントロールは？**
　〜どのくらいの血糖コントロールにしておけばよいですか？
　　　　　　　　　　　　　　　　　　　　　　　　　　　　　　　　大野　敦 170 (3256)
　　　●症例問題　1. 白内障手術後の網膜症の進展と血糖コントロールの関係　2. 白内障手術が可能と考える血糖コントロール基準に関する内科医と眼科医の意識の比較　●Advanced Lecture：内科・眼科はどう連携するのがよいか？

4. **退院時に糖尿病患者に言っておくべきことは？**
　〜退院するにあたってどのように指導したらいいのでしょうか？
　　　　　　　　　　　　　　　　　　　　　　　　　　　　　　　八幡和明 179 (3265)
　　　●症例問題　●糖尿病の教育入院

5. **退院時のSMBG指導は？**
　〜退院後はどんなスケジュールで血糖測定を指示したらいいですか？
　　　　　　　　　　　　　　　　　　　　　　　　　　　　　　　清水一紀 184 (3270)
　　　●症例問題　1. 責任インスリンをきちんと理解し，説明する　2. 意味のある血糖測定になるよう提案する

6. **神経障害（しびれ）がある人への薬の使い方は？**
　〜最近よく両方の足にしびれがあるのですが，先生，何とかなりませんか？
　　　　　　　　　　　　　　　　　　　　　　　　　　中村二郎，近藤正樹 190 (3276)
　　　●症例問題　1. 糖尿病性神経障害の疾患概念を理解する　2. 診断基準に基づいて診断し病期に基づいた治療指針を立てる　3. 治療の基本は厳格な血糖コントロールにある　4. 薬物療法は成因に基づく治療と対症療法に分けて考える　●Advanced Lecture：専門医のコツ

7. **減量手術の適応は？**
　〜食事療法を指導しても体重が減りません．外科手術があると聞きましたが，その適応について教えてください
　　　　　　　　　　　　　　　　　　　　　　　　　　橋本健吉，笠間和典 196 (3282)
　　　●症例問題　1. 減量手術のこれまでと現状　2. 減量手術の適応　3. 減量手術の術式　4. 減量手術の効果　5. 糖尿病に対する外科治療（metabolic surgery）　6. 日本人2型糖尿病に対する効果　7. 減量手術の合併症・リスク

第4章　糖尿病教育

1. **治療を中断する人への対応は？**
　〜予約に来ない患者や治療を中断する患者への対応法は？
　　　　　　　　　　　　　　　　　　　　　　　　　　　　　　　仲　元司 203 (3289)
　　　●症例問題　●中断には理由がある

2. **自覚症状がなく，危機感が少ない患者への対応は？**
　〜自覚症状のない患者さんが危機感をもってくれません
　　　　　　　　　　　　　　　　　　　　　　　　　　　　　　　坂根直樹 210 (3296)
　　　●症例問題　1. 糖尿病の自覚症状と誤った認知を修正　2. 医学的おどしの限界と危機感を高めるアプローチ　3. 糖尿病歴と合併症の程度の確認を行う

3. 数値で説明するコツは？
〜数値で説明するコツはありますか？患者さんが危機感をもってくれません
　……………………………………………………………………栗林伸一　216（3302）
　　●症例問題　1. まずは冒頭症例の経過を見てみよう　2. 数値化して説明するコツ　3. 数値を使い十分な説明をする効果　●Advanced Lecture

4. シックデイへの教育は？
〜シックデイへの対応と教育はどのようにすればいいですか？
　……………………………………………………………………小野百合　222（3308）
　　●症例問題　1. シックデイの対応でまず考えること　2. インスリン非依存の患者の場合　3. 指導のポイント　4. ピットフォール　●Advanced Lecture：インスリンポンプ使用者への教育

5. 服薬アドヒアランスを上げるには？
〜なぜか薬が余るんです…
　……………………………………………………………………岡田　浩　229（3315）
　　●症例問題　1. 服用状況を残薬数から聞いてみる　2. エンパワーメントとコンコーダンス

6. インスリンを嫌がる患者への対応は？
〜患者さんがインスリン導入に関して抵抗感を示しています
　……………………………………………………遠藤康弘，弘世貴久　235（3321）
　　●症例問題　1. 注射という一般的なイメージの修正を　2. 合併症について説明しないのはNG　3. 強制的にインスリンを導入するのはNG

● **索引** ………………………………………………………………………… 243（3329）

Column

糖尿病治療薬を開始（追加）するにあたって ……… 46	患者の話を"本気"で聞く ……………………… 177
薬剤への理解を深めるには ………………………… 79	SMBGに影響する因子 ………………………… 188
どっちが大事なんだ！？ …………………………… 116	自覚症状を疑似体験してもらうには？ ……… 214
しっかりと病歴聴取と診察をし，全身をくまなくみる … 136	栄養相談の効果 ………………………………… 221
人工膵臓について …………………………………… 163	1,800ルール …………………………………… 228
失敗から学ぶこと …………………………………… 169	コンコーダンスとは …………………………… 233

Color Atlas

第2章2 (❶, ❷)

ヘルシープレートを用いるだけで，糖質は40%〜50%に減らすことができ，血糖値も体重も改善！

プレート一杯の野菜で，おなかは大満足！

肉・魚・卵・大豆製品のイラストのところは，はみ出さないように盛り付けることで，タンパク質や動物性脂肪の過剰摂取を防ぐ工夫がしてあります．

ご飯やパン，麺類，芋類などのイラストには炭水化物の多い食品を盛り付けます．ご飯すり切り1杯50g，ちょうど糖尿病交換表の1単位80 kcal分が入るメジャーになっているので，自分の体格に合わせ，2倍盛り，3倍盛りすることで，オーダーメイドのカロリーコントロールが可能になっています．

ご飯の量は，栄養士さんに決めてもらうのがベターです．

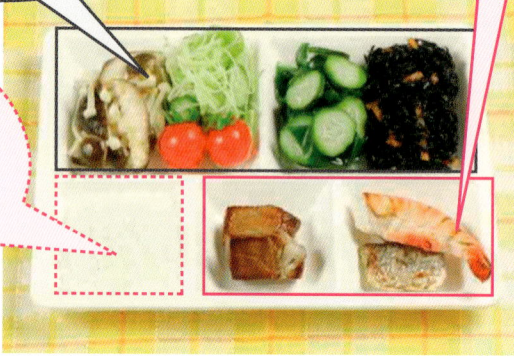

ご飯100 gにしても400 kcal

❶ ヘルシープレートの使い方
「山内恵子のヘルシープレート®のせ食べダイエット」(p.6, HPYK, 2013)
写真提供：(株)いわさき (p.88, 図1参照)

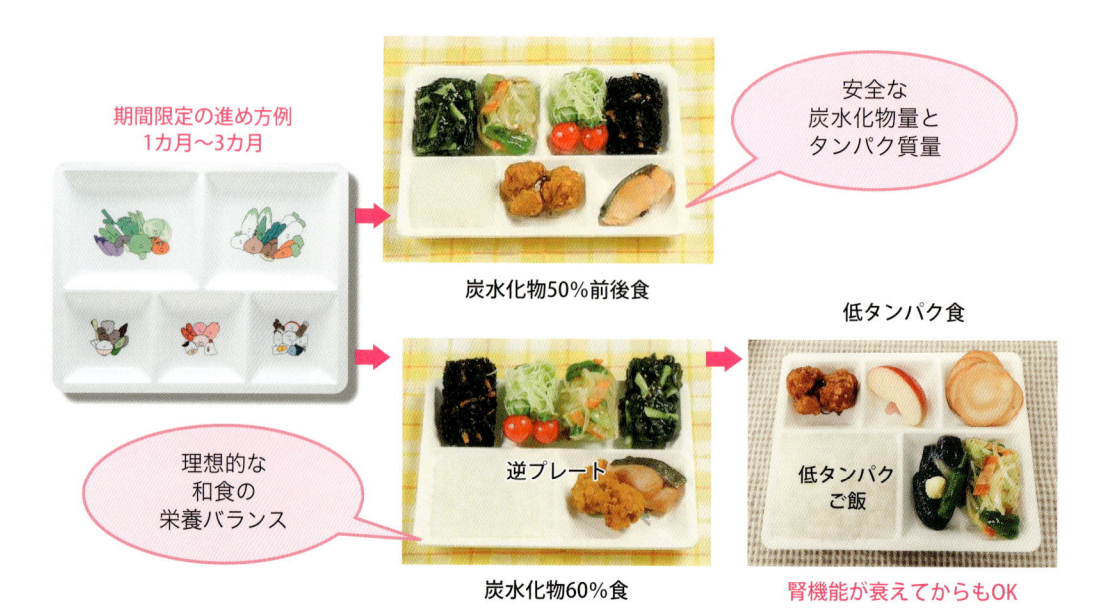

期間限定の進め方例
1カ月〜3カ月

安全な炭水化物量とタンパク質量

炭水化物50%前後食

理想的な和食の栄養バランス

逆プレート

炭水化物60%食

低タンパク食

低タンパクご飯

腎機能が衰えてからもOK

❷ 活用アイディア満載のヘルシープレート
「山内恵子のヘルシープレート®のせ食べダイエット」(HPYK, 2013)
写真提供：(株)いわさき (p.89, 図2参照)

第2章11 ❸

A   B   C

❸ リアルタイムCGM
A）FreeStyle Navigator（Abbott），B）DexcomG4（Dexcom），C）ミニメド620Gインスリンポンプ（日本メドトロニック）（p. 145, 図2参照）

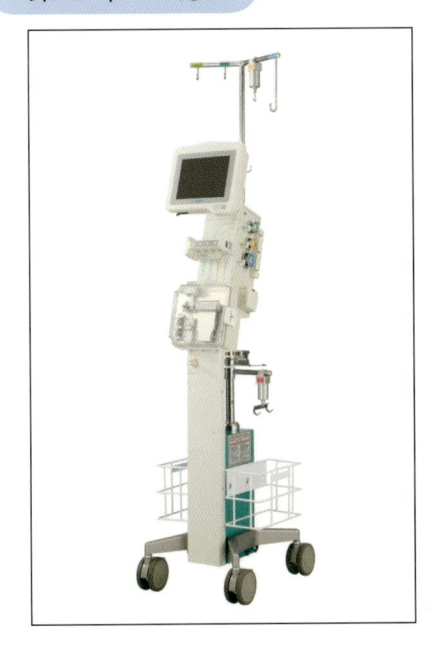

第3章2 ❹

❹ 人工膵臓（STG-55, 日機装）の基本原理
経静脈からの連続採血（1時間に計2 mLずつ）によって血糖値を連続測定し，あらかじめ設定された目標血糖値に自動的に調整されるようにインスリンやグルコースが適宜静脈注入され，これがclosed-loopにくり返される （p. 166, 図1参照）

執筆者一覧

■編　集

坂根直樹	国立病院機構京都医療センター臨床研究センター予防医学研究室

■執筆（掲載順）

柳澤克之	桑園糖尿病内科クリニック		岡田洋右	産業医科大学第1内科学講座
荒木　厚	東京都健康長寿医療センター糖尿病・代謝・内分泌内科		宮崎　滋	結核予防会新山手病院生活習慣病センター
岡田　朗	岡田内科クリニック		堀田優子	大阪市立大学大学院医学研究科発達小児医学
太田康晴	山口大学大学院医学系研究科病態制御内科学		川村智行	大阪市立大学大学院医学研究科発達小児医学
遅野井健	那珂記念クリニック		松林泰弘	新潟大学医歯学総合病院血液・内分泌・代謝内科
大森一乃	NTT東日本札幌病院糖尿病内分泌内科		曽根博仁	新潟大学医歯学総合病院血液・内分泌・代謝内科
吉岡成人	NTT東日本札幌病院糖尿病内分泌内科		松田昌文	埼玉医科大学総合医療センター内分泌・糖尿病内科
杉本正毅	バイオ・サイコ・ソーシャル糖尿病研究所／東京衛生病院教会通りクリニック糖尿病内科		花﨑和弘	高知大学医学部外科学講座外科1
和栗雅子	大阪府立母子保健総合医療センター母性内科		大野　敦	東京医科大学八王子医療センター糖尿病・内分泌・代謝内科
山辺瑞穂	社団啓卯会村上記念病院内科		八幡和明	新潟県厚生連長岡綜合病院糖尿病センター
廣澤裕代	社団啓卯会村上記念病院内科		清水一紀	心臓病センター榊原病院糖尿病内科
三玉康幸	社団啓卯会村上記念病院内科		中村二郎	愛知医科大学内科学講座糖尿病内科
八幡芳和	山形県立米沢栄養大学健康栄養学部		近藤正樹	愛知医科大学内科学講座糖尿病内科
小林哲郎	沖中記念成人病研究所		橋本健吉	四谷メディカルキューブ減量・糖尿病外科センター
山内恵子	名古屋学芸大学管理栄養学部・管理栄養学科		笠間和典	四谷メディカルキューブ減量・糖尿病外科センター
村尾孝児	香川大学医学部先端医療・臨床検査医学講座（内分泌代謝内科）		仲　元司	佐久市立国保浅間総合病院糖尿病内科
井町仁美	香川大学医学部先端医療・臨床検査医学講座（内分泌代謝内科）		坂根直樹	国立病院機構京都医療センター臨床研究センター予防医学研究室
山田　悟	北里研究所病院糖尿病センター		栗林伸一	三咲内科クリニック
宇佐見啓治	うさみ内科		小野百合	小野百合内科クリニック
野見山崇	福岡大学医学部内分泌・糖尿病内科		岡田　浩	京都医療センター臨床研究センター予防医学研究室
柳瀬敏彦	福岡大学医学部内分泌・糖尿病内科		遠藤康弘	東邦大学医学部内科学講座糖尿病・代謝・内分泌学分野
北岡治子	清恵会病院			
小川　晋	東北大学高度教養教育・学生支援機構／東北大学病院腎・高血圧・内分泌科		弘世貴久	東邦大学医学部内科学講座糖尿病・代謝・内分泌学分野

増刊 レジデントノート

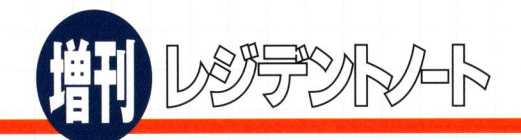

糖尿病診療でみんなが困る疑問を集めました。

血糖コントロールがうまくいくコツ

第1章　薬剤選択の極意

1. 糖尿病治療薬のベストチョイスは？

柳澤克之

● Point ●

- 病態に合わせた薬剤の選択を考える
- 低血糖や体重増加などの副作用を可能な限り避ける
- 腎機能や年齢等の状況を確認・考慮し選択する
- 効果が不十分となったときは食事・運動療法などの状況を確認する

はじめに

　糖尿病治療薬は筆者が研修医だった30年前はスルホニル尿素薬（以下SU薬）とインスリン（速効型と中間型）が主体であったが，近年種々の作用の薬剤が開発され臨床に供され，またインスリンもアナログが中心で多くの種類が発売されている．臨床の場に出たばかりの研修医にとってはどのような選択をすべきか大いに悩むところであろう．「ベストチョイス」というテーマは甚だ難しいものであるが，筆者なりの考えを述べてみたい．

> **症例**
> 　55歳，男性．5年前より職場の健診で血糖高値を指摘されていたが放置．最近，口渇，倦怠感，多尿を自覚するようになり，精査を希望され受診．身長168 cm，体重79 kg，BMI 28.0 kg/m^2，血圧138/76 mmHg，空腹時血糖値168 mg/dL，HbA1c 8.1％，AST 35 U/L，AST 42 U/L，γ-GT 90 U/L，血清 Cr 0.65 mg/dL，UA 6.1 μmol/L．特に細小血管障害は認めていない．

研修医：糖尿病治療薬の種類が多くどの薬からはじめたらいいかわかりません

問題 このような症例に薬物療法を開始するとしたら，どの薬剤を選択するか？

以下①〜⑤について○×で答えよ
① メトホルミン
② グリメピリド
③ シタグリプチン
④ ピオグリタゾン
⑤ イプラグリフロジン

解答は稿末

第1章 薬剤選択の極意

1. 各学会等が示す治療ガイドラインまたはアルゴリズム

　2型糖尿病治療薬については，本邦および欧米における治療ガイドライン・アルゴリズムが各学会や厚労省研究班より提示されており，代表的なものを示す（2章12参照，pp150〜158）．参考とすべき点は多く，基本的知識として理解しておくことが推奨されるがやや具体性に乏しいのが難点である．

❶ 日本糖尿病学会による糖尿病治療ガイド[1]

　日本糖尿病学会・糖尿病治療ガイドに示されているアルゴリズムは『科学的根拠に基づく糖尿病診療ガイドライン2013』をもとに作成されている．2型糖尿病治療の第一選択薬はGLP-1受容体作動薬やインスリンを含め，すべての薬剤が列挙されている．2型糖尿病の病態に合わせた治療薬の選択を推奨しているが，残念ながら糖尿病の専門家以外には難しい面があり，また具体性に乏しい．

❷ ADA/EASDによる治療アルゴリズム[2]

　ADA（アメリカ糖尿病学会）/EASD（ヨーロッパ糖尿病学会）合同による治療アルゴリズムは2012年に従来のアルゴリズムを見直して作成されており，患者中心の治療法選択を推奨し，以前のEBM一辺倒のものに比べて選択肢が広がっている．生活習慣の改善と減量がどの段階でも基本であり，新規診断時または治療開始時には生活習慣改善とともに初期単剤としてメトホルミンが推奨されているのは従来と同様である．2剤目以降はSU薬，チアゾリジン薬，DPP-4阻害薬，GLP-1受容体作動薬，インスリン製剤の有効性，低血糖，体重，副作用，費用を考慮して各薬剤のなかから適宜選択する．臨床上重要な要素も組み込まれているが，アルゴリズム自体はやや複雑で，本邦の状況とやや食い違う面もみられ，肥満を中心とした欧米型の2型糖尿病の管理にはよく沿っているものと考える．

❸ AACEによる治療アルゴリズム[3]

　AACE（アメリカ臨床内分泌学会）による治療アルゴリズムは上記ADA/EASDのアルゴリズムに比べて知名・普及度は低いが，一般的な血糖コントロール目標がHbA1c＜6.5％に設定されていることや治療薬の選択基準に初診時HbA1c値も含まれていることが特徴であり，一般臨床の実際に比較的沿っていると考えられ参考とすべき点が多い．

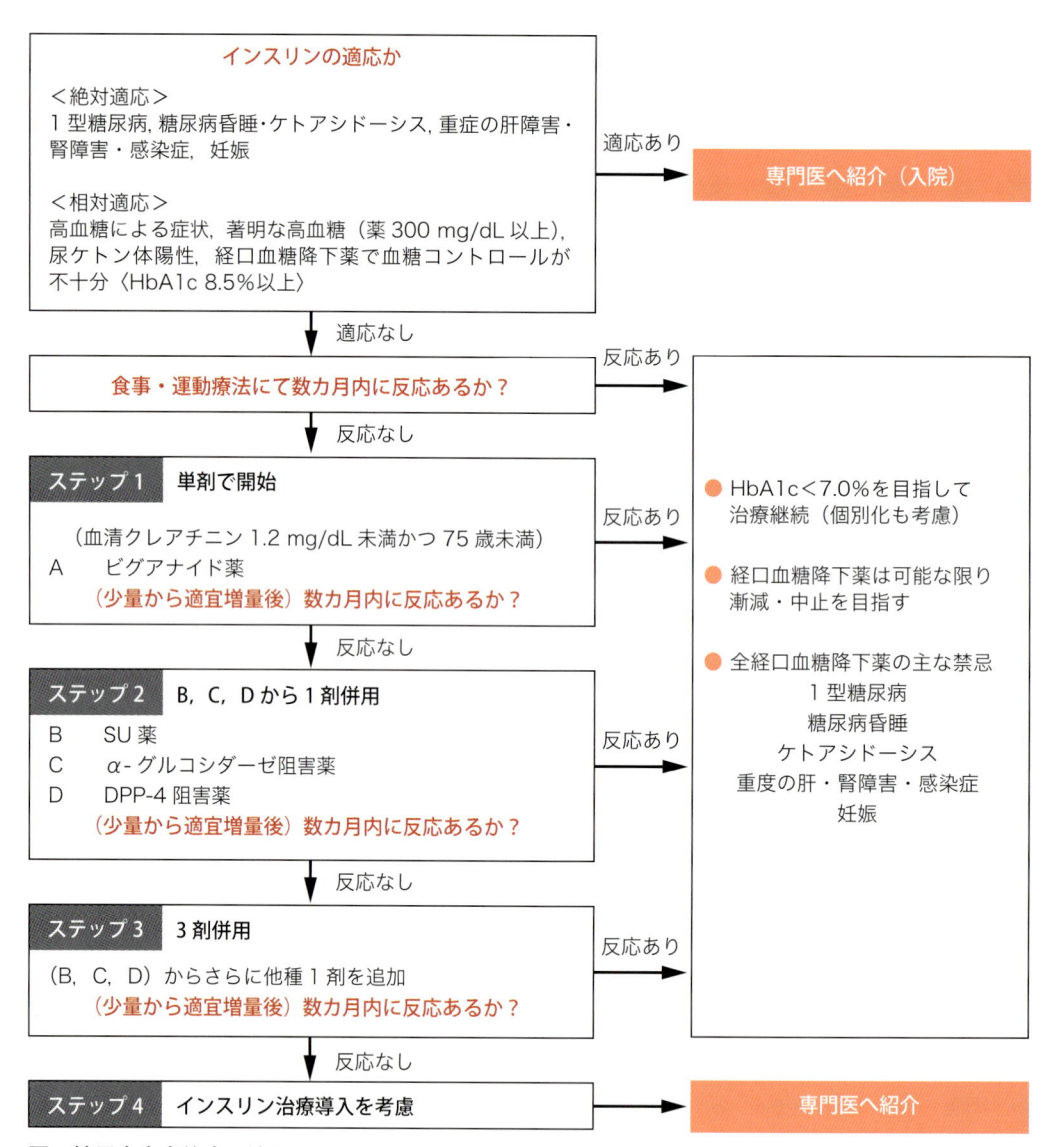

```
┌─────────────────────────────────────┐
│          インスリンの適応か              │
│ ＜絶対適応＞                           │
│ 1型糖尿病, 糖尿病昏睡・ケトアシドーシス, 重症の肝障害・│
│ 腎障害・感染症, 妊娠                     │         適応あり
│                                      │─────────────→ 専門医へ紹介（入院）
│ ＜相対適応＞                           │
│ 高血糖による症状, 著明な高血糖（薬300 mg/dL以上）,│
│ 尿ケトン体陽性, 経口血糖降下薬で血糖コントロールが│
│ 不十分〈HbA1c 8.5％以上〉                │
└─────────────────────────────────────┘
          ↓ 適応なし
┌─────────────────────────────────────┐      反応あり
│ 食事・運動療法にて数カ月内に反応あるか？     │───────→
└─────────────────────────────────────┘
          ↓ 反応なし
┌─────────────────────────────────────┐
│ ステップ1  単剤で開始                   │         ● HbA1c＜7.0％を目指して
│  （血清クレアチニン1.2 mg/dL未満かつ75歳未満）│   反応あり    治療継続（個別化も考慮）
│  A  ビグアナイド薬                      │───────→
│  （少量から適宜増量後）数カ月内に反応あるか？ │         ● 経口血糖降下薬は可能な限り
└─────────────────────────────────────┘            漸減・中止を目指す
          ↓ 反応なし
┌─────────────────────────────────────┐         ● 全経口血糖降下薬の主な禁忌
│ ステップ2  B, C, Dから1剤併用           │              1型糖尿病
│  B  SU薬                              │   反応あり      糖尿病昏睡
│  C  α-グルコシダーゼ阻害薬             │───────→       ケトアシドーシス
│  D  DPP-4阻害薬                       │              重度の肝・腎障害・感染症
│  （少量から適宜増量後）数カ月内に反応あるか？ │              妊娠
└─────────────────────────────────────┘
          ↓ 反応なし
┌─────────────────────────────────────┐
│ ステップ3  3剤併用                      │   反応あり
│  （B, C, D）からさらに他種1剤を追加       │───────→
│  （少量から適宜増量後）数カ月内に反応あるか？ │
└─────────────────────────────────────┘
          ↓ 反応なし
┌─────────────────────────────────────┐
│ ステップ4  インスリン治療導入を考慮       │───────→ 専門医へ紹介
└─────────────────────────────────────┘
```

図 糖尿病患者治療の流れ
2型糖尿病は, 複数の遺伝因子に環境因子が加わることでインスリン分泌能の低下やインスリン抵抗性の増大をきたす. それによりインスリン作用不足が生じ, 食後高血糖, 空腹時高血糖となる. 高血糖状態が持続すると, 高血糖自体が膵β細胞のインスリン分泌能の低下, 末梢のインスリン抵抗性の増大を招き, 高血糖の悪循環に陥る（糖毒性）.
文献4より引用

4 国立国際医療センター病院「糖尿病標準診療マニュアル」[4]

　国立国際医療センター病院「糖尿病標準診療マニュアル」によるアルゴリズムは厚生労働省研究班を中心に, 診療の均てん化を目標として作成された一般診療所・クリニック向けのものであり, 2014年10月に第10版が公開されている（図）. 国内外の血管合併症に対するエビデンスなどに基づいて選択薬剤の優先度を示し, 血糖コントロール目標値はHbA1c＜7％を基本に個別化の励行も示している（表1）.

表1 血糖コントロール目標値の個別化例

厳格 HbA1c＜6.0％	← 血糖コントロール →	寛容 HbA1c＜8.0％
モチベーション高，アドヒアレンス高 病識・理解度高，自己管理能力高	社会・心理状態	モチベーション低，アドヒアレンス低 病識・理解度低，自己管理能力低
十分	経済・支援状態	不十分
低	低血糖リスク	高
短	2型糖尿病罹患期間	長
長	余命	短
なし	細小血管症	高度，重篤
なし	大血管症	既往あり
なし	併発疾患	多疾患，重篤

文献4より引用

表2 各血糖降下薬の特徴と注意点

薬剤	HbA1c低下作用	低血糖リスク	体重変化	主たる副作用	費用
メトホルミン	高	低	不変～低下	消化器症状 乳酸アシドーシス	低
SU薬	高	中等度	増加	低血糖	低
チアゾリジン薬	高	低	増加	浮腫，心不全，骨折	高
DPP-4阻害薬	中間	低	不変	稀	高
GLP-1受容体作動薬	高	低	減少	消化器症状	高
インスリン	最大	高	増加	低血糖	さまざま

2. 実際の治療薬選択について

　治療薬の選択については前述のアルゴリズムを参考にしつつ，血糖コントロールレベル，肥満の有無，腎機能の状態，年齢，低血糖のリスク等を勘案のうえで選択するのが実際的と考える．各血糖降下薬の特徴や注意点を表2に示す．本項ではMonnierらによる食後血糖がHbA1cに寄与する割合等から8.0％の前後で鑑み[5]，またインスリン抵抗性の有無を肥満の状況で勘案し，あとは腎機能障害の有無を基準として，初期治療との前提で以下に選択薬の例を示してみた．

1 肥満あり，腎機能正常例

①HbA1c＜8.0％

●処方例1
　メトホルミン（メトグルコ®）1回250 mg　1日2回（朝夕食後）
●処方例2
　ミグリトール（セイブル®）1回25 mg　1日3回（各食直前）

② HbA1c ≧ 8.0 %

> ●処方例1
> 　メトホルミン（メトグルコ®）1回250〜500 mg　1日2回（朝夕食後）
> ●処方例2
> 　シタグリプチン（ジャヌビア®，グラクティブ®）1回50〜100 mg　1日1回（朝食後）

　肥満を伴った2型糖尿病の薬物治療の基本はインスリン抵抗性改善作用を期待してメトホルミンを中心に組立てる．消化器症状の有無を確認しながら必要に応じて増量する．またHbA1cのレベルにより食後血糖をターゲットにしてα-グルコシダーゼ阻害薬（ミグリトールなど）を投与するか，食前後ともに改善をめざしてDPP-4阻害薬（シタグリプチンなど）の投与を考えたい．それぞれ単独の投与では低血糖のリスクは比較的低い．

2 肥満なし，腎機能正常例

① HbA1c < 8.0 %

> ●処方例1
> 　レパグリニド（シュアポスト®）1回0.25 mg　1日3回（各食直前）
> ●処方例2
> 　メトホルミン（メトグルコ®）1回250 mg　1日2回（朝夕食後）

② HbA1c ≧ 8.0 %

> ●処方例1
> 　シタグリプチン（ジャヌビア®，グラクティブ®）1回50〜100 mg　1日1回（朝食後）
> ●処方例2
> 　グリメピリド（アマリール®）1回0.5〜1 mg　1日1回（朝食後）
> ●処方例3
> 　メトホルミン（メトグルコ®）1回250〜500 mg　1日2回（朝夕食後）

　肥満を伴わない2型糖尿病の薬物治療はインスリン分泌の改善を期待して組立てる．HbA1cのレベルにより食後血糖をターゲットにしてグリニド薬（レパグリニドなど）を投与するか，食前後ともに改善をめざしてDPP-4阻害薬（ジタグリプチンなど）またはスルホニル尿素（SU）薬（グリメピリドなど）の投与を考える．インスリン分泌を促進することより低血糖のリスクはやや高く，食事のタイミング等を逃すことのないように指導する．メトホルミンは2型糖尿病の基本薬として肥満を伴わない症例でもインスリン抵抗性改善の効果が期待できる．

3 腎機能低下例

① HbA1c < 8.0 %

> ●処方例1
> 　ミグリトール（セイブル®）1回25 mg　1日3回（各食直前）
> ●処方例2
> 　レパグリニド（シュアポスト®）1回0.25 mg　1日3回（各食直前）

②HbA1c ≧ 8.0 %

> ●処方例1
> リナグリプチン（トラゼンタ®）1回5 mg　1日1回（朝食後）

2型糖尿病で腎機能低下を伴う場合の薬物治療は，腎機能にあまり影響されない薬物をまず選択したい．HbA1cのレベルにより食後血糖をターゲットにしてグリニド薬（レパグリニドなど）かα-グルコシダーゼ阻害薬（ミグリトールなど）を投与するか，食前後ともに改善をめざして腎排泄型ではないDPP-4阻害薬（シタグリプチンなど）の投与を考える．SU薬は低血糖のリスクが高く，またメトホルミンも乳酸アシドーシスなどの副作用を勘案して初期からの投与は避けたい．

なお，チアゾリジン薬やSGLT2阻害薬は現状では初期治療の段階からの投与は副作用等の点から慎重であるべき，と考えている．

おわりに

現在までに示されているガイドラインやアルゴリズムとともに臨床の現場での状況を踏まえて経口血糖降下薬のチョイスについて私見を交えて述べた．ベストチョイスはいかにベテラン専門医であっても正解は難しいが，研修医の皆さんの診療の一助になれば幸いである．

文献・参考文献

1) 「糖尿病治療ガイド2014-2015」（日本糖尿病学会／編・著），文光堂，2014
2) Inzucchi SE, et al：Management of hyperglycemia in type 2 diabetes：A patient-centered approach：Position statement of American Diabetes Association（ADA）and the European Association for the Study of Diabetes（EASD）. Diabetes Care, 35：1364-1379, 2012
3) Garber AJ, et al：American Association of clinical endocrinologists' comprehensive diabetes management algorithm 2013 consensus statement-executive summary. Endocr Pract, 19：536-557, 2013
4) 国立国際医療研究センター病院．糖尿病標準診療マニュアル（一般診療所・クリニック向け）第10版：http://ncgm-dm.jp/center/diabetes_treatment_manual.pdf
5) Monnier L, et al：Contributions of fasting and postprandial plasma glucose increments to the overall diurnal hyperglycemia of type 2 diabetes patients. Diabetes Care, 26：881-885, 2003

問題の解答

①○　②×　③○　④×　⑤×

プロフィール

柳澤克之（Katsuyuki Yanagisawa）
桑園糖尿病内科クリニック

第1章　薬剤選択の極意

2. ビグアナイド薬の年齢適応は？

荒木　厚

> **Point**
> - 高齢というだけで使用しないことはないが，高齢者は腎機能低下例が多くなるので，メトホルミンは腎機能を正確に評価しながら注意して使用すべきである
> - メトホルミン使用例と非使用例では乳酸アシドーシスの発症頻度に差を認めない
> - メトホルミンはeGFRcreまたはeGFRcysなどで腎機能を評価して使用する
> - 血清クレアチニン濃度のみによる腎機能の評価は筋肉量の少ない高齢者では過大評価となり得る
> - 海外の多くのガイドラインや提案はeGFR≦30 mL/分/1.73 m^{2}以下が禁忌で，eGFR30〜60 mL/分/1.73 m^2，とくに45 mL/分/1.73 m^{2}未満で用量を減らしている

症例
　80歳，女性．50歳から糖尿病を指摘され，グリメピリド（アマリール®）1回1 mg 1日1回，メトホルミン（メトグルコ®）1回500 mg 1日3回，ビルダグリプチン（エクア®）1回50 mg 1日1回を服用していた．身長150 cm，体重60 kg，HbA1c 7.0％．血圧135/78 mmHg，LDL-C 118 mg/dL，TG 220 mg/dL，HDL-C 35 mg/dL，AST 35 U/L，ALT 45 U/L，Cre 0.9 mg/dL，腎症3期，eGFRcre 45.7 mL/分/1.73 m^2，血清シスタチンC 1.45 mg/L，eGFRcys 40.0 mL/分/1.73 m^2

研修医：80歳ですが，メトホルミンは中止した方がいいでしょうか？

問題 このような患者にどのように対応すればよいか？

以下①～⑤について○×で答えよ
① 80歳だからメトホルミンは必ず中止する
② メトホルミンを中止して，グリメピリドを増量する
③ メトホルミンを少しずつ減量し，1日750 mgで継続する
④ 食事や水分の摂取状況をいつもモニターする
⑤ 体調不良時はメトホルミンを中止することを患者と家族に説明する

解答は稿末

本症例は80歳であるが，高齢というだけでメトホルミンの使用は禁忌とはならない．高齢者でメトホルミンを使用する場合には，血清クレアチニン値だけなく，eGFRで必ず腎機能を評価する．eGFRcreは45.7 mL/分/1.73 m^2，eGFRcysは40.0 mL/分/1.73 m^{2}であり，eGFRcysが30以上45 mL/分/1.73 m^{2}未満となる，メトホルミンの減量を考慮すべきである．メトホルミンを中止すると血糖コントロールが悪化するので，この症例の場合はDPP-4阻害薬を増量，またはα-GI薬を併用しながら，メトホルミンを半量の750 mg/日，可能であれば500 mg/日までに徐々に減量していくのがいいと思われる．この中等度の腎機能障害例でSU薬を増量することは重症低血糖のリスクを大きくする．メトホルミン使用の際には腎機能だけでなく，消化器症状，体重，食事や水分の摂取状況をいつもモニターすることが大切である．体調不良時や食事摂取ができないときはメトホルミンを中止することを患者と家族に説明する必要がある．

1. メトホルミン使用の意義

　ビグアナイド薬（BG薬）であるメトホルミンはインスリン抵抗性の改善作用，心血管疾患発症防止，癌死亡の抑制作用もあり，単独で使用した場合，低血糖が少ない．高齢者糖尿病では，内臓脂肪の増加と筋肉量の減少によるインスリン抵抗性の増大がその病態の1つである．また，メトホルミンを少量使用することで，SU薬の量を減らし，低血糖のリスクを減らすこともできる．したがって，メトホルミンは高齢者でも使用したい薬剤である．

　本邦では，数年前まで高齢者におけるBG薬の使用は，フェンホルミンというBG薬で乳酸アシドーシスが多く起こったことから，禁忌となっていた．しかし，UKPDS（United Kingdom Prospective Diabetes Study）という英国の疫学研究においてメトホルミンは肥満の2型糖尿病患者の糖尿病関連死亡を42％，心筋梗塞を39％減らす[1]というエビデンスが出て以来，その効用が見直された．メトホルミンによる心血管死亡リスクの減少効果は，eGFR 30～60 mL/分/1.73 m^{2}の症例でもみられ，死亡のリスクが36％減少したという報告がある[2]．

2. メトホルミンによる乳酸アシドーシス

　347の比較試験とコホート研究（メトホルミン使用70,000人・年以上，メトホルミン非使用55,000人・年以上）をまとめたCochraneのレビューでは，メトホルミン使用群の乳酸アシドーシスは10万人・年当たり4.3人でメトホルミン非使用群の5.4人と差を認めていない[3]．スウェーデンNational Diabetes Registerの51,675人の3.9年の追跡調査では，eGFR 45以上60 mL/分

/1.73 m² 未満の患者でのメトホルミン使用は，他の経口薬やインスリン治療と比べてアシドーシス・重症感染症，および全死亡のハザード比がそれぞれ 0.85，0.87 であり，そのリスクが減少した[4]．eGFR 30 以上 45 mL/分/1.73 m² 未満の患者でもアシドーシス・重症感染症，および全死亡のリスクは増加しなかった[4]．また，メトホルミン使用例の重症乳酸アシドーシスによる死亡リスクは血清乳酸値やpHとは関係せず，敗血症や複数の誘因となる因子と関連していた[5]．

しかしながら，本邦における有害事象の報告ではメトホルミンによる乳酸アシドーシスの報告例がみられる．この半数は急性感染症，術後，腸閉塞，敗血症，急性循環不全の合併であり，Type A の乳酸アシドーシスである．こうした疾患が合併するとメトホルミンの使用の有無にかかわらず，乳酸アシドーシスを起こし得る．すなわち，乳酸アシドーシスは，重篤な基礎疾患が重なった結果であり，因果関係は明らかではない．メトホルミン投与患者においてアルコール摂取も単独で Type B の乳酸アシドーシスを起こすことがある．残りの報告例は，透析や重症腎機能障害（腎不全）例で禁忌に相当する状態でメトホルミンを使用した症例が多い．

したがって，メトホルミンによる乳酸アシドーシスはきわめて稀で，乳酸アシドーシスの一部は重篤な基礎疾患が偶然に重なった結果，起こっている．すなわち，軽度から中等度の腎機能障害までは，メトホルミン使用と乳酸アシドーシス発症の関連は明らかではない．

3. 腎機能とメトホルミン使用

メトホルミンの使用に際して，腎機能の評価は必須である．海外の多くのガイドラインは，メトホルミンは腎機能の評価による閾値によって，その使用中止を定めている[6]．以前は血清クレアチニン濃度を用い，男性で 1.5 mg/dL 以上，女性で 1.4 mg/dL 以上で禁忌としていた．最近ではeGFRが用いられるようになり，eGFR 30 mL/分/1.73 m² 未満が禁忌となっているガイドラインや，学術誌における提案が多い（表1）[6]．

また，eGFR 30 以上 60 mL/分/1.73 m² 未満でメトホルミンの用量を調節すべきであるというガイドラインや提案が増えている[6]．実際，高齢者の 2 年間の追跡調査においてクレアチニンクリアランス（Ccr）60 mL/分以上でメトホルミン 1,700 mg 服用した患者と Ccr 30～60 mL/分でメトホルミン 850 mg 服用した患者のメトホルミンの血中濃度は差が認められていない[7]．eGFR 30 以上 45 mL/分/1.73 m² 未満ではメトホルミンの用量を半分に減量すべきであるという報告がある[8]．また，eGFR 60 mL/分/1.73 m² 以上は 2,000 mg/日，45 mL/分/1.73 m² 以上は 1,000 mg/日，30 mL/分/1.73 m² 以上は 500 mg/日と段階的に減量すべきであるという意見もある[9]．

われわれは血清シスタチンCまたはeGFRcysを腎機能の評価に使用し，メトホルミンの使用の可否を決定している[10]（表2）．例えば，血清シスタチンCが 1.5 mg/L 未満またはeGFRcys 45 mL/分/1.73 m² 以上であればメトホルミンは使用可能としている．シスタチンCが 1.5 以上 2.0 mg/L 未満またはeGFRcys 30 以上 45 mL/分/1.73 m² 未満の場合はメトホルミンを 500 mg/日に減量し，新規には処方しない．血清シスタチンCが 2.0 mg/L 以上またはGFRcys 30 mL/分/1.73 m² 未満の場合，メトホルミンは中止する．

表1 海外のガイドラインにおける腎機能とメトホルミン使用に関する記述

ガイドライン名	メトホルミン使用の方針	メトホルミンの使用中止と用量調節
① England National Clinical Guideline for Management in Primary and Secondary Care（NICE），2009	・血清クレアチニン値（Cre）1.5 mg/dL 以上またはeGFR 45 mL/分/1.73 m² 未満の場合，メトホルミンの量を再考する ・腎機能が急激な悪化やeGFR 45 mL/分/1.73 m² 未満に悪化するリスクがある患者は注意して処方する	・Creが1.7 mg/dLまたはeGFRが30 mL/分/1.73 m² 未満の場合，メトホルミンは中止する
② Management of hyperglycemia in type 2 diabetes：a patient-centered approach：position statement of the American Diabetes Association（ADA）and the European Association for the Study of Diabetes（EASD），2012	・使用の閾値が厳しすぎることや軽度から中等度腎障害患者では有害よりも利益があるという議論がある ・①のNICE guidelinesがよりエビデンスがある	・eGFRが30 mL/分/1.73 m² まで使用できる ・eGFRが45 mL/分/1.73 m² で用量を減らすことが推奨される
③ Diabetes in Older Adults：A Consensus Report（ADA），2012	・メトホルミンは多くの2型糖尿病患者は第一選択薬と考えられる ・低血糖のリスクが少ないことは高齢者にとって有益であるが，胃腸症状や体重減少はフレイルの高齢者にとって有害なことがある ・メトホルミンの乳酸アシドーシスのリスクはきわめて少ない	・eGFRが30〜60 mL/分/1.73 m² の場合，用量を減らすべきである ・eGFRが30 mL/分/1.73 m² 未満の場合，中止する
④ American Geriatrics Society Guidelines for Improving the Care of Older Adults with Diabetes Mellitus, 2013 Update	・血清クレアチニン値よりもeGFRを用いて，メトホルミンを使用する	・eGFRが30 mL/分/1.73 m² 未満の場合は使用しない ・eGFRが30〜60 mL/分/1.73 m² の場合，腎機能を頻繁に測定し，少量で使用する
⑤ International Diabetes Federation Managing Older People With Type 2 Diabetes：Global Guideline, 2013	・メトホルミンはライフスタイル修正で血糖コントロール目標に達しない多くの糖尿病患者の第一選択薬である ・低血糖リスクが少ないこと，低コスト，その有効性は高齢者にとって望ましい特徴である ・体重減少や胃腸症状をもたらすことがある ・メトホルミンの処方前と使用後は定期的に腎機能（血清CreとeGFR）を測定する ・メトホルミン関連の乳酸アシドーシスはeGFRを用いて注意深く使用すればきわめて稀である	・eGFRが30 mL/分/1.73 m² 未満の場合は使用すべきではない ・eGFRが30〜45 mL/分/1.73 m² の場合，少量で使用すれば安全と考えられる ・高齢者で血管内脱水をきたす状況（心不全，造影剤投与，肝・腎機能障害）では使用を制限することがある

文献6より引用

4. 高齢者とメトホルミン使用

　最近，メトホルミン（メトグルコ®）の高齢者における使用は慎重投与となっているが，禁忌を把握し，腎機能をきちんと評価して使用すれば，高齢者糖尿病の治療に大きな利益をもたらすと考えられる．本邦ではメトホルミン以外のビグアナイド薬の高齢者での使用は禁忌である．
　高齢というだけでメトホルミンを禁忌にすべきではない[11]．80歳以上の高齢糖尿病患者の乳酸

表2　腎機能の評価に基づいたメトホルミンの使用法

eGFRcreまたは eGFRcys (mL/分/1.73 m²)	シスタチンC (mg/L)	メトホルミン使用
60以上	1.0未満	腎機能障害における禁忌なし
45以上 60未満	1.0以上 1.5未満	腎機能をモニターしながら，使用を継続
30以上 45未満	1.5以上 2.0未満	新たに処方せず 高用量で使用している場合には減量（例：半量または500 mg/日で）
30未満	2.0以上	処方を中止

eGFRcreを用いたLipsakaらの論文を参考に作成．筋肉量の少ない高齢者ではeGFRcysは腎機能を過大評価する可能性があり，eGFRcysまたはシスタチンCを用いた方がいい
文献8を参考に作成

値を若い人と比較しても差がみられない．ただし，乳酸値は，空腹時血糖130 mg/dL以上で上昇し，CCr低下で高くなった．実際，海外のガイドラインにはメトホルミンの禁忌に年齢は記載されなくなっている．これは腎機能の評価に年齢を加味したeGFRが用いられるようになったからであると思われる．

　腎機能の評価のなかで血清クレアチニン値は，筋肉量の少ない高齢者では低値になりやすい．したがって，筋肉量の少ない高齢者ではeGFRcreは腎機能を過大評価する可能性があり，eGFRcysまたはシスタチンCを用いた方がいいと思われる．

　メトホルミンの副作用である嘔気，嘔吐などの症状は脱水につながり，それが腎機能の悪化を招く場合もある．すなわち，急性腎障害を防ぐために，消化器症状も腎機能とともにモニターしながらメトホルミンを使用すべきであろう．また，体調不良時や食欲低下時にはメトホルミンを中止することも患者やその家族に説明する必要がある．

　さらに，後期高齢者におけるメトホルミンの使用は，体重減少，ビタミンB_{12}低下，サルコペニアなどの悪影響をもたらす場合もあり，注意を要する．後期高齢者ではメトホルミンは少量（750 mg/日まで）の使用にとどめるのが安全であると思われる．

Advanced Lecture

■ 腎機能障害の場合はどこまでメトホルミンの投与が可能か？

　メトホルミンは腎不全患者で蓄積するが，メトホルミンの過量投与は，血漿メトホルミン濃度が40 mg/dL未満であれば，必ずしも重篤な乳酸アシドーシスは起こさない[12]．安全と思われる血漿乳酸値は3.5 mmol/L未満，メトホルミン濃度は10 mg/dL未満である[12]．

　血漿メトホルミン濃度はeGFRから推定できる[12]．メトホルミン1,500 mg/日投与で，eGFRが20 mL/分/1.73 m²でメトホルミン濃度は5.1 mg/dL，eGFRが10 mL/分/1.73 m²でメトホルミン500 mg/日でもメトホルミン濃度は4.4 mg/dLと推定されている．安定した腎不全患者では，eGFR 30 mL/分/1.73 m²未満でも乳酸値をモニターしながら用量調節を行えばメトホル

ミンは使用可能であるという意見もある[12]．いずれにせよ，eGFR 30 mL/分/1.73 m^{2}未満で中止という現行のガイドラインは安全性が高いものと考えられる．

文献・参考文献

1) UK Prospective Diabetes Study（UKPDS）Group：Effect of intensive blood-glucose control with metformin on complications in overweight patients with type 2 diabetes（UKPDS 34）. Lancet, 352：854-865, 1998
2) Roussel R, et al：Metformin use and mortality among patients with diabetes and atherothrombosis. Arch Intern Med, 170：1892-1899, 2010
3) Salpeter SR, et al：Risk of fatal and nonfatal lactic acidosis with metformin use in type 2 diabetes mellitus. Cochrane Database Syst Rev, 14：CD002967, 2010
4) Ekström N, et al：Effectiveness and safety of metformin in 51 675 patients with type 2 diabetes and different levels of renal function：a cohort study from the Swedish National Diabetes Register. BMJ Open, 2：2012：e001076
5) Kajbaf F, et al：The prognostic value of blood pH and lactate and metformin concentrations in severe metformin-associated lactic acidosis. BMC Pharmacol Toxicol, 14：22, 2013
6) Kajbaf F, et al：Metformin therapy and kidney disease：a review of guidelines and proposals for metformin withdrawal around the world. Pharmacoepidemiol Drug Saf, 22：1027-1035, 2013
7) Lalau JD, et al：Type 2 diabetes in the elderly：an assessment of metformin（metformin in the elderly）. Int J Clin Pharmacol Ther Toxicol, 28：329-332, 1990
8) Lipska KJ, et al：Use of metformin in the setting of mild-to-moderate renal insufficiency. Diabetes Care, 34：1431-1437, 2011
9) Klachko D, et al：Use of Metformin in Patients with Kidney and Cardiovascular Diseases. Cardiorenal Med, 1：87-95, 2011
10) 荒木厚：高齢者におけるメトホルミンの処方．Modern Physician, 32：1529-1530, 2012
11) Lin YC, et al：Fasting plasma lactate concentrations in ambulatory elderly patients with type 2 diabetes receiving metformin therapy：a retrospective cross-sectional study. J Chin Med Assoc, 73：617-622, 2010
12) Adam WR, et al：A justification for less restrictive guidelines on the use of metformin in stable chronic renal failure. Diabet Med, 31：1032-1038, 2014

問題の解答

①×　②×　③○　④○　⑤○

プロフィール

荒木　厚（Atsushi Araki）
東京都健康長寿医療センター糖尿病・代謝・内分泌内科
高齢者，特に後期高齢者は，若い人と違った視点で診療することを心がけていただければと思います．

第1章　薬剤選択の極意

3.糖尿病治療薬の増やし方や減らし方のコツは？

岡田　朗

Point

- 患者ごとの血糖コントロール目標を明確にする．治療目標は年齢，罹病期間，臓器障害，低血糖の危険性，サポート体制などを考慮して個別に設定する（図1）[1,2]
- 糖尿病治療薬選択も，血糖目標に応じ，合併症や死亡などの薬剤効果のエビデンス，副作用，経口薬か注射薬か，医療費などを考慮して個別に選択する[1,2]
- 血糖は必要なら多剤併用を行って早期に血糖治療目標に到達する[3]

はじめに

糖尿病治療薬は多種多様になった（図2）が高血糖治療の原則は，そう大きく変わっていない．今も昔も2型糖尿病の治療は患者の療養行動をいかに上手に援助し継続するかにかかっている．そのなかでの薬剤選択のコツを説明する．

症例

52歳，女性．2年前より健診で高血糖を指摘も放置．今回健康診断で高血糖を再度指摘され，治療希望で初診となった．HbA1c 11.5％，空腹時血糖 271 mg/dL で糖尿病とはじめて診断．血圧 128/68 mmHg，身長 152.2 cm，体重 75.9 kg，BMI 32.7 kg/m^2，腎症や網膜症なし．食事・運動の指導とともに，ビグアナイド薬であるメトホルミン（メトグルコ®）錠250 mg 1回1錠1日2回（朝夕食後）で治療開始，3カ月後メトホルミン（メトグルコ®）錠250 mg 1回2錠1日2回（朝夕食後）でHbA1c 10.1％とまだHbA1c高値．

研修医：ビグアナイド薬を出しても血糖コントロールが不良です．次にどんな薬を追加すればいいですか？

目標	血糖正常化を 目指す際の目標 注1)	コントロール目標値 注4) 合併症予防 のための目標 注2)	治療強化が 困難な際の目標 注3)
HbA1c(%)	6.0 未満	7.0 未満	8.0 未満

治療目標は年齢，罹病期間，臓器障害，低血糖の危険性，サポート体制などを考慮して個別に設定する．

注1) 適切な食事療法や運動療法だけで達成可能な場合，または薬物療法中でも低血糖などの副作用なく達成可能な場合の目標とする．
注2) 合併症予防の観点から HbA1c の目標値を 7% 未満とする．対応する血糖値としては，空腹時血糖値 130 mg/dL 未満，食後 2 時間血糖値 180 mg/dL 未満をおおよその目安とする．
注3) 低血糖などの副作用，その他の理由で治療の強化が難しい場合の目標とする．
注4) いずれも成人に対しての目標値であり，また妊娠例は除くものとする．

図1　血糖コントロール目標
「糖尿病治療ガイド2014-2015」（日本糖尿病学会／編・著），p25，文光堂，2014より転載

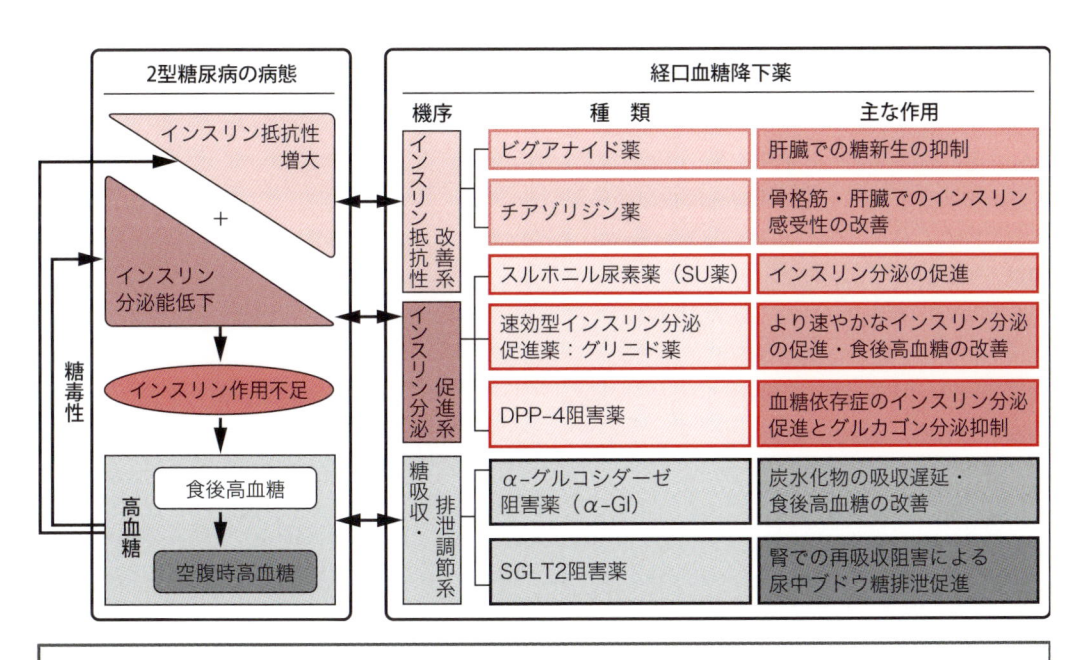

2型糖尿病の病態	経口血糖降下薬		
	機序	種類	主な作用
インスリン抵抗性増大	インスリン抵抗性改善系	ビグアナイド薬	肝臓での糖新生の抑制
		チアゾリジン薬	骨格筋・肝臓でのインスリン感受性の改善
インスリン分泌能低下	インスリン分泌促進系	スルホニル尿素薬（SU薬）	インスリン分泌の促進
インスリン作用不足		速効型インスリン分泌促進薬：グリニド薬	より速やかなインスリン分泌の促進・食後高血糖の改善
		DPP-4阻害薬	血糖依存症のインスリン分泌促進とグルカゴン分泌抑制
食後高血糖	糖吸収・排泄調節系	α-グルコシダーゼ阻害薬（α-GI）	炭水化物の吸収遅延・食後高血糖の改善
空腹時高血糖		SGLT2阻害薬	腎での再吸収阻害による尿中ブドウ糖排泄促進

食事，運動などの生活習慣改善と 1 種類の薬剤の組み合わせで効果が得られない場合，2 種類以上の薬剤の併用を考慮する．
作用機序の異なる薬剤の組み合わせは有効と考えられるが，一部の薬剤では有効性および安全性が確立していない組み合わせもある．詳細は各薬剤の添付文書を参照のこと．

図2　病態に合わせた経口血糖降下薬の選択
「糖尿病治療ガイド2014-2015」（日本糖尿病学会／編・著），p29，文光堂，2014より転載

問題 この患者さんにどのように対処すればよいか？

下記①〜⑤に○×で答えよ．

① メトホルミン（メトグルコ®）錠250 mg　1回3錠　1日2回　朝夕食後に増量する
② シタグリプチン（ジャヌビア®）錠50 mg　1回1錠　1日1回　朝食後を追加する
③ グリメピリド（アマリール®）1 mg錠　1回1錠　1日1回　朝食前を追加する
④ ピオグリタゾン（アクトス®）錠15 mg　1回1錠　1日1回　朝食後を追加する
⑤ リラグルチド（ビクトーザ®）注を開始し併用する
⑥ インスリン注射を開始する
⑦ その他

解答は稿末

■ 2型糖尿病治療薬の選択と増量・減量の考え方

ADA/EASD（American Diabetes Association，米国糖尿病学会/European Association for the Study of Diabetes，欧州糖尿病学会）の治療アルゴリズム[1, 2]がわかりやすい．

1 ADA/EASDの治療アルゴリズム

腎機能低下（eGFR＜60 mL/分/1.73 m²）でなければ，2型糖尿病の診断と同時または診断後早期にビグアナイド薬であるメトホルミンを開始する．そのうえで目標血糖レベルのHbA1c（図1）に到達するまでメトホルミン処方を増量する．**3カ月ごとに再評価し血糖目標HbA1cに到達しなければ積極的に多剤併用を試みる**（図3）．

2 メトホルミンの有用性

メトホルミンが第一選択となる理由は，体重増加がない，単剤で低血糖がない，細小血管障害・大血管障害合併症予防のエビデンスがある（UKPDS34[4]，UKPDS80[5]），血糖改善効果が強い（血糖降下作用，SU薬＞ビグアナイド薬＞チアゾリジン薬＞DPP-4阻害薬[6]），価格が安い，発がん発生が少ない可能性がある，からである．

メトホルミン増量で用量依存的に血糖改善効果が期待できる．なおメトホルミンは日本人MORE研究[7]でBMI 25 kg/m²以下でもBMI 25 kg/m²以上と同等の血糖改善効果が報告されており，非肥満者でも第一選択となりうる．メトホルミンの最頻の副作用は消化器症状（主に下痢）であるが，下痢・軟便も減量し内服継続することで徐々に副作用が減じて内服継続可能となる場合も多い．

3 日本糖尿病学会のガイドラインでは

なお日本糖尿病学会「科学的根拠に基づく糖尿病診療ガイドライン2013, 5, 経口血糖降下薬による治療（インスリンを除く）」[8] では，「ADA/EASDガイドラインでは2型糖尿病の診断と同時または診断後早期にメトホルミンを開始することを推奨しているが，2型糖尿病の病態やライフスタイルが異なるわが国では，実情に合致しないため，病態に応じて最適な薬剤選択を推奨している」と記載されているものの，実情に合致していないエビデンスや，病態に応じてどう選択するのか具体的な詳細記載はない．

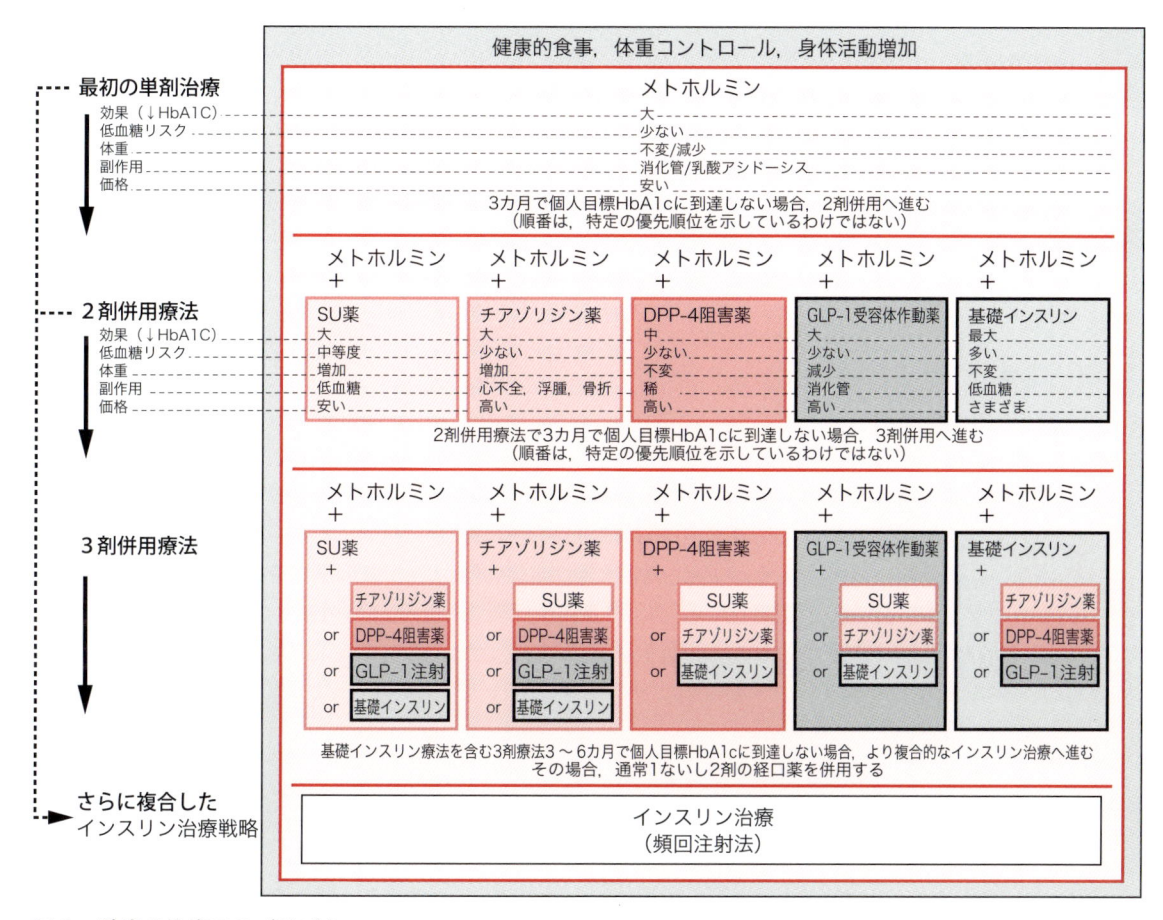

図3 欧米の治療アルゴリズム
文献1より引用

4 その他の薬剤の選択に関する筆者の考え

糖尿病専門医はメトホルミンを第一選択とし徐々に増量を図っている場合が多い．最大投与量に到達してもコントロール目標に到達できない場合や下痢などの消化器副作用からメトホルミンを十分増量できない場合には，血糖改善効果を期待して他の薬剤を追加して2剤併用することになる．

1）DPP-4阻害薬

体重増加が少ない，単剤で低血糖がない，下痢などが少ない，よく宣伝されているなどから，わが国では2型糖尿病新規患者の3分の2に第一選択薬としてDPP-4阻害薬が選択されている[9]．患者数比で世界一の使用頻度である．しかしDPP-4阻害薬は合併症予防のエビデンスがまだない，価格が高い，血糖降下作用はメトホルミン高用量よりも弱い．これらの点から，いまだに多くの糖尿病専門医はメトホルミンを第一選択とし，血糖改善効果を期待して，第二選択としてDPP-4阻害薬や少量のSU薬を処方している．

2）α-グルコシダーゼ阻害薬（α-GI）

α-GIは合併症予防に有用かどうか不明である．このため，欧米ではほとんど使用されていない．ボグリボース，ミグリトールはアジアなど数か国でしか発売されていない．今後合併症発生予防に有用であるというエビデンスの確立が期待されている．

3）SU薬

SU薬は低血糖をきたさぬように使用するのに一定の臨床経験が必要なため敬遠されることが多い．しかし1剤か2剤の使用に習熟するのは容易であり，合併症予防のエビデンス（UKPDS33[10]，UKPDS80[5]）があり，価格が安い，血糖改善効果が強いことから，筆者はまだ第二選択や第三選択薬としてよく使用している．

4）インスリン

インスリンは血糖降下作用が最も強力であり，合併症予防のエビデンス（UKPDS33[9]など）もある．2型糖尿病でも初診時HbA1c 10％以上などの著しい高血糖で入院加療ができない例で第一選択薬としてよく用いている．

5）その他の薬剤

第一選択薬剤として前述以外のものについての筆者のスタンスについて述べておく．グリニド薬は合併症予防エビデンスがない，内服回数が多い，効果が弱いなどから筆者は使用していない．チアゾリジン薬であるピオグリタゾンは，合併症発生予防のエビデンスがない（PROActive研究は合併症再発防止研究である），膀胱がんリスク増加の懸念からフランスでは新規処方が禁じられているなどからほとんど使用していない．GLP-1受容体作動薬は注射薬で，合併症予防エビデンスがない，高価であるなどから第一選択とすることはない．SGLT2阻害薬は，まだ安全性有効性が不明なため全く使用していない．以上のコメントは第二選択としての薬剤選択まで全く排除するものではない．

メトホルミン1剤から増量するときの処方例を示す．

●処方例1
　メトホルミン（メトグルコ®）錠250 mg　1回3錠　1日2回　朝夕食後
●処方例2：下痢副作用などでメトグルコ®錠増量困難な場合
　メトホルミン（メトグルコ®）錠250 mg　1回2錠　1日2回　朝夕食後
　シタグリプチン（ジャヌビア®）錠50 mg　1回1錠　1日1回　朝食後
●処方例3：メトグルコ®錠増量困難で価格面に配慮する場合
　メトホルミン（メトグルコ®）錠250 mg　1回2錠　1日2回　朝夕食後
　グリメピリド（アマリール®）1 mg錠　1回1錠　1日1回　夕食前（朝食前などでも可）

---

5 患者ごとの薬剤の増やし方のポイント

1）低血糖を避ける

服薬管理がきちんとできない患者などでは，低血糖をきたしうる薬剤が使いにくい．この場合，メトホルミン選択後2番目にDPP-4阻害薬，GLP-1受容体作動薬，チアゾリジン薬（ピオグリタゾン）から選択する．

2）低価格

患者自己負担金軽減が療養継続に重要である．低価格優先なら，メトホルミン後の2番目の薬は（少量の）SU薬となる．

3）肥満者

体重増加をきたさない薬剤を選択する．メトホルミン後の2番目の薬はDPP-4阻害薬，GLP-1受容体作動薬，から選択する．

4）冠動脈疾患（心不全なし）

メトホルミンの使用禁忌や重症心不全がなければまず使用する．他剤に冠動脈疾患予防の十分なエビデンスはない．低血糖を避けるためSU薬を避けるという考えもある．SU薬使用の場合，虚血プレコンディショニング面からグリメピリド（アマリール®）やグリクラジド（グリミクロン®）が優先される．心不全が懸念される例では心不全副作用があるチアゾリジン薬（ピオグリタゾン）は避ける．

5）腎疾患

低血糖リスク上昇に注意が必要でありSU薬は要注意．DPP-4阻害薬もリナグリプチン（トラゼンタ®錠）を除き用量調節などが必要となる．メトホルミンは中等度以上の腎機能障害（英国ではeGFR＜45 mL/分/1.73 m^{2}で減量，＜30 mL/分/1.73 m^{2}で中止）で禁忌である．

6）肝疾患

ほとんどの薬剤で詳細な検討がない．肝硬変症などはインスリン治療が原則となる．

6 3カ月ごとの治療法を見直し目標HbA1c達成まで治療法をたゆまず強化し続ける

血糖改善は早期に目標HbA1cに到達し維持することが重要である．たゆまず治療法を強化し目標に到達し維持するようにする（図4）．

> ●ここがポイント
> 医学的に正しいことと患者が望むことは必ずしも一致していない．患者の要望をよく聞き，長期間継続できる治療法を患者とよく相談して決めることが重要．
>
> ●ここがピットフォール
> 誰でも「お金がないから治療しにくい」とは言いにくい．患者の医療費の負担が過重にならない配慮も治療継続に必須である．

7 糖尿病治療薬の減らし方のコツ

合併症予防のための目標，HbA1c 7.0％未満を達成，維持できた後に検討することになる．糖尿病治療薬の減らし方についてはコンセンサスはないが，筆者は治療薬を減らしてもHbA1c 7.0％未満が期待できるHbA1c値を維持している場合（一般にHbA1c＜6.5％）では，徐々に減らしてみている．減らして3カ月間はHbA1c再上昇がないか経過をみてHbA1c 7.0％以上に再上昇すれば処方をもとに戻す．3カ月後，治療薬を減らしてもHbA1c 7.0％未満の維持が期待しうる場合はさらに減らしてみている．

なお，蛇足だが，今回の症例モデル患者では，メトホルミン増量により1年後にメトグルコ®錠250 mg，朝食後4錠，夕食後5錠でHbA1c 6.7％に到達，3年後の現在，同処方でHbA1c 6.5％，体重66.3 kgである．もちろん他剤でもHbA1c＜7％を保持し体重減ができればよい．

Advanced Lecture

文献1，2は余力があればぜひ読んでみてほしい．ウェブで無料で入手できる．

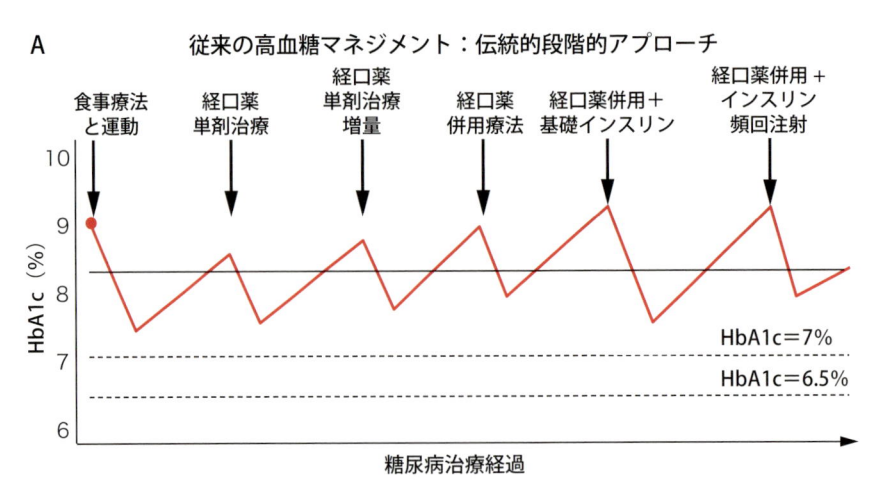

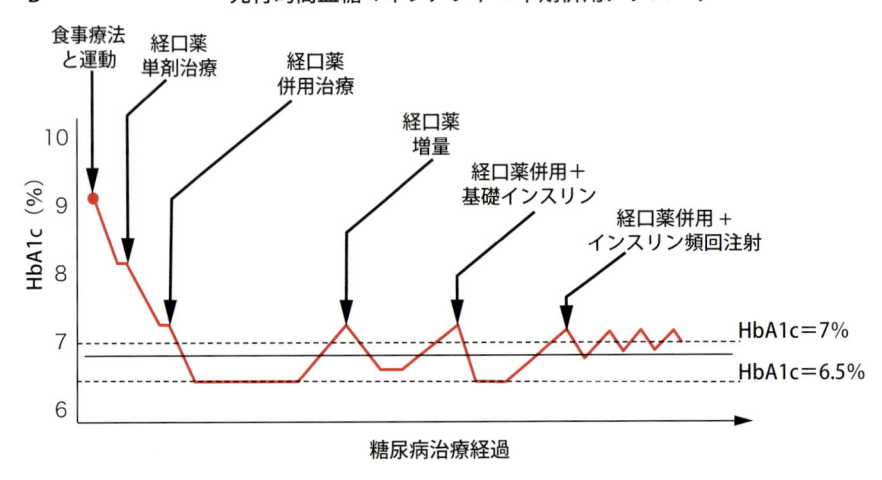

図4　高血糖マネジメント
文献11より引用

おわりに

　最後に2型糖尿病薬選択にあたっての，恩師，故平田幸正名誉教授の教えを紹介する．
　「2型糖尿病は薬物治療しないことで直ちに健康障害をきたすことはほとんどない．2型糖尿病治療薬は数年以上後の合併症発生減少や死亡減少を期待して使用する．いくつものなかから選択し長期間使用継続することが多いので，その効果よりも，まずその短期的，長期的な安全性が最も重要である．2型糖尿病治療薬剤選択には，薬剤使用により患者さんの現在や将来に悪影響をきたすことがないよう，細心の注意を払うべきである」
　つまり2型糖尿病治療薬で，（頻度は低くても）患者の健康を損なうことは厳に慎むべきである．糖尿病の治療は「血糖を改善する」だけのために治療するのではなく，その合併症発生予防や再発予防，死亡率低下などを主眼として治療するべきであり，その点からの薬剤選択が重要である．

文献・参考文献

1) Inzucchi SE, et al : Management of hyperglycaemia in type 2 diabetes: a patient-centered approach. Position statement of the American Diabetes Association (ADA) and the European Association for the Study of Diabetes (EASD). Diabetes Care, 35 : 1577-1596, 2012
   ↑2型糖尿病治療の米国/欧州糖尿病学会のコンセンサス，患者ごとの目標設定と薬剤選択，早期血糖改善目標達成とその保持についての原則を明記，12ページしかなくWebで無料公開されているので，ぜひ熟読をお勧めする．

2) American Diabete Association : Standard of Medical Care in Diabetes-2014. Diabetes Care, 37 Suppl 1 : 514-580, 2014
   ↑米国糖尿病学会の糖尿病治療ガイド，Web無料公開，referenceをのぞいて49ページあるが大変良質でありお勧め

3) Del Prato S, et al : Improving glucose management: ten steps to get more patients with type 2 diabetes to glycaemic goal. Int J Clin Pract, 59 : 1345-1355, 2005
   ↑HbA1c＜6.5％をめざし3カ月ごとにアグレッシブに血糖治療を強化する，あわせて脂質血圧の管理も同様に強化するという原則を推奨，Web公開されており無料で読める

4) UK Prospective Diabetes Study (UKPDS) Group : Effect of intensive blood-glucose control with metformin on complications in overweight patients with type 2 diabetes (UKPDS 34). Lancet, 352 : 854-865, 1998
   ↑英国糖尿病前向き研究UKPDS（United Kingdom Prospective Diabetes Study）における肥満2型糖尿病者への診断初期からメトホルミンによる治療効果研究，心筋梗塞39％減少，総死亡率36％減少

5) Holman RR, et al : 10-year follow-up of intensive glucose control in type 2 diabetes. N Engl J Med, 359 : 1577-1589, 2008
   ↑UKPDS試験終了10年後も初期の血糖改善による合併症減少，死亡減少の効果が残存（遺産効果）を証明した

6) Bennett WL et al : Comparative effectiveness and safety of medications for type 2 diabetes: an update including new drugs and 2-drug combinations. Ann Intern Med, 154 : 602-613, 2011
   ↑多くの研究のメタ解析から血糖改善効果はSU薬＞メトホルミン＞チアゾリジン薬（ピオグリタゾン）＞DPP-4阻害薬の順であると明示

7) 加来浩平，ほか：2型糖尿病治療におけるメトホルミンの使用実態に関する観察研究（MORE study）．糖尿病，49：325-331，2006
   ↑メトホルミンは増量により用量依存的に血糖改善効果が増強する，日本人でBMI 25 kg/m^{2}以上と以下でその血糖改善効果に差はない

8) 5．経口血糖降下薬による治療（インスリンを除く）．「科学的根拠に基づく糖尿病診療ガイドライン2013」（日本糖尿病学会／編），pp53-71，南江堂，2013
   ↑日本糖尿病学会の経口血糖降下薬のエビデンス解説と薬剤選択のスタンス

9) DPP-4阻害薬　経口血糖降下薬の機序別で第一選択に　新規患者の64％に使用．ミクスOnline（公開日時2013年5月13日　5時2分）
   https://www.mixonline.jp/Article/tabid/55/artid/44370/Default.aspx

10) UK Prospective Diabetes Study (UKPDS) Group : Intensive blood-glucose control with sulphonylureas or insulin compared with conventional treatment and risk of complications in patients with type 2 diabetes (UKPDS 33). Lancet, 352 : 837-853, 1998
    ↑2型糖尿病者への診断初期からSU薬投与，強化インスリン療法導入の効果を検討，細小血管合併症は25％減少したが，心筋梗塞は減少するもののp=0.052と有意差はつかず

11) Campbell IW : Need for intensive, early glycaemic control in patients with type 2 diabetes. Br J Cardiol, 7 : 625-631, 2000

問題の解答

①◎　②○　③○　④○　⑤○　⑥○　⑦×

（②～⑥：場合によっては○　⑦：ほかには考えにくい）

プロフィール

岡田　朗（Akira Okada）
医療法人岡田内科クリニック
福岡小児糖尿病サマーキャンプに医学生時よりかかわり，気が付けば38年経過，今はその代表をしています．38年前の小学生たちは今は立派な中年のおじさんおばさん達ですが皆元気です．

第1章　薬剤選択の極意

4. DPP-4阻害薬の使い分けは？

太田康晴

Point

- どのDPP-4阻害薬を選択するのかは，専門医でも迷う
- 薬剤間のDPP-4阻害活性には臨床的に大きな差はない
- 実臨床では排泄経路や代謝経路を考慮して使用することが多い

はじめに

　現在，DPP-4阻害薬のうちアナグリプチン以外の6剤は2型糖尿病の適応を取得しており，併用薬に伴う使い分けは必要がないといっていい．一般的に血糖降下作用やDPP-4阻害活性に関しては，各薬剤間で大きな差はないと考えられており，実臨床では**腎機能による使い分けが必要**とされる．

症例1

　64歳，男性．15年前に2型糖尿病と診断され，10年前にグリメピリド（アマリール®）1 mg 1日1回の内服が開始された．その後，グリメピリドが漸増され，5年前から4 mg 1日2回（朝食後3 mg夕食後1 mg）となっていた．また3年前に，インスリングラルギン（ランタス®）の皮下注射（夕食前8単位）の併用が開始となった．BMI 28 kg/m²，血圧142/86 mmHg，尿蛋白（±），血清Cre 0.9 mg/dL，eGFR 84 mL/分/1.73 m²，朝食後2時間血糖値260 mg/dL，HbA1c 8.9 %，総コレステロール205 mg/dL，TG 230 mg/dL，AST 38 U/L，ALT 44 U/L，γ-GT 64 U/L．

【患者さんの言葉】
　最近，HbA1cが上がってきたので薬物療法の変更を希望している．インスリンは1日1回注射のままDPP-4阻害薬の追加を望んでいる．またHbA1cは7 %まで改善させたいと考えている．

（研修医）DPP-4阻害薬がたくさんありすぎて，使い分けがよくわかりません

問題1 このような患者にはどのDPP-4阻害薬を追加すればよいか？

以下①〜⑤について○×で答えよ
① シタグリプチン
② ビルダグリプチン
③ アログリプチン
④ リナグリプチン
⑤ アナグリプチン

解答は稿末

1 DPP-4阻害薬はほとんどの糖尿病治療薬と併用可能

2014年4月にシタグリプチン，アログリプチンが2型糖尿病の適応を取得し，アナグリプチンを除く6剤は，インスリンを含めすべての糖尿病治療薬との併用が可能である．2014年12月の時点では，アナグリプチンのみ速効型インスリン分泌促進薬（グリニド薬）およびインスリンとの併用が認められていない．しかし，近い将来，アナグリプチンも2型糖尿病の適応を取得する可能性が高く，そうなると併用に伴うDPP-4阻害薬の選択の制限は全くなくなる．現在，日本で発売されている薬剤のまとめを**表1**に示す．本症例の場合，腎機能低下はなく腎機能に配慮した使い分けは現時点では必要ない．

●ここがポイント

血糖降下作用，安全性に関しては，DPP-4阻害薬の各薬剤で，単独療法，併用療法いずれにおいても大きな差はない[1]．したがって，腎障害，肝障害の認められない患者への処方は，どの薬剤を用いても基本的には問題はない．

症例2

70歳，女性．20年前に2型糖尿病と診断された．7年前にインスリン治療が導入され，現在，インスリンアスパルト（ノボラピッド®）各食直前4単位，インスリングラルギン（ランタス®）眠前6単位の強化インスリン療法を継続している．また5年前から血清Creの上昇を指摘されている．BMI 28 kg/m², 血圧152/90 mmHg, 尿蛋白（2＋），血清Cre 1.8 mg/dL, eGFR 42 mL/分/1.73 m², 空腹時血糖値145 mg/dL, HbA1c 8.2％, 総コレステロール230 mg/dL, TG 210 mg/dL, AST 32 U/L, ALT 48 U/L, γ-GT 38 U/L. 前増殖性網膜症を認める．

【患者さんの言葉】
インスリンをはじめた当初はHbA1cも順調に改善したが，ここ2，3年は，ほとんど変わらない．午前中に低血糖が起こることもあり，インスリンの増量も難しそうなので，DPP-4阻害薬の追加を希望している．

表1　DPP-4阻害薬各薬剤の一覧表

一般名（商品名）	剤形	用法・用量	効能・効果
シタグリプチン（ジャヌビア®，グラクティブ®）	25 mg, 50 mg, 100 mg 錠	通常，成人にはシタグリプチンとして1回50 mgを1日1回経口投与する．なお，効果不十分な場合には，経過を十分に観察しながら100 mg 1日1回まで増量することができる	2型糖尿病
ビルダグリプチン（エクア®）	50 mg 錠	通常，成人にはビルダグリプチンとして1回50 mgを1日2回朝，夕に経口投与する．なお，患者の状態に応じて50 mgを1日1回朝に経口投与することができる	2型糖尿病
アログリプチン（ネシーナ®）	6.25 mg, 12.5 mg, 25 mg 錠	通常，成人にはアログリプチンとして1回25 mgを1日1回経口投与する	2型糖尿病
リナグリプチン（トラゼンタ®）	5 mg 錠	通常，成人にはリナグリプチンとして1回5 mgを1日1回経口投与する	2型糖尿病
テネリグリプチン（テネリア®）	20 mg 錠	通常，成人にはテネリグリプチンとして1回20 mgを1日1回経口投与する．なお，効果不十分な場合には，経過を十分に観察しながら40 mg 1日1回に増量することができる	2型糖尿病
アナグリプチン（スイニー®）	100 mg 錠	通常，成人にはアナグリプチンとして1回100 mgを1日2回，1回20 mgを1日2回朝夕に経口投与する．なお，効果不十分な場合には，経過を十分に観察しながら1日量を200 mgまで増量することができる	2型糖尿病　ただし，下記のいずれかの治療で十分な効果が得られない場合に限る　①食事療法，運動療法のみ　②食事療法，運動療法に加えてα-グルコシダーゼ阻害薬（α-GI）を使用　③食事療法，運動療法に加えてビグアナイド薬を使用　④食事療法，運動療法に加えてスルホニルウレア薬（SU薬）を使用　⑤食事療法，運動療法に加えてチアゾリジン薬を使用
サキサグリプチン（オングリザ®）	2.5 mg, 5 mg 錠	通常，成人にはサキサグリプチンとして1回5 mgを1日1回経口投与することができる．なお，患者の状態に応じて1回2.5 mgを1日1回経口投与することができる	2型糖尿病

問題2 このような患者にはどのDPP-4阻害薬をどのように処方すればよいか？

以下①〜⑤について○×で答えよ
① シタグリプチンを通常用量で処方
② ビルダグリプチンを用量調節して処方
③ リナグリプチンを通常用量で処方
④ テネリグリプチンを通常用量で処方
⑤ サキサグリプチンを通常用量で処方

解答は稿末

2 腎機能障害時の考え方

　症例2では中等度の腎機能障害が認められることがポイントになる．現在，わが国で使用可能な7種類のDPP-4阻害薬の代謝および排泄経路のまとめを表2に示す．**腎機能や肝機能の低下した患者にDPP-4阻害薬を使用する場合，各薬剤の特性を知って十分使い分けることが重要である．**CYP3A4などで代謝を受ける薬剤はあるが，現時点で，CYP代謝の程度によって併用薬に対する注意や縛りの違いはない．

　おもに腎排泄を受ける薬剤では，腎機能に基づいて用量調節を行う必要がある．テネグリプチンは一部腎排泄であるが腎機能による用量調節の縛りはない．また，リナグリプチンはおもに胆汁排泄で腎排泄は約5％とされており，添付文書上は腎機能の縛りがない．本症例は中等度の腎機能低下があるため，表2に従うと，シタグリプチン，ビルダグリプチン，アログリプチン，サキサグリプチンは用量調節が必要であるが，リナグリプチン，テネグリプチン，アナグリプチンは通常用量の投与が可能ということになる．しかしながら**腎排泄の寄与率が低いDPP-4阻害薬でも慎重に観察をしながら処方する必要がある．**

●ここがピットフォール

腎機能低下者における慎重投与や禁忌は，腎機能低下者と健常者における各薬剤の薬物動態パラメーターや排泄経路などに基づいて記載がなされるのが一般的である．実際に腎機能が低下した患者において安全性や有効性が検証されているケースは限られるため，添付文書に記載がなくても慎重な観察が必要である．

　肝機能については，ビルダグリプチン投与時にトランスアミナーゼの上昇が一部で報告されていることから肝機能低下者では慎重投与，高度の肝障害の場合は禁忌とされている．本症例では，ALTが軽度上昇しているが，ビルダグリプチンの投薬が制限される状況ではないと考えられる．

Advanced Lecture

　近年の基礎および臨床研究においてDPP-4阻害薬が抗糖尿病効果以外にもさまざまな作用を示すことが報告されている．心保護作用においては，血糖改善とは独立した機序による相加的作用が示されており，DPP-4阻害薬が2型糖尿病における心血管リスクを抑制することが期待される．図に示すメタ解析ではDPP-4阻害薬の主要な心血管イベントに対する有用性が示されているが[2]，これらの多くは小中規模な検討である．最近，報告された大規模臨床研究では，心血管疾患ハイリスクの2型糖尿病患者に対するDPP-4阻害薬の血糖改善作用および安全性が示された[3,4]．しかし，主要血管イベントを増加させないもののプラセボ薬と比較して有意な抑制効果は認められなかった．現在，進行中の大規模臨床試験もあり，これらの試験結果に薬剤間で差が認められた場合には，今後，DPP-4阻害薬の選択を劇的に変える可能性もある．

おわりに

　現時点でDPP-4阻害薬の各薬剤間には，効果，安全性の明確な差はない．今後，患者さんに長期投与する際に，各薬剤が血糖降下作用以外のどのような点で違いが出てくるのかを慎重に観察していきたい．また多面的作用に関してさらに研究が展開していくことを期待したい．

表2 薬物動態の違いと投与時の注意点

	シタグリプチン	ビルダグリプチン	アログリプチン	リナグリプチン	テネリグリプチン	アナグリプチン	サキサグリプチン
投与回数	1回	1〜2回	1回	1回	1回	2回	1回
半減期【時間（平均値±SD）】	11.4±2.4	1.77±0.23	17.1±2.0	105（幾何平均値）	24.2±5.0	6.2±3.11	6.5±1.0
消失経路	おもに腎排泄	代謝おとび腎排泄	おもに腎排泄	おもに胆汁排泄	代謝 おとび腎排泄	おもに腎排泄	おもに腎排泄
尿中排泄率	79〜88%	85%	72.8%	約5%	45.4%	73.2%	75%
用量調節	必要（腎機能低下例）	必要（腎機能低下例）	必要（腎機能低下例）	−	−	必要（腎機能低下例）	必要（腎機能低下例）
定期的検査	腎機能障害患者は望ましい	定期的肝機能検査	−	−	−	−	−
腎障害 軽度	−	−	−	−	−	−	−
腎障害 中等度	慎重投与	慎重投与	慎重投与	−	−	−	慎重投与
腎障害 重度	禁忌	慎重投与	慎重投与	−	−	−	慎重投与
肝障害 軽度	−	慎重投与	−	−	−	−	−
肝障害 中等度	−	慎重投与	−	−	−	−	−
肝障害 高度	−	禁忌	−	−	慎重投与	−	−

各インタビューフォーム，承認申請資料より作成

	# trials	# trials with events	# events (DPP-4阻害薬)	# events (対照薬)	MH-OR [95％CI]	p	Kendall's tau	p	
主要血管イベント	70	63	263	232	0.71 [0.59 ; 0.86]	<0.001	0.04	0.64	
シタグリプチン	27	24	77	67	0.86 [0.60 ; 1.24]	0.430	0.04	0.80	
ビルダグリプチン	16	15	75	74	0.61 [0.43 ; 0.86]	0.005	0.03	0.89	
サキサグリプチン	13	12	62	46	0.67 [0.45 ; 0.99]	0.047	0.36	0.10	
リナグリプチン	9	8	37	41	0.72 [0.45 ; 1.16]	0.18	0.00	1.00	
アログリプチン	5	4	12	4	0.86 [0.25 ; 2.93]	0.81	0.30	0.15	
急性心筋梗塞	62	41	62	59	0.64 [0.44 ; 0.94]	0.023	-0.13	0.27	
脳卒中	63	29	42	33	0.77 [0.48 ; 1.24]	0.290	-0.24	0.14	
死亡	53	30	50	51	0.60 [0.41 ; 0.88]	0.008	0.13	0.28	
心血管関連死亡	48	20	26	26	0.67 [0.39 ; 1.14]	0.140	0.05	0.76	

図 心血管疾患に関するメタ解析の結果
主要心血管イベントには，心血管死，非致死性心筋梗塞，脳卒中，急性冠動脈症候群かつ／あるいは重篤な有害事象として報告された心不全が含まれる．
MH-OR：Mantel-Haenszel odds ratio, CI：confidence interval
文献2より引用

文献・参考文献

1) Craddy P, et al：Comparative effectiveness of dipeptidylpeptidase-4 inhibitors in type 2 diabetes：a systematic review and mixed treatment comparison. Diabetes Ther, 5：1-41, 2014
2) Monami M, et al：Dipeptidyl peptidase-4 inhibitors and cardiovascular risk：a meta-analysis of randomized clinical trials. Diabetes Obes Metab, 15：112-120, 2013
3) Hoffman EB, et al：Saxagliptin and cardiovascular outcomes in patients with type 2 diabetes mellitus. N Engl J Med, 369：1317-1326, 2013
4) White WB, et al：Alogliptin after acute coronary syndrome in patients with type 2 diabetes. N Engl J Med. 369：1327-1335, 2013

問題1の解答
①〇　②〇　③〇　④〇　⑤×　（2014年12月現在）

問題2の解答
①×　②〇　③〇　④〇　⑤×

プロフィール
太田康晴（Yasuharu Ohta）
山口大学大学院医学系研究科病態制御内科学

第1章　薬剤選択の極意

5. SGLT2阻害薬が適応となるのは？

遅野井 健

●Point●

- 糖尿病治療薬は病態に応じて選択する必要がある
- 薬物介入で当該患者において期待される病状改善の効果を予見する
- 患者自身の生活習慣改善へ向けた努力と薬効の協調について考慮する
- 薬剤による種々の変化が疾病に取り組む患者心理に悪影響がないように配慮する

はじめに

　2013年に見直された血糖管理基準（熊本宣言）においては，低血糖への十分な配慮が盛り込まれており，HbA1cの低下のみが優先されることへの警鐘が鳴らされている．さらに現在，わが国で使用可能な糖尿病治療薬は7種類を数えており，適切な処方と生活習慣是正の努力次第では，低血糖を回避した厳格な血糖管理も可能となってきている．とくに，sodium-glucose cotransporter2（SGLT2）阻害薬は，尿糖排泄の促進によるインスリン非依存性の経口血糖降下薬であり，併用薬の選別を誤らなければ低血糖惹起性がきわめて低い．さらに，インスリン分泌刺激をせずに得られる血糖降下作用からは膵β細胞保護効果が，尿糖排泄によるエネルギー喪失からは体重減少やインスリン抵抗性改善効果が期待されている．つまり，適切に対象患者を選定し併用薬剤へ十分に配慮することでのSGLT2阻害薬の有用性は高い．

症例1

　症例：59歳男性，4人家族（妻，子2人），会社経営（デスクワーク中心）
　合併症，既往歴，家族歴：特記すべきものなし
　病歴：45歳，不整脈で近医受診時に随時血糖300 mg/dLで糖尿病と診断．食事・運動療法のみでHbA1c 6％後半で推移していたため約3年で治療中断．54歳，健康イベントで随時血糖386 mg/dLを指摘され，専門医を勧められて当院受診．
　当院初診時は血糖300 mg/dL，HbA1c 9.3％，体重73.5 kgであったが，生活習慣の是正とα-グルコシダーゼ阻害薬（α-GI）のアカルボース（グルコバイ®）300 mg/日のみで約5年間HbA1c 6％後半〜7％前半で推移していた．合併症は，網膜症（A0，A0），腎症（1期），神経症はなく，頸動脈壁エコーにてmean-IMT 1.1 mmの軽度動脈硬化を認め

た．指示エネルギー量は1,840 kcal，運動は歩行5,000〜10,000歩/日であった．

治療法変更時：

　　［現症］身長170.4 cm，体重73.1 kg（BMI 25.2 kg/m²）空腹時血糖195 mg/dL，HbA1c 7.5％

　　［自己病状の把握］軽度の動脈脈硬化症を把握し，体重減少と血糖コントロール改善の必要性を理解している

　　［自己管理］明らかに過剰なエネルギー摂取は控えているが，仕事上の機会飲酒や外食等による過剰なエネルギー摂取を自覚するも避けられず，運動によるこれ以上のエネルギー消費は困難とのこと

症例2

症例：50歳男性，独居，営業職

既往歴，家族歴：38歳時　睡眠時無呼吸症候群（扁桃腺切除），43歳時　TIA（transient ischemic attack，一過性脳虚血発作），父：2型糖尿病

病歴：43歳，TIAにて救急搬送された際に2型糖尿病の診断を受け治療開始し，48歳まで近医にて治療継続するも，血糖コントロール不良で視力低下も出現したため専門医での診療を希望し当院受診．

当院初診時は随時血糖188 mg/dL，HbA1c 8.0％，体重85.7 kg，尿中アルブミン37.0 mg/g・Creであり，食事・運動療法とα-GI〔アカルボース（グルコバイ®）300 mg/日〕で介入開始し1年間経過を見るも，体重，HbA1cともに改善せず．合併症は，網膜症（A0, A0），腎症（2期），神経症（両下肢しびれ），TIAの既往があり抗小血板薬としてバイアスピリン®服用中．指示エネルギー量は1,840 kcal，運動は歩行5,000〜10,000歩/日であった．

治療法変更時：

　　［現症］身長174.2 cm，体重85.5 kg（BMI 28.2 kg/m²），空腹時血糖174 mg/dL，HbA1c 8.6％

　　［自己病状の把握］神経症の症状や軽度の腎症，動脈硬化症の合併の認識はあるが自覚は薄く，血糖や肥満の改善およびタンパク摂取制限の意義や必要性が確立していない

　　［自己管理］加糖飲料やおやつは中止したが，朝食，昼食は外食のセット物が多く，夕食は接待での外食または晩酌を兼ねての肉類，揚げ物といった副食中心の食生活が改善されない．仕事へ逃避して日常生活の是正へ向き合えていない

新しい薬が出たそうですね，私には使えますか？

患者

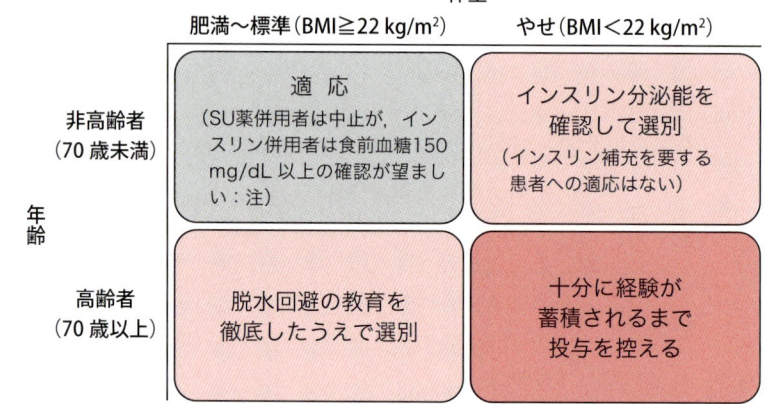

	体重	
	肥満〜標準（BMI≧22 kg/m²）	やせ（BMI＜22 kg/m²）
非高齢者 （70歳未満）	適応 （SU薬併用者は中止が、インスリン併用者は食前血糖150 mg/dL以上の確認が望ましい：注）	インスリン分泌能を確認して選別 （インスリン補充を要する患者への適応はない）
高齢者 （70歳以上）	脱水回避の教育を徹底したうえで選別	十分に経験が蓄積されるまで投与を控える

年齢

（注）肥満傾向のSU薬やインスリン使用者では食間や夜間低血糖が既に存在する可能性が高く、SGLT2阻害薬追加投与による増悪を回避するため

図1　病態から見たSGLT2阻害薬の投与患者像

問題 症例1，2それぞれにおいて，次に追加する薬物として正しいものは？

以下①〜⑤について○×で答えよ
① SU薬またはグリニド薬
② チアゾリジン薬
③ メトホルミン
④ DPP-4阻害薬
⑤ SGLT2阻害薬

解答は稿末

1. 病態から見たSGLT2阻害薬の投与対象

　一般的にSGLT2阻害薬の適応は図1のごとく考えられており，投与に際する注意は，インスリン分泌能，脱水，低血糖である．症例1，2いずれも「適応」と考えられる．

2. SGLT2阻害薬適否の判断

1 病態での判断

　両症例ともα-GIにてHbA1cの極端な高値は認めず，軽度〜中等度の肥満を伴っていることからインスリン抵抗性は高いがインスリン分泌不全は考えにくい．そこで，「問題」で列挙したすべての薬剤の使用は可能であるが，肥満助長の観点からSU薬，グリニド薬，チアゾリジン薬を避けて，メトホルミン，DPP-4阻害薬，SGLT2阻害薬の選択が想定される．

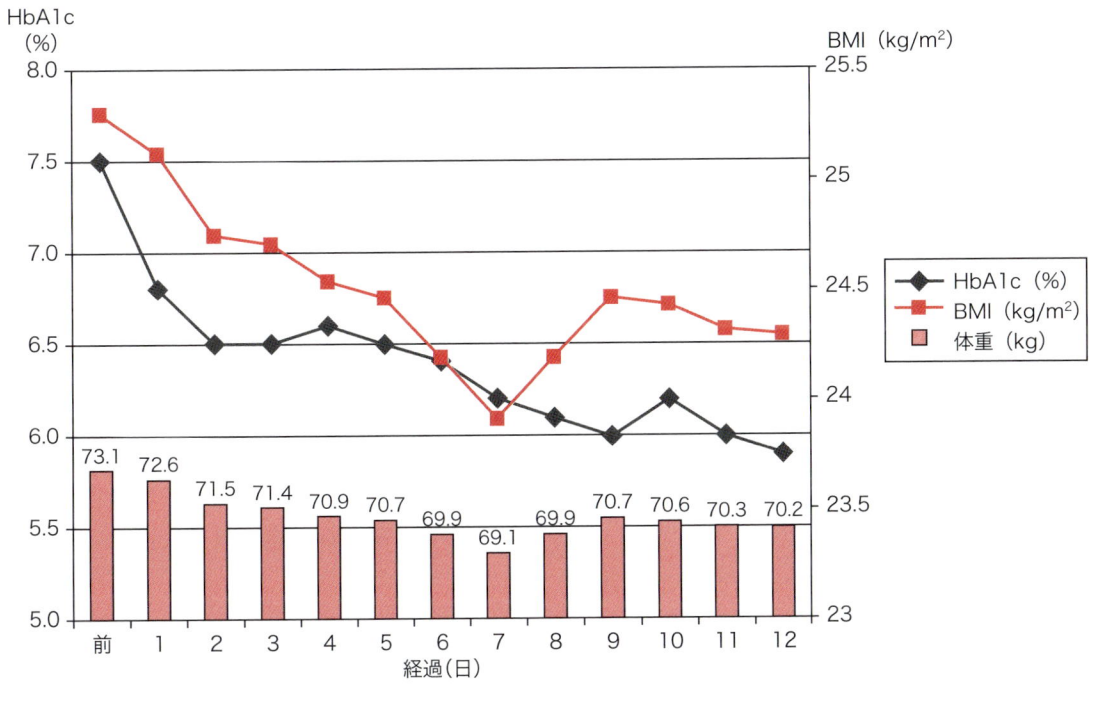

図2　症例1のイプラグリフロジン投与開始後の臨床経過

2 自己管理状況を加味した判断

　症例1は長年にわたって日常生活の是正に努めてきており，極端な摂食過剰はないものと考えられるが，社会生活上これ以上の節制は困難であり，常々指摘を受けている2〜3 kgの体重減少が得られる可能性のあるSGLT2阻害薬に期待を寄せている．自己病状の認識は十分であり，今後とも生活習慣是正の努力を継続することを条件に，本人希望のSGLT2阻害薬を投与した．

　一方，症例2は極端な副食中心の摂食過剰が是正されておらず，さまざまな理由をあげて自己管理困難の改善に向き合っていない．薬物による血糖コントロール改善と体重減少を期待してSGLT2阻害薬を希望している．さまざまな合併症があり，幾度となく指摘されているにもかかわらず自己病状の認識は十分でない．本来であれば自己管理の徹底を図るべき症例であり，内服薬であれば高用量のメトホルミンが推奨されるが，本人の強い希望にてSGLT2阻害薬を投与した．

症例1，2（続き：経過と考察）

　図2に症例1のSGLT2阻害薬併用後の経過を示したが，HbA1c，BMIいずれも徐々に改善し，10カ月以降ほぼ一定となって期待通りの効果が得られた．

　図3は症例2の臨床経過であるが，5カ月間イプラグリフロジン50 mg/日（1回50 mg錠を1錠，1日1回）の通常量，その後100 mg/日（1回50 mg錠を2錠，1日1回）へ増量するもHbA1c，BMIいずれも期待通りの改善なく投与を中止した．この2症例の決定的な違いは心理的な背景であり，SGLT2阻害薬を安全かつ有効に使用するには生活習慣の是正に向けた姿勢を評価することが必要である．

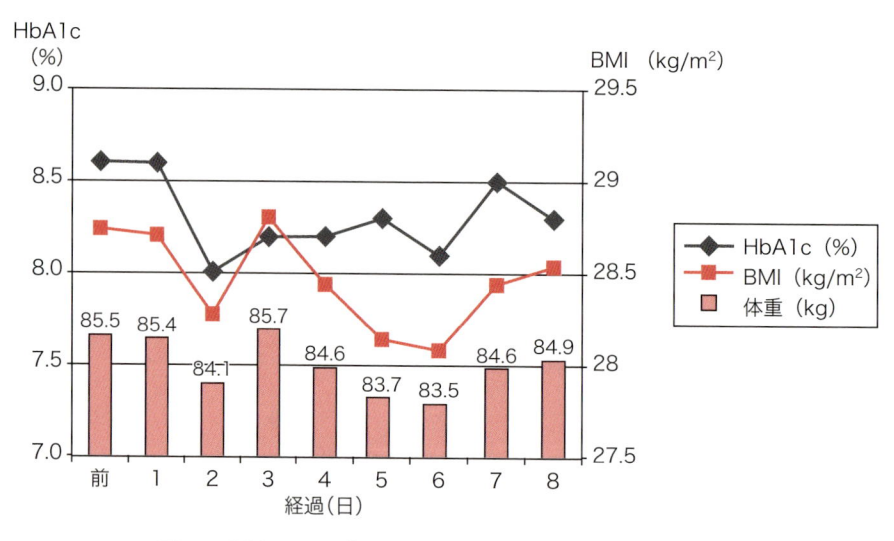

図3　症例2のイプラグリフロジン投与開始後の臨床経過

Advanced Lecture

■ SGLT2阻害薬投与の注意点

1）軽度肥満患者の背景

　SGLT2阻害薬は空腹時，食後の区別なく血糖を平行移動的に低下させる．SGLT1等の作用によって低血糖惹起性は低いとされているものの，糖新生の著明低下時やインスリン濃度を上昇させる薬剤との併用時には低血糖の可能性がある．また，肥満傾向の患者は，基本的にはインスリンの分泌や補充は十分であり，SGLT2阻害薬が比較的容易に導入される可能性がある．しかし，SU薬やグリニド薬，インスリンなどは，血糖コントロールの代償として体重増加を招き，その背景としての顕性，不顕性の低血糖の存在は無視できない．

2）低血糖の回避

　SGLT2阻害薬の効果と安全性を検討するため，空腹時血糖100 mg/dL程度のα-GI投与患者への追加および空腹時血糖200 mg/dL以上のBOT（basal supported oral therapy，持効型インスリン1回投与）患者への追加の2症例における尿糖と血糖プロファイル〔CGM（continuous glucose monitoring，持続血糖モニター）による〕の推移を図4，5に示す．α-GIとの併用では尿糖排泄は50 g/日程度増加したが（図4），最低血糖は100 mg/dLを切ることはなく，BOTへの追加では尿糖排泄の増加量は同程度であったが，最高血糖は100 mg/dL，最低血糖は50 mg/dL程度低下した（図5）．以上から，SGLT2阻害薬はα-GIのような低血糖惹起性の低い薬剤との併用では低血糖は稀であるが，インスリンのような薬剤との併用では低血糖が懸念され，安全のためには最低血糖150 mg/dL以上が必要と思われた．また，外来CGMでの検討では，HbA1c 8％未満でSU薬〔平均グリメピリド（アマリール®）使用量1.7 mg/日〕使用中の患者の約半数で日常生的な低血糖が示唆された[1]．以上より，SGLT2阻害薬による低血糖を回避するには，HbA1c 6％をめざす場合は必ず，7％をめざす場合にも可能な限りSU薬やインスリンは中止することが望ましい．

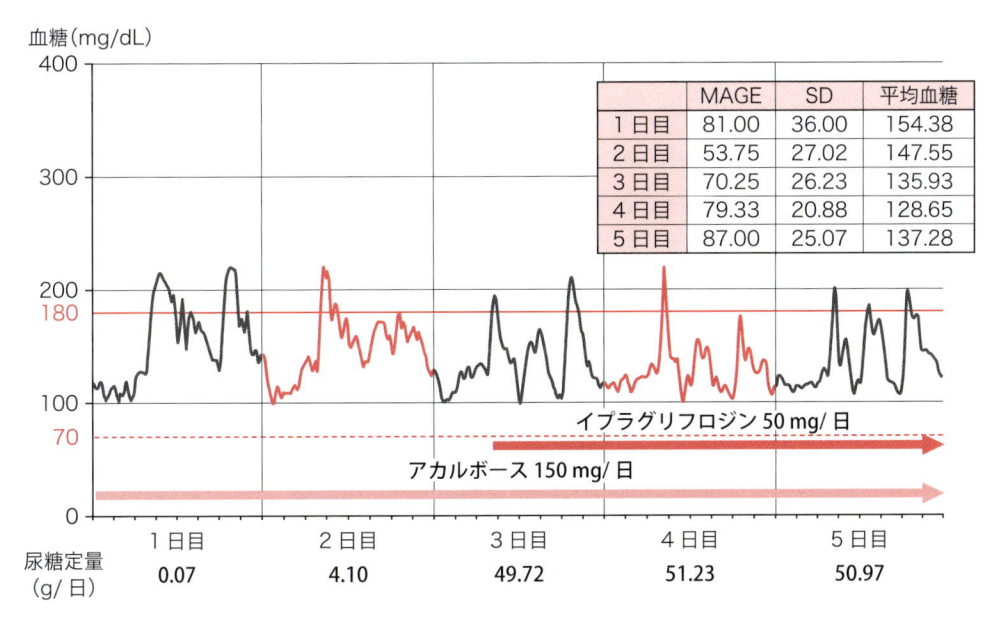

図4　α-GI投与患者へのSGLT2阻害薬追加投与における血糖変動と尿糖排泄量

	MAGE	SD	平均血糖
1日目	81.00	36.00	154.38
2日目	53.75	27.02	147.55
3日目	70.25	26.23	135.93
4日目	79.33	20.88	128.65
5日目	87.00	25.07	137.28

イプラグリフロジン 50 mg/日
アカルボース 150 mg/日

尿糖定量（g/日）： 1日目 0.07、2日目 4.10、3日目 49.72、4日目 51.23、5日目 50.97

62歳女性，BMI29.1 kg/m^2，eGFR 67.7 mL/分/1.73 m^{2}でアカルボース（グルコバイ®）150 mg/日で最低血糖100 mg/dL程度にコントロールされている患者へイプラグリフロジン（スーグラ®）50 mg/日を追加投与した際の，追加投与前2日，後3日の計5日間のCGMでの血糖変動と1日尿糖排泄量

MAGE：mean amplitude of glycemic excursions，平均血糖変動幅

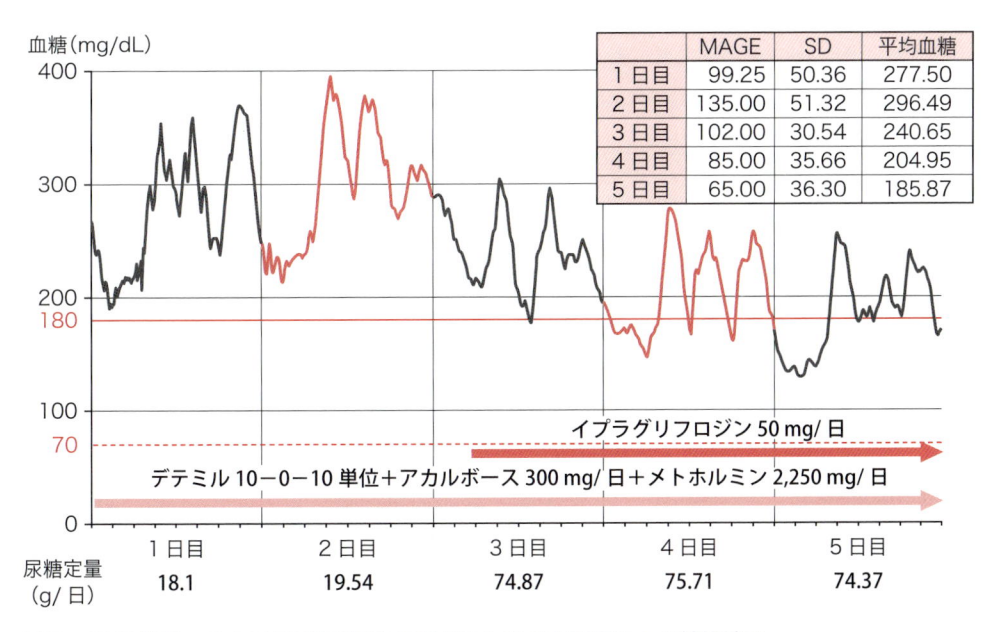

図5　BOT患者へのSGLT2阻害薬追加投与における血糖変動と尿糖排泄量

	MAGE	SD	平均血糖
1日目	99.25	50.36	277.50
2日目	135.00	51.32	296.49
3日目	102.00	30.54	240.65
4日目	85.00	35.66	204.95
5日目	65.00	36.30	185.87

イプラグリフロジン 50 mg/日
デテミル 10－0－10 単位＋アカルボース 300 mg/日＋メトホルミン 2,250 mg/日

尿糖定量（g/日）： 1日目 18.1、2日目 19.54、3日目 74.87、4日目 75.71、5日目 74.37

61歳女性，BMI29.3，eGFR 64.1 mL/分/1.73 m^{2}でインスリンデテミル（レベミル®）20 U/日，アカルボース（グルコバイ®）300 mg/日，メトホルミン（メトグルコ®）2,250 mg/日で最低血糖200 mg/dL程度にコントロールされている患者へイプラグリフロジン（スーグラ®）50 mg/日を追加投与した際の，追加投与前2日，後3日の計5日間のCGMでの血糖変動と1日尿糖排泄量

3）摂食量増加の懸念

動物実験においてSGLT2阻害薬にて摂餌量の増加が示され，臨床レベルでも食思の変化や空腹感の増強などの訴えを経験している．このことより，**体重減少のみに期待してのSGLT2阻害薬の投与では，薬効の減弱のみでなく病態悪化を招く可能性もあり，SGLT2阻害薬は自己管理に前向きな患者への投与が望ましい**と考えられる．

おわりに

SGLT2阻害薬は，従来の糖尿病治療薬にはなかった体重減少が期待される薬剤であり，糖尿病患者のみならず非糖尿病患者においても注目されている．したがって，肥満傾向の患者が投与対象となり得るが，**肥満の背景に潜在する低血糖へ配慮した併用薬剤の選定が必要である**．また，本剤の効果発現には日常生活における体重減少に向けた一定の努力が不可欠であり，安易に処方されるべきではない．以上より，「新しい薬が出たそうですね．私には使えますか」という申し出に対しては，病態の評価に加えてその薬剤に期待する心理的な背景を吟味して対応することが望まれる．

Column

糖尿病治療薬を開始（追加）するにあたって

糖尿病治療薬への反応性は，血糖やHbA1c，HOMA（β/IR）指数といった指標が同様であっても患者ごとに大きく異なることはよく経験する．つまり，これらの指標は採血時点ワンポイントを表現するものであり，日々の行動によって大きく左右される将来の血糖コントロールを保証するものではない．将来については，体型や年齢，性別，職業，治療経過やライフスタイル，インテリジェンスなどから日常生活を類推したうえで，治療法の変更に伴う行動の変化を予見しなければならない．この予見に際しては，薬剤特性をよく理解したうえで，患者が自己の病状をどのように評価し，薬物特性の何に期待しているかを知る必要がある．そして，薬物への過剰な期待を避けた慎重な対応が求められる．

文献・参考文献

1) 石田英則，ほか：比較的良好なHbA1cの2型糖尿病患者における使用薬剤と低血糖の関連―HbA1c<8%における持続血糖モニターを用いた検討―．糖尿病，57Suppl1：S248，2014

問題の解答

症例1　①×　②×　③×　④×　⑤○　（今回は体重減少も期待できる⑤としたが病態的には③，④も可）

症例2　①×　②×　③○　④×　⑤×

プロフィール

遅野井 健（Takeshi Osonoi）
那珂記念クリニック　院長
専門：糖尿病，動脈硬化症
最近は患者心理と協調した糖尿病治療に興味をもっており，患者心理およびその変化が行動変容や薬効発現に与える影響に配慮した診療を心がけている．

第1章　薬剤選択の極意

6. 持効型インスリンか？ 混合型インスリンか？

大森一乃，吉岡成人

Point

- 患者の社会的背景（認知機能，仕事等で頻回注射が可能か）に考慮したインスリン製剤，回数の選択のしかたを押さえる
- 患者の医学的背景（合併症，罹病期間，インスリン分泌能や肝腎機能）に応じてインスリン製剤，回数の選択のしかたを押さえる
- インスリンを導入した後コントロール状況に応じてインスリン回数のstep up, step downができる

はじめに

　インスリン療法を開始するときに混合型，持効型，（超）速効型のどの製剤からどのように開始するかは，患者の血糖管理の目標値，生活スタイルに大きく影響を受ける．今回は患者の社会的，医学的背景に考慮したインスリンの選択について考える．

症例1

　80歳女性．身長153 cm，体重49 kg．罹病期間20年．合併症として単純性網膜症，腎症（2期），神経障害あり．グリメピリド（アマリール®）1回3 mg 1日1回（朝食後），シタグリプチン（ジャヌビア®）1回50 mg 1日1回（朝食後），メトホルミン（メトグルコ®）1回250 mg 1日2回（朝，夕食後）内服中．コントロールが徐々に悪化し，随時血糖180 mg/dL，HbA1c 9.1％．低血糖症状はないが，低血糖が心配でブドウ糖をたびたび摂取している．腰痛症があり運動療法は困難．認知症はない．

症例2

　40歳男性．身長170 cm，体重83 kg．数カ月前から口渇感があり，ペットボトルの炭酸飲料，スポーツドリンクを1日2 L以上飲用していた．体重がここ3カ月で2 kg減少．職場の健診にて随時血糖452 mg/dL，HbA1c 11.4％，尿糖4＋，尿ケトン体1＋を指摘され受診．去年の健診では血糖異常を指摘されていない．入院はできるが退院後は仕事上生活が不規則である．

> 研修医：インスリンをはじめたいのですが，持効型か混合型か，強化インスリン療法か，何からはじめたらいいですか？

問題 このような患者にどのようなインスリン治療を選択すればよいか？

以下①〜③について○×で答えよ
① 持効型1日1回
② 強化療法（超速効型＋持効型）
③ 混合型1日1〜3回

解答は稿末

■ インスリン治療の適応の考え方

2型糖尿病における絶対的，相対的インスリン治療の適応は表1の通りである．

インスリン治療の最終的な目的が生理的なインスリンの模倣であるとするならば，基礎インスリンと追加インスリンによる頻回注射が理想である．しかし，実際にインスリンを開始する際の患者側の心理的負担や低血糖の危険性を考慮すると，特に高齢者では頻回注射から開始するよりも1回注射から開始し，コントロールに応じて段階的にインスリン回数を増やしていくstep upがより実用的である．

表1　2型糖尿病における絶対的，相対的インスリン治療の適応

絶対的インスリン治療の適応
① インスリン依存状態（内因性インスリン分泌能の低下は罹病期間や病歴，合併症や血中Cペプチド，尿中Cペプチド，CPI等を総合的に勘案して判断）
② 高血糖性の昏睡（糖尿病ケトアシドーシス，高血糖高浸透圧性昏睡，乳酸アシドーシス）
③ 重度の肝障害，腎障害を合併しているとき
④ 重篤な感染症，外傷，全身管理が必要な外科手術の周術期
⑤ 糖尿病合併妊娠や妊娠糖尿病で食事療法だけでは良好な血糖コントロールを得られない場合
⑥ 静脈栄養時の血糖コントロール

相対的インスリン治療の適応
① インスリン非依存状態でも著明な高血糖（例えば空腹時血糖250 mg/dL以上，随時血糖350 mg/dL以上）を認める場合
② 経口血糖降下薬では良好な血糖コントロールが得られない場合
③ やせ型で栄養状態が低下している場合
④ ステロイド治療時に高血糖を認める場合
⑤ 糖毒性を積極的に解除する場合

「糖尿病治療ガイド2014-2015」（日本糖尿病学会／編・著），pp54-55，文光堂，2014より改変して転載

表2　インスリン補充療法のそれぞれの特徴

持効型1回＋内服		これまでの内服治療に持効型インスリン1回を追加することで基礎分泌を補い，空腹時血糖を是正することを目的とする方法である．食後の高血糖を補うため内服の併用が必要なことが多い
	長所	1日のうち注射時間を自由に変更できるため不規則な生活を送る患者にも使用しやすい
	短所	インスリン分泌能が低下した症例では血糖改善効果に限界がある（コントロールが不十分でインスリンのstep upを考えた際に追加分泌を補う必要があるため，追加する製剤が（超）速効型となり使用するインスリン製剤が2剤となる）
混合型1〜2回からのstep up		基礎分泌と追加分泌を1種類のインスリン製剤で補うことができる
	長所	使用するインスリン製剤が1種類のためstep upが簡単にできる
	短所	食事の時間が不規則な患者には基礎インスリン作用も不安定になり，厳密なコントロールが難しくなる
強化療法（超速効型＋持効型）	長所	生理的なインスリン分泌に近い形で治療ができ，確実な血糖低下効果を期待できる
	短所	頻回注射となり，また2つのインスリン製剤を使用するため高齢者などには患者の手技獲得の負担が大きい

表2にそれぞれの治療の長所と短所について簡単にまとめた．
以上を踏まえて症例を考えてみる．

1 症例1の場合

症例1では，表1における相対的インスリン治療の適応の②に当てはまると考えられる．血糖コントロール目標は高齢であり低血糖などで治療強化困難のためHbA1c 8％を目標にする．高齢であること，罹病期間などから1日1回からインスリン治療を開始する．併用するSU薬はごく少量で有効であり，種類を変えることでその作用が改善することがある．

低血糖リスクが少ない治療としては持効型1回＋内服が考えられる（Advanced lecture 1 参照）．中間型インスリンは就寝前に，持効型インスリンは注射時間に関係なく0.1〜0.15 U/kgを目安に開始する．

●処方例
　インスリングラルギン（ランタス®注）5単位　夕食前
　シタグリプチン（ジャヌビア®錠）50 mg　1錠　朝1回　食後
　グリクラジド（グリミクロン®HA錠）20 mg　1錠　朝1回　食後

ただし高齢者などの認知機能低下例ではコントロール不良となった際に別のインスリン製剤が必要となり，次の治療に移行しづらい．このため，混合型1回から開始しstep upを図る方法も有効である（Advanced lecture 2 参照）．

●処方例
　インスリンアスパルト（ノボラピッド®30ミックス注）6単位　夕食直前
　シタグリプチン（ジャヌビア®錠）50 mg　1錠　朝1回　食後
　グリクラジド（グリミクロン®HA錠）20 mg　1錠　朝1回　食後

2 症例2の場合

症例2では，表1における相対的インスリン治療の適応の①，⑤であり，糖毒性を解除するためにまずは強化インスリン療法を行うことが望ましいと考えられる．一般に日本の2型糖尿病患者に対してのインスリン所要量は0.4〜0.5 U/kg[1]といわれている．強化インスリン療法は各食前の追加インスリン0.1 U/kg程度から開始[2]し，十分な基礎インスリンを使用する．なお，症例によってはインスリンの必要量は異なるため，実際に投与する際には投与量の8割程度から開始し，血糖変動を見ながら漸増していく．

> ●処方例
> インスリンリスプロ（ヒューマログ®注）6単位　各食前
> インスリングラルギン（ランタス®注）12単位　眠前

糖毒性が解除されれば（超）速効型を減量し，ビグアナイド薬等を併用しつつ強化インスリン療法からの離脱を図る（Advanced lecture 3 参照）．

また罹病期間が短い場合，混合型の2〜3回投与も有効である．

> ●処方例
> インスリンリスプロ混合製剤-50（ヒューマログ®ミックス50注）8単位　各食直前

●ここがピットフォール

強化インスリン療法を行う際，網膜症があると急激な血糖コントロールを行うことで網膜症が悪化する可能性があることが知られており[3]，眼底の精査はインスリン導入前に行っておくことが望ましい．

Advanced Lecture

〜エビデンスを踏まえて〜
1 どのようなインスリンから開始するか

4 T study（phase1）[4]では，SU薬＋ビグアナイド薬で効果不十分の2型糖尿病患者を対象に超速効型3回，混合型2回，持効型溶解1〜2回のいずれかを上乗せする前向き無作為割り付け比較試験を行った．1年間の加療の結果，持効型溶解1〜2回群において他群と比べて有意に低血糖が少ないということが報告された．しかしHbA1cの低下効果という点においては超速効型3回，混合型2回に劣るという結果であった．

日本人は追加インスリン分泌が低下している症例が多いといわれているが，経口薬に持効型インスリン〔インスリングラルギン（ランタス®）〕1日1回注射を併用した検討[5]では，開始時の平均HbA1c 10.1％*が18カ月後には平均HbA1c 8.1％*に低下した．高齢者では十分なHbA1cの低下効果であるが，半数以上はHbA1c 7.4％*未満を達成できず，治療効果が不十分な若年者症例には段階的なインスリンのstep upが必要である．

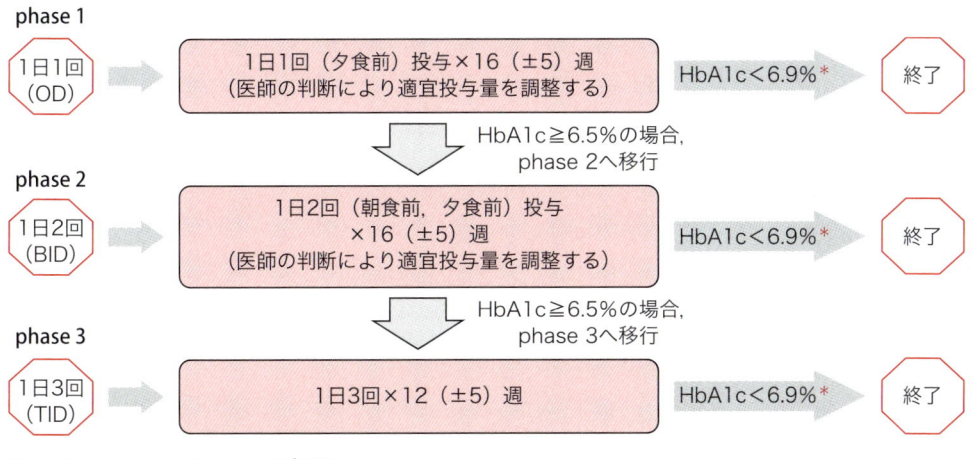

```
phase 1
1日1回（OD） → 1日1回（夕食前）投与×16（±5）週
（医師の判断により適宜投与量を調整する） → HbA1c＜6.9%* → 終了

↓ HbA1c≧6.5%の場合，phase 2へ移行

phase 2
1日2回（BID） → 1日2回（朝食前，夕食前）投与×16（±5）週
（医師の判断により適宜投与量を調整する） → HbA1c＜6.9%* → 終了

↓ HbA1c≧6.5%の場合，phase 3へ移行

phase 3
1日3回（TID） → 1日3回×12（±5）週 → HbA1c＜6.9%* → 終了
```

図　Sapporo 1-2-3 study の概要
インスリンアスパルト 70/30（ノボラピッド®30ミックス注）を夕食直前1日1回から開始するプロトコルでインスリン回数を増量していった
文献9より引用

　一方，混合製剤2回注射法は罹病期間が短い場合には強化インスリン療法と同様の効果がある[6]とも言われており，導入しやすく，効果が高い方法といえる．

2 持効型＋内服や混合型1～2回の患者の血糖コントロールが悪化した際にどのようにstep upを考えるか？

1）持効型＋内服に超速効型を追加

　持効型1回に超速効型1回から段階的に追加していく方法は無理なくインスリンをstep upできる方法の1つである．持効型1回＋内服療法にて血糖コントロールがHbA1c 7.4％*未満に至らなかった2型糖尿病患者16名を対象に朝食あるいは夕食直前に超速効型1回を追加し，開始12週後にHbA1c 7.4％*以上の効果不十分例にはさらに超速効型1回を追加するという検討[7]では，開始前平均HbA1c 8.52±0.92％*から24週後HbA1c 7.59±0.54％*（p＜0.0001）と改善を認めた．

●処方例
　インスリングラルギン（ランタス®注）5単位　夕食前
　インスリンリスプロ（ヒューマログ®注）6単位　夕食直前（必要に応じて朝食直前を追加）
　シタグリプチン（ジャヌビア®錠）50 mg　1錠　朝1回　食後
　グリクラジド（グリミクロン®HA錠）20 mg　1錠　朝1回　食後

2）混合型1～2回からのstep up

　混合型1～2回からのstep upに関して，われわれは米国で行われたThe 1-2-3 study[8]と同様の検討（Sapporo 1-2-3 study）[9]を経口薬でコントロール不十分な（HbA1c≧7.9％*）2型糖尿病患者101例を対象に行った（図）．
　その結果，HbA1c 7.4％*未満は混合型インスリンの1回注射で21.2％，2回注射で39.4％，3回注射で48.5％であった．2種類以上の経口薬を使用しても平均HbA1cが9.3±1.2％*の2

型糖尿病患者にインスリン製剤を導入し，その約40％が2回注射であってもHbA1c 7.4％*未満を達成できたということは日常臨床でも広く応用できる可能性を示した結果といえる．

> ●処方例
> インスリンアスパルト（ノボラピッド®30ミックス注）6単位
> 　朝夕食前（必要に応じて昼食前を追加）
>
> シタグリプチン（ジャヌビア®錠）50 mg　1錠　朝1回　食後
> グリクラジド（グリミクロン®HA錠）20 mg　1錠　朝1回　食後

3 step downについて

短期間の強化インスリン療法後に糖毒性が解除され，インスリンの減量および経口血糖降下薬のみの加療へと移行を図ることができる症例がある．①インスリン分泌能が保持されており，②網膜症がないもしくは単純性網膜症，③糖尿病性神経障害を認めない42症例に対し強化インスリン療法後に経口血糖薬への移行を図った検討[10]がある．まとめると下記のような結果であった．

> ❶低血糖傾向や2〜3日食前血糖が100 mg/dL未満になった際に翌日からインスリンを1回あたり2〜8単位減量する
> ❷食前血糖が100 mg/dL程度にとどまりインスリン減量が図れない場合，メトホルミン（メトグルコ®）500〜750 mg/日を追加．また食後の血糖高値（200 mg/dL以上）があればαグルコシダーゼ阻害薬（α-GI）を追加
> ❸インスリンの総量が10〜25単位になった場合，グリメピリド（アマリール®）1 mg/日もしくはナテグリニド（スターシス®）270 mg/日に切り替え，インスリン総量が10単位程度となれば，インスリンを中止しビグアナイド薬とα-GIの用量調節のみで経過観察を行った
>
> ❶〜❸の手順によって42例全例がインスリンからの離脱が可能であった．

現在ではSU薬やグリニド薬の代わりにDPP-4阻害薬をまず検討してみてもよい．

おわりに

2型糖尿病のインスリン治療は本人の生活習慣や認知機能などの社会的な背景に考慮し，アドヒアランスを高めるような方法で開始する必要がある．

文献・参考文献

1）「糖尿病治療ガイド2014-2015」（日本糖尿病学会／編・著），p64，文光堂，2014
2）「糖尿病専門医研修ガイドブック 改訂第6版」（日本糖尿病学会／編），p247，診断と治療社，2014
3）Diabetes Control and Complications Trial Research Group：The effect of intensive treatment of diabetes on the development and progression of long-term complications in insulin-dependent diabetes mellitus. N Engl

J Med, 329, 977-986, 1993
4) Holmann RR, et al：Addition of biphasic, prandial, or basal insulin to oral therapy in type 2 diabetes. N Engl J Med, 1716-1730, 2007
5) 後藤広昌ほか：2型糖尿病のスルホニル尿素薬効果不十分例におけるインスリングラルギンの上乗せ効果―18カ月間の長期治療効果の検討―．糖尿病，50：591-597，2007
6) Hirao K, et al：Six-month multicentric, open-label, randamized trial of twice-daily injections of biphasic insulin aspart 30 versus multiple daily injections of insulin aspart in Japanese type 2 diabetic patients（JDDM 11）. Diabetes Res Clin Pract, 79：171-176, 2008
7) 岡山かへで，ほか：2型糖尿病のSU薬とグラルギン併用療法効果不十分例における超速効型インスリンの段階的追加法の検討（JUN-LAN Study7）．糖尿病，52：197-202，2009
8) Garber AJ, et al：Attainment of glycaemic goals in type 2 diabetes with once-, twice-, or thrice-daily dosing with biphasic insulin aspart 70/30（The 1-2-3 study）. Diabetes Obes Metab, 8：58-66, 2006
9) Yoshioka N, et al：Step-up therapy with biphasic insulin aspart-70/30--Sapporo 1-2-3 study. Diabetes Res Clin Pract, 85：47-52, 2009
10) 三好秀明，ほか：短期強化インスリン療法による糖毒性解除後のインスリン離脱に関する42例の検討．Diabetes Frontier，13：658-663，2002

問題の解答

症例1　①○　②×　③○

症例2　①×　②○　③○

＊JDS値→NGSP値に換算した

プロフィール

大森一乃（Kazuno Omori）
NTT東日本札幌病院糖尿病内分泌内科
糖尿病，内分泌診療の奥深さを実感する毎日です．

吉岡成人（Narihito Yoshioka）
NTT東日本札幌病院内科診療部長　糖尿病内分泌内科部長

第1章　薬剤選択の極意

7. GLP-1受容体作動薬の使い分けは？

杉本正毅

Point

- 作用時間から長時間作用型GLP-1受容体作動薬と短時間作用型GLP-1受容体作動薬に分類される
- 長時間作用型は主に膵β細胞機能改善，短時間作用型は主に胃内容排出遅延作用による
- 長時間作用型は発症早期からの導入に適しており，短時間作用型は2剤以上の経口薬不応例に対して，単独であるいは基礎インスリンと併用して使用する
- GLP-1受容体作動薬は単独では低血糖リスクが低く，食前・食後血糖値ともに改善する
- それゆえ，BMI 25～30 kg/m^{2}の働き盛りのサラリーマンに最適である

はじめに

　厳格血糖管理によって大血管障害の抑止をめざした大規模臨床試験[1]の失敗から，体重増加や低血糖リスクを伴わない個別化治療の重要性が認識されるようになった[2]．インクレチン関連薬はまさにこうした状況で登場した．特にGLP-1受容体作動薬（GLP-1RA：GLP-1 receptor agonist）は単独投与で低血糖リスクが低く，体重減少効果を有することから，肥満2型糖尿病治療の新たな選択肢として大きな期待が寄せられている．

症例

A：24歳男性．BMI 31 kg/m^2，罹病期間4年．HbA1c 11.3％，空腹時血糖値309 mg/dL
B：38歳男性．BMI 34 kg/m^2，治療ナイーブ例，HbA1c 9.3％，空腹時血糖値222 mg/dL
C：61歳男性．BMI 22.3 kg/m^2，治療ナイーブ例，HbA1c 14.6％，随時血糖値396 mg/dL
D：38歳男性．BMI 17.1 kg/m^2，罹病期間6年，HbA1c 17.1％，随時血糖値640 mg/dL

研修医：GLP-1受容体作動薬を使うタイミングや注意点について教えてください

表 GLP-1受容体作動薬の分類と両者の薬理作用の比較

	短時間作用型GLP-1RA	長時間作用型GLP-1RA
薬剤	エキセナチド（バイエッタ®） リキシセナチド（リキスミア®）	リラグルチド（ビクトーザ®） エキセナチドLAR（ビデュリオン®）
半減期	2～5時間	12時間～数日
効果		
空腹時血糖値	弱い低下作用	強い低下作用
食後血糖値	強い低下作用	弱い低下作用
空腹時インスリン分泌	弱い促進作用	強い促進作用
食後インスリン分泌	低下	弱い促進作用
グルカゴン分泌	低下	低下
胃内容排出への影響	遅延	わずかに遅延
血圧	低下	低下
体重減少	1～5 kg	2～5 kg
悪心の出現	20～50 % ゆっくり（数週～数カ月）と減弱	20～40 % すみやか（4～8週まで）に減弱

LAR：long acting release
文献3より

問題 症例A～Dの4症例について，どのような治療を選択したらよいだろうか？

以下①～⑤から選べ
① 強化インスリン療法
② 基礎インスリンを用いたBOT（basal supported oral therapy）
③ 経口薬による3剤併用療法
④ 短時間作用型GLP-1RA
⑤ 長時間作用型GLP-1RA

解答は稿末

1. GLP-1RAの分類

　現在，わが国で使用可能なGLP-1RAは4製剤である（表）．これらは血中半減期の長さから**短時間作用型**と**長時間作用型**に分類されるが，両者の臨床的意義は大きく異なる．短時間作用型は強力な胃内容排出遅延作用により優れた食後血糖低下作用を有する代わりに空腹時血糖値改善作用が不十分であり，長時間作用型は血中半減期が長いことから空腹時血糖値改善作用に優れるが，食後血糖低下作用では短時間型よりも劣る（表）[3]．このため，前者はprandial GLP-1RA，後者はfasting GLP-1RAとも呼ばれる．

2. GLP-1RAの特徴

　GLP-1RAは血糖値依存性インスリン分泌促進，グルカゴン分泌抑制，胃内容排出遅延作用，食

欲中枢抑制作用などさまざまな作用を有する．このため，従来の血糖降下療法の欠点であった低血糖や体重増加をきたすことなく，血糖変動の少ない良質な血糖管理をめざすことができる．特に血糖改善作用において，対膵β細胞作用（血糖依存性インスリン分泌促進），対膵α細胞作用（グルカゴン分泌抑制），中枢神経作用（食欲抑制），胃内容排出遅延など1剤で包括的な血糖管理を可能とし，食後血糖管理に対するわれわれの理解を大きく拡げてくれたことは本剤がもたらした大きな功績の1つといえる．

3. GLP-1RAの使い分け

　短時間作用型と長時間作用型は同じGLP-1RA製剤ではあるが，臨床的な持ち味が大きく異なる点を強調したい．短時間作用型は血中半減期が短いことから，膵β細胞改善作用よりも「胃内容排出遅延作用」によって薬理作用を発揮するため「食後血糖低下作用」「体重減少効果」に優れ，インスリン分泌が低下傾向の患者（長時間作用型よりも病期がやや進んだ患者）に対しても，基礎インスリンで空腹時血糖値を改善後，本剤を併用することで食前および食後血糖値を改善することが期待できる．一方，長時間作用型は主に膵β細胞改善作用によることから，発症早期から導入することで，血糖管理の改善と体重減少効果を期待できる．特に治療ナイーブ例ではBMIに関係なく，著効例が多い．

> **●短時間作用型と長時間作用型の使い分けのポイント**
> GLP-1RA有効例には主に「膵β細胞機能改善作用」（インスリン分泌低下の改善）に起因する症例と「胃内容排出遅延作用」（食行動異常の改善）に起因する症例が存在する．このことを意識して症例を選択することが両者の使い分けのポイントといえるだろう．糖尿病診療の奥深さを知れば知るほど，一般論を述べることには躊躇せざるを得ないわけだが，あえてわかりやすい表現をすれば，**罹病期間5年未満なら迷わず長時間作用型から投与を開始し，是正困難な過食行動が考えられるケースには短時間作用型を選択する**（もしも，あなたが患者の是正困難な過食行動を見抜けるようになったら，糖尿病診療の達人の域に足を踏み入れることができたと言えるだろう）．

4. 肥満例に対して，インスリンとGLP-1RAのどちらを先行投与するべきか？

　2013年度版米国臨床内分泌学会（AACE/ACE）血糖管理アルゴリズム[4]では第一選択薬はメトホルミン（MET）に限定されず，SU薬，グリニド薬，DPP-4阻害薬，α-GI，チアゾリジン薬，SGLT2阻害薬，インスリン，GLP-1RAのすべてが横並びとなっている．そして，GLP-1RAはメトホルミン，DPP-4阻害薬，α-GIとともに安全に使用できる薬剤に分類されている．そしてHbA1c＞9％の患者に対しては，高血糖症状（＋）ならインスリン製剤を，高血糖症状（－）ならメトホルミンを軸にSU薬，DPP-4阻害薬またはGLP-1RAなどを含む併用療法が推奨されている．HbA1c＞9％の未治療肥満例に対して，インスリンとGLP-1RAのどちらを先行投与すべきか？はきわめて難しい選択であり，病態診断だけではなく，患者の自己管理能力やライフス

タイルなども考慮した判断が求められる．したがって臨床経験を積み重ねながら学んでいくほかない．しかし，あえてそのポイントを述べるとすれば，動機づけが高く，かつ食事の自己管理能力が高い患者であれば，インスリン抵抗性改善のために高用量メトホルミンを併用し，長時間作用型GLP-1RAから開始することを勧める（近々リラグルチドの併用薬剤の適応拡大が認可される見通し）．しかし，食事管理の改善が困難な患者では短時間作用型GLP-1RAから開始した方がよいこともある（症例A）．そして一般論として**未治療肥満例**であれば，インスリンよりもGLP-1RAを先行投与する方がうまくいく確率が高いと言える．なぜなら肥満例ではインスリン感受性が低いため，高用量のインスリン投与が必要となり，体重増加の割に血糖管理が改善しないことをしばしば経験する（症例A）からである．

●**ここがポイント：適切な説明が，その後の患者のアドヒアランスを決める！**
世の中にはGLP-1RAによる成功体験が乏しいという理由から本剤の使用に消極的な医師が意外と多い．彼らに対するアドバイスは以下の2つである．
① まずは治療ナイーブ例から試してほしい．多くの成功体験を積むことができるはずだ
② 低血糖リスクが低く，血糖管理と体重管理を高次元で実現することによって，肥満2型糖尿病の自然史を修飾する可能性があるなど，GLP-1RAの臨床的意義をしっかりと伝え，患者の治療への積極的な参加を促すこと（本剤はインスリン治療よりも肯定的意味付けが容易なので，説明に慣れれば注射療法に対するハードルはインスリンよりもはるかに低い）

おわりに

"医師が糖尿病患者を管理するのではなく，患者が糖尿病を管理する" というのは，糖尿病医が常に心がけている座右の銘の1つである．**目の前の患者の全体を丸ごと理解することが治療を成功させる重要なポイント**といえる．まず病態診断に基づいて，「インスリン分泌不全」が優位な病態であればインスリンから，「インスリン抵抗性」が優位な病態であれば，メトホルミン，チアゾリジン薬，GLP-1RA（あるいはDPP-4阻害薬）を軸とした併用療法から開始する．次に患者の動機づけの高さや自己管理能力，ライフスタイルを考慮して，"インスリン頻回注射 or BOT"，"GLP-1RA or DPP-4阻害薬"，さらに最近では "経口薬2剤＋基礎インスリン＋GLP-1RA" など，薬理作用と患者のアドヒアランスの相乗効果が最大となるような治療方法を提案していく能力が問われている．それを実現するためには包括的な人間理解に基づいたEBMの実践をめざして，日々自己研鑽を積んでいくほかないだろう．

文献・参考文献

1) Action to Control Cardiovascular Risk in Diabetes Study Group, Gerstein HC, Miller ME, et al：Effects of intensive glucose lowering in type 2 diabetes. N Engl J Med, 358：2545-2559, 2008
2) Ismail-Beigi F：Glycemic management of type 2 diabetes mellitus. N Engl J Med, 366：1319-1327, 2012
3) Meier JJ：GLP-1 receptor agonists for individualized treatment of type 2 diabetes mellitus. Nat Rev Endocrinol, 8：728-742, 2012
4) Garber AJ, et al：AACE comprehensive diabetes management algorithm 2013. Endocr Pract, 19：327-336, 2013

問題の解答

症例A：②から開始したが，効果不十分かつ急激な体重増加を認めたため，④へ変更し，3年半経過した現在もHbA1c 6.0％を維持している

症例B：⑤から開始し，20 kgの減量に成功，2年以上経てもHbA1c＜6％を維持している

症例C：①から開始し，糖毒性を解除後，⑤へ変更，2年以上経てもHbA1c＜6％を維持

症例D：①から開始し，糖毒性を解除後，②へ変更し，HbA1c 6％台をキープしている

プロフィール

杉本正毅（Masatake Sugimoto）
バイオ・サイコ・ソーシャル糖尿病研究所代表/東京衛生病院教会通りクリニック糖尿病内科
糖尿病臨床におけるナラティヴ・アプローチを探求し，生物心理社会モデルに基づく糖尿病診療の実践・啓蒙をめざしています．目下のマイブームは，非インスリン患者に対して，基礎カーボカウント指導を活用した薬剤最適化プログラムを実践することです．食事記録，行動記録，血糖プロファイルを見ながら，一例一例最適化していく体験は深遠な体験です．

第1章　薬剤選択の極意

8. 妊娠糖尿病の薬物療法のポイントは？

和栗雅子

● Point ●

- 妊娠糖尿病および起こり得る母児合併症について，患者にわかりやすく説明する
- 妊娠糖尿病でなぜ厳格な血糖管理やインスリン注射が必要であるか，説明する
- 妊娠中に使用する薬剤は，インスリン製剤のみであり，適切なものを選択する
- 注射拒否患者が納得してインスリン療法を受け入れるように説明する

はじめに

　妊娠中，特に中期以降は血糖が上昇しやすく妊娠糖尿病が発症しやすい．軽度の耐糖能異常である妊娠糖尿病（gestational diabetes mellitus：GDM）でも，血糖管理不良状態が続くとさまざまな母児合併症が起こりやすくなる．その予防には厳格な血糖コントロールが必要であり，食事療法や運動療法でコントロール不可能であれば，薬物療法が必要になることも多い．薬物療法のうち，インスリン製剤以外の血糖降下薬の妊娠中の使用に関しては安全性が確認されていない場合が多く，原則としてインスリン注射を使用するが，妊娠中にはじめて診断され，特に自覚症状もないGDMでは，すぐに注射を受け入れられず拒否する例も多い．

　本稿では，GDMでなぜ厳格な血糖管理・インスリン注射が必要であるか，妊娠中に使用する薬剤の選択，注射拒否患者への説明などについて，具体例をあげながら解説する．

症例

　36歳女性．妊娠19週に75 gOGTT（oral glucose tolerance test，経口ブドウ糖負荷試験）を受け，妊娠糖尿病と診断されたため，紹介された．

　家族歴：母方伯母に糖尿病．既往歴：特記すべき事項なし．

　初診時身体所見：身長 166 cm，体重 91 kg（非妊時93 kg），BMI 33.0 kg/m^2（非妊時 33.7 kg/m^2），血圧 107/79 mmHg，脈拍 65/分，浮腫なし

　前医での検査結果

	分値	0	30	60	120
75 gOGTT	血糖 (mg/dL)	111	148	200	161
	IRI (血中インスリン，μU/mL)	12.3	31.9	43.9	

HbA1c 5.7 %，尿糖（−），尿蛋白（−）

【患者さんの言葉】
結婚前は会社の健診を受けていて「血糖が高い」と言われたことはなかった．結婚後は検査していなかったが，何も自覚症状はなかった…．伯母が糖尿病で薬を飲んでいたが，最近網膜症の手術をし，透析もしないといけないかもしれない，と聞いている．私もそうなるの？

研修医：「妊娠糖尿病と診断され心配です．薬を飲まないといけないのですか？」と尋ねられたら，どう説明したらいいですか？

問題 このような患者にどのように説明すればよいか？

以下①〜⑤について○×で答えよ
① 治療をきちんと受けるように「遺伝的に糖尿病になりやすいから，あなたも将来きっと失明や透析になるでしょう」と言う
② 不安が強そうなので「妊娠糖尿病は糖尿病ではない，産後正常化するから大丈夫！」といって励ます
③ 「お母さんの血糖が高いと赤ちゃんにもいろいろな病気を起こすことがあるので，そうならないように治療しましょう」と説明する
④ 「治療は，まず食事療法をして，それでも血糖が高ければ，飲み薬でなくインスリン注射を開始します」と言う
⑤ 「インスリン注射しなくてもいいように，果物や主食抜きにしましょう！」と指導する

解答は稿末

✕ 失敗するコミュニケーション

医師 妊娠糖尿病とは，妊娠中にはじめて発見または発症した糖尿病に至っていない糖代謝異常で，明らかな糖尿病は含めないもので，産後正常化するから大丈夫です！

患者 では，薬を飲まなくてもいいのですね，よかった！

医師 いや，遺伝的に糖尿病になりやすいから，あなたも将来失明や透析になるから気をつけないといけません．それに妊娠中は経口薬でなくインスリン注射です．

患者 えっ！注射ですか？注射は一度使いはじめたらやめられない，と聞いているから使いたくないです．

医師 血糖が高いと赤ちゃんに怖いことがいろいろ起こるから，頑張らないと！でも，まず食事！果物や主食抜きにしたら体重も減って，血糖も上がらず，薬も使わなくていいかもしれませんよ．

患者 赤ちゃんのために，そして注射しなくていいように，主食抜きで頑張ります…．

> **NGワードや行動**
>
> ・定義をそのまま棒読みしている
> ・妊娠糖尿病は産後正常に戻るから大丈夫という，安易な不安解消をしている
> ・「将来きっと失明や透析になる」「赤ちゃんに怖いことがいろいろ起こる」とただ怖がらせ，脅している
> ・インスリン注射を回避するためとして極端な食事療法（果物や主食抜き）や極端な減量を勧めている

1. 妊娠中の糖代謝異常とは

■ 定義と診断基準

　妊娠中の糖代謝異常は，糖尿病が妊娠前から合併している**糖尿病合併妊娠**と妊娠中に発見される耐糖能異常の2つに分類され，さらに後者は**妊娠糖尿病（以下GDM）と妊娠時に診断された明らかな糖尿病（以下overt diabetes）**の2つに分類される[19]（**表1**）．随時血糖やHbA1cでovert diabetesと診断される場合，75 gOGTTは不要であるが，overt diabetesの診断基準を満たさず，妊娠初期：随時血糖≧100（施設により95）mg/dL，中期：GCT（glucose challenge test）≧140 mg/dLの場合や，肥満・糖尿病の家族歴・尿糖強陽性・巨大児分娩歴など**GDMのハイリスク因子**を認める場合には75 gOGTTを施行し，診断する（**表1**）．

　定義や診断基準に関する正確な記載内容は把握しておかなければならないが，医療者が通常使

表1　妊娠中の糖代謝異常

定義
妊娠糖尿病 gestational diabetes mellitus（GDM）：妊娠中にはじめて発見または発症した糖尿病にいたっていない糖代謝異常である．妊娠時に診断された明らかな糖尿病（overt diabetes in pregnancy）は含めない．
診断基準
妊娠中に発見される耐糖能異常 hyperglycemic disorders in pregnancy には，1）妊娠糖尿病 gestational diabetes mellitus（GDM），2）妊娠時に診断された明らかな糖尿病 overt diabetes in pregnancy の2つがあり次の診断基準により診断する．   1）妊娠糖尿病（GDM） 　75 gOGTTにおいて次の基準の1点以上を満たした場合に診断する． 　　1．空腹時血糖値　≧92 mg/dL（5.1 mmol/L） 　　2．1時間値　≧180 mg/dL（10.0 mmol/L） 　　3．2時間値　≧153 mg/dL（8.5 mmol/L）   2）妊娠時に診断された明らかな糖尿病　overt diabetes in pregnancy 　以下のいずれかを満たした場合に診断する． 　　1．空腹時血糖値≧126 mg/dL 　　2．HbA1c（NGSP値）≧6.5％ 　　3．確実な糖尿病網膜症が存在する場合 　　4．随時血糖値≧200 mg/dL あるいは75 gOGTTで2時間値≧200 mg/dLの場合＊   ＊いずれの場合も空腹時血糖かHbA1cで確認
注．HbA1c（NGSP値）＜6.5％で75 gOGTT 2時間値≧200 mg/dLの場合は，妊娠時に診断された明らかな糖尿病とは判定し難いので，High risk GDMとし，妊娠中は糖尿病に準じた管理を行い，出産後は糖尿病に移行する可能性が高いので厳重なフォローアップが必要である．

文献19より引用

用している専門用語を用い，定義を機械的にそのまま読むだけでは，はじめて聞く患者は理解できない．また，医療者にとっては慣れている略語であっても一般的に知られていないものは使用しないように気をつける．

前述の「失敗するコミュニケーション」では，妊娠糖尿病は産後正常に戻るから大丈夫という，安易な不安解消をしているが，はじめにこのように説明されると，産後全員が正常に戻ると信じこみ，産後の再診断やその後のフォローアップの定期検査を受けないこともある．

次に，児にどんな合併症が起こり得るか，具体的に説明せず，ただ怖がらせ脅している．また，まだ糖尿病にもなっていないのに，将来きっと失明や腎不全などの糖尿病合併症が起こる，と断言し無用に怖がらせている．

さらに果物も主食（糖質）も必要な栄養素であり，それらを全く摂取しないというのは極端な食事療法である．また，単にインスリンを使用したくないため，減量するためだけに，患者が自己判断で必要以上に極端な糖質制限をしてしまう場合もあるので注意する．

体重が過剰に増加してもいけないので，体重管理をすることは必要だが，妊娠中の極端な減量は胎児の発育を抑えることにつながり，よくない．

○ 成功するコミュニケーション

医師 妊娠糖尿病というのは，胎盤から出るホルモンなどの影響で，妊娠中に一時的に血糖が上がっていることがほとんどなので，産後に正常化することが多いですよ．

患者 よかった，糖尿病ではないのですね！

医師 （図を示しながら具体的に説明）でも，妊娠中血糖が高い状態が続くとおなかの赤ちゃんが大きくなりすぎて，難産になることや，生まれてから赤ちゃんが低血糖や黄疸などになることがあります．

患者 私の赤ちゃんもそうなるのですか？

医師 今から血糖をいい状態にすれば，防ぐことができる場合が多いですよ．

患者 どうしたらいいですか？ 薬を飲むのですか？

医師 まず，普段の血糖がどんな状態か，簡易の血糖測定器を使って測ってみましょう．目標血糖値を保つように食事内容を工夫しましょう．

患者 甘いものをやめればいいですか？

医師 自己流で極端な糖質制限をするのは，おなかの赤ちゃんの成長が悪くなることもあるので，よくないですね．ただ，主食になるご飯・麺類・パンを重ねて過剰に摂ることはやめ，野菜を多くしてみてください．分割食も効果がありますよ．具体的な量や内容は栄養士から詳しく説明しますね．

患者 わかりました．やってみます．

[後日]

医師 食事療法はできているようですが，目標血糖値を超えているところが半分以上ありますね．インスリン注射を開始しましょう．

患者 もう少し頑張って食事を減らしますので，注射はしたくないです．

医師 これ以上食事量を減らすのはよくないですよ．

患者 注射でなく飲み薬ではダメですか？ 注射が一度はじまると永遠にしないといけないと聞いているので．

医師 インスリンは胎盤を通らないのですが，飲み薬は胎盤を通っておなかの赤ちゃんに悪影響を及ぼしたり，妊娠中の使用に関して安全性が確認できていないものがほとんどなのです．このまま高血糖が続くと赤ちゃんが巨大児になったり，お母さんの血圧が急に高くなったりすることが多いので，早くはじめた方がいいです．妊娠糖尿病の場合，産後注射が不要になることが多いですよ．

患者 針を刺すのが，怖くて．自分でするんですよね？ 私にできるか心配で．

医師 針は血糖測定の針より細くて痛みも少ないですよ．練習したらすぐ注射できるようになるから大丈夫ですよ．

患者 わかりました．やってみます．

説明のポイント

・図を示しながら，検査結果用紙に必要事項を記載しながら，具体的に説明する
・正しい食事療法施行後でも血糖が高ければインスリンを導入することを説明する
・母児の合併症を未然に防ぐため，という前向きな理由を強調し，インスリン導入を勧める
・薬剤の選択理由も簡単に説明する
・自己注射に対する不安（痛みや手技）を解消する説明をする

2. 糖代謝異常妊婦にどう対応するか？

　高血糖・高インスリン仮説[2]をもとに作成した図を用い，母体の血糖が高いとなぜ児に合併症が起こりやすいのか，どんな周産期合併症が起こり得るのか（表2），など図表を見せながら説明すると，なぜ血糖を下げなければいけないのかが理解してもらいやすい．その際には，日本糖尿病学会[3]，日本産科婦人科学会[4]，米国糖尿病学会[5]で現在推奨されている目標血糖コントロール指標をもとにまとめた表を用い説明している（表3）[3〜6]．

　GDMと診断されてすぐにインスリン療法導入になるわけではない．食事療法，（可能例には運動療法），血糖モニタリングとして血糖自己測定（self monitoring of blood glucose：SMBG）を行い，分割食にしても食後血糖が目標値を超えた場合，薬物療法を導入する．

■ 糖代謝異常妊婦の薬物療法

　通常，糖尿病の薬物療法としては，**インスリン製剤とインスリン以外の血糖降下薬（経口血糖降下薬と注射薬であるGLP-1受容体作動薬）**を用いているが，後者は，一部の薬剤で妊婦にも使用できるのではないかという報告もある[7,8]ものの，まだ胎児への安全性が確立されておらず，児の長期予後に関しても不明であるため[9,10]，わが国においては**胎盤を通らないインスリン製剤**

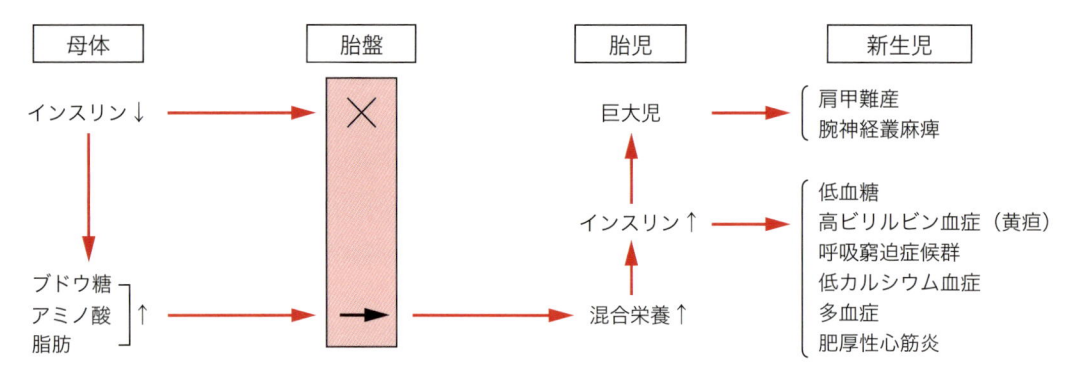

図　胎児・新生児に及ぼす母体代謝の影響
文献2を参考に作成

母体 → 胎盤 → 胎児 → 新生児

インスリン↓
ブドウ糖・アミノ酸・脂肪↑ → 混合栄養↑ → インスリン↑ → 巨大児 → 肩甲難産／腕神経叢麻痺

新生児合併症：低血糖、高ビリルビン血症（黄疸）、呼吸窮迫症候群、低カルシウム血症、多血症、肥厚性心筋炎

表2　母体の高血糖により生じ得る母児合併症

母体の合併症	胎児の合併症	新生児の合併症
・流産・早産 ・妊娠高血圧症候群 ・羊水過多症 ・尿路感染症 ・ケトアシドーシス ・網膜症・腎症悪化	・先天奇形 ・過剰発育児・巨大児* ・子宮内発育遅延 ・胎児仮死 ・子宮内胎児死亡	・低血糖症 ・高ビリルビン血症 ・呼吸障害 ・低カルシウム血症 ・多血症 ・肥厚性心筋炎

＊過剰発育児・巨大児のため分娩時に肩甲難産・腕神経叢麻痺になることがある

表3　妊娠中の血糖管理目標値

●日本糖尿病学会[3]

食前血糖値	70〜100 mg/dL
食後2時間血糖値	＜120 mg/dL
グリコアルブミン（GA）	＜15.8％
HbA1c	＜5.8％（参考所見）

●日本産科婦人科学会[4]

空腹時血糖値	≦95 mg/dL
食前血糖値	≦100 mg/dL
食後2時間血糖値	≦120 mg/dL
HbA1c	≦6.2％

●米国糖尿病学会（ADA）[5]

食前血糖値	≦95 mg/dL
食後1時間血糖値	≦140 mg/dL
食後2時間血糖値	≦120 mg/dL

文献3〜5より

を使用する．

　現在日本で使用されているインスリン製剤には，発現時間の早い順に超速効型・速効型・中間型・持効型があり持続時間も異なる．また，中間型であるNPH製剤（イソフェンインスリン）と速効型あるいは超速効型を混合した混合型製剤があり，個々の症例に合わせて選択する．

　超速効型製剤は，食直前投与により患者のQOLと，食後高血糖・食前低血糖を改善し，より生理的に近い状態に管理できる．インスリンリスプロ（ヒューマログ® 注）[11〜13] およびインスリンアスパルト（ノボラピッド® 注）[14,15] において催奇形性や胎盤通過性は否定され，インスリン抗体や胎児・新生児の合併症に関しては速効型使用例と差を認めず，重症な低血糖は低下し，食後血糖値やHbA1cは有意に低値を示し，満足度が高かったと報告されている．その後発売されたインスリングルリジン（アピドラ® 注）はまだ安全性が確認されていないが，超速効型インスリンのうち前2者に関しては，胎児に対しても免疫学的にも問題がなく，代謝的にも有効でQOLの改善もみられ，耐糖能異常妊婦の治療にも有用であると思われる．

　持効型製剤は中間型製剤に比べ，持続時間が長く効果が安定しているので，血糖コントロールがしやすい．しかし，インスリングラルギン（ランタス® 注）はIGF-1受容体への結合性が強く増殖作用もあることから，巨大児や糖尿病網膜症増悪の可能性などについて危惧されており，LGA（large for gestational age）がグラルギン群で中間型インスリン群に比し多かったという報告もある[16]．最近，グラルギンを使用した糖代謝異常妊婦における流産や奇形発生率は一般の発生率と変わらないことが報告され[17]，海外およびわが国でも使用報告は徐々に増えてきているが，まだFDAのカテゴリーはC＊であり，使用しづらい．インスリンデテミル（レベミル® 注）はIGF-1受容体への結合性がグラルギンに比しかなり低く，ヒトインスリンと比較し同等の効果があることが報告され[18]，2012年にはFDAのカテゴリーCからB＊になった．最近発売されたインスリンデグルデク（トレシーバ® 注）はまだ胎児への安全性が確立されておらず，FDAでも未承認＊である．

　＊FDAによると「薬剤胎児危険度分類基準」の記号表記（A，B，C，D，X）の使用は2015年6月までとなる．今後の情報にご注意いただきたい

おわりに

　妊娠してはじめて妊娠糖尿病といわれ，さらにインスリンを自己注射することは不安であり，受け入れられない場合も多い．その患者に妊娠糖尿病および起こり得る母児合併症について，正しくかつわかりやすく説明すること，注射拒否患者が納得してインスリン療法を受け入れるように説明することは，大変重要であり，本稿がその一助になればと思う．

文献・参考文献

1) 日本糖尿病・妊娠学会 妊娠糖尿病診断基準検討委員会：妊娠糖尿病診断基準変更に関する委員会報告．糖尿病と妊娠，10：21，2010
2) Pedersen J, et al：Hyperglycemia as the cause of characteristic features of the foetus and newborn of diabetic mothers. Dan Med Bull, 8：78-83, 1961
3) 日本糖尿病学会（編）：妊婦の糖代謝異常．「科学的根拠に基づく糖尿病診療ガイドライン2013」，pp217-232，南江堂，2013

4) 「産婦人科診療ガイドライン－産科編2014」（日本産科婦人科学会，日本産科婦人科医会/編），pp 24-28，杏林舎，2014
5) American Diabetes Association：Standards of medical care in diabetes-2014. Diabetes Care, 37 Suppl 1：S14-80, 2014
6) 清水一紀，ほか：糖尿病合併妊婦および妊娠糖尿病におけるグリコアルブミンと母児合併症に関する調査．糖尿病と妊娠，10：27-31，2010
7) Moretti ME, et al：Safety of glyburide for gestational diabetes：meta-analysis of pregnancy outcomes. Ann Pharmacother, 42：483-490, 2008
8) Rowan JA, et al：Metformin versus Insulin for the Treatment of Gestational Diabetes. N Engl J Med, 358：2003-2015, 2008
9) Coustan DR：Management of gestational diabetes.「Diabetes mellitus in pregnancy, 2nd ed」（Reece EA, Coustan DR eds），pp277-286, Churchill Livingstone, 1995
10) Hellmuth E, et al：Oral hypoglycemic agents in 118 diabetic pregnancies. Diabet Med, 17：507-511, 2000
11) Buelke-Sam J, et al：A reproductive and developmental toxicity study in CD Rats of LY275585，[Lys（B28），Pro（B29）]-human insulin. J Am Coll Toxicol, 13：247-260, 1994
12) Jovanovic L, et al：Metabolic and immunologic effects of insulin lispro in gestational diabetes. Diabetes Care, 22：1422-1427, 1999
13) Bhattacharyya A, et al：Insulin lispro and regular insulin in pregnancy. QJM, 94：255-260, 2001
14) Mathiesen ER, et al：Maternal glycemic control and hypoglycemia in type 1 diabetic pregnancy：a randomized trial of insulin aspart versus human insulin in 322 pregnant women. Diabetes Care, 30：771-776, 2007
15) Hod M, et al：Fetal and perinatal outcomes in type 1 diabetes pregnancy：a randomized study comparing insulin aspart with human insulin in 322 subjects. Am J Obstet Gynecol, 198：186-188, 2008
16) Imbergamo MP, et al：Use of glargine in pregnant women with type 1 diabetes mellitus：a case-control study. Clin Ther, 30：1476-1484, 2008
17) Di Cianni G, et al：Perinatal outcomes associated with the use of glargine during pregnancy. Diabet Med, 25：993-996, 2008
18) Mathiesen ER, et al：Maternal efficacy and safety outcomes in a randomized, controlled trial comparing insulin detemir with NPH insulin in 310 pregnant women with type1 diabetes. Diabetes Care, 35：2012-2017, 2012
19) NGSP値への以降に伴う妊娠糖尿病診断基準の改訂について．日本糖尿病・妊娠学会，2013
   http://www.dm-net.co.jp/jsdp/

問題の解答

①× ②× ③○ ④○ ⑤×

プロフィール

和栗雅子（Masako Waguri）
大阪府立母子保健総合医療センター母性内科
GDMの方が紹介されてきた場合，できるだけ早く良好な血糖状態にしなければ，と一度にいろいろなことを短時間で一方的に話してしまいがちです．患者さんの表情をみながら，理解度に合わせて進めるようにしましょう．

第1章　薬剤選択の極意

9. 経済的に余裕のない患者への処方は？

山辺瑞穂，廣澤裕代，三玉康幸

●Point●

- 同系統のインスリン・経口薬のなかでも薬価に差があり，より安価な薬剤を使用することにより薬価を抑えることができる
- 後発品や合剤を使用することで薬価を抑えることができる
- 必要なときに必要な投薬を行うことは，将来的には医療費負担を軽減することにもつながることを十分に説明し理解を得ることが重要である

はじめに

　糖尿病と診断されるとその後ほぼ一生にわたり，糖尿病にかかわる医療行為を受けることになる．合併症を発症するとさらに医療費負担は増大する．高い医療費は治療中断の一因ともなり，治療継続のためにも薬価を抑えることは重要である．

症例

　53歳，男性．3年前より高血糖を指摘されていたが放置．妻と離婚後，暴飲暴食になり体重減少（3カ月で－5kg），口渇，多尿，倦怠感が出現し近医受診．身長170cm，体重92kg，BMI 31.8 kg/m^2，血圧174/104 mmHg，HbA1c 14.2％，空腹時血糖368 mg/dL，尿ケトン（－），AST 90 U/L，ALT 136 U/L，γ-GT 212 U/L，LDL-C 160 mg/dL，HDL-C 41 mg/dL，TG 568 mg/dL，BUN 50 mg/dL，Cre 1.7 mg/dL，蛋白尿（3＋），腹部エコーにて脂肪肝，頸動脈エコーにてプラークあり．教育入院後，ノボラピッド®注フレックスタッチ®（毎食直前8単位），トレシーバ®注フレックスタッチ®（朝24単位），リナグリプチン（トラゼンタ®）1日5 mg（朝1回），アトルバスタチン（リピトール®）1日5 mg（朝1回），テルミサルタン（ミカルディス®）1日40 mg（朝1回），アムロジピン（ノルバスク®）1日5 mg（朝1回），球形吸着炭（クレメジン®）1回2g 1日3回

【患者さんの言葉】
　前回薬局での支払いが高額だったのでびっくりした．血糖値も血圧も安定したし，お金に余裕がないから今回は薬はいらない．食事療法は頑張ります．

研修医：経済的に余裕がない患者さんに高額な薬剤を処方するのを躊躇します

問題 このような患者にどのように対応すればよいか？
以下①～⑤について，○×で答えよ
① 処方を中止する
② インスリンを中止し経口血糖降下薬に変更する
③ より安価なインスリン製剤・DPP-4阻害薬に変更し，降圧薬・脂質異常症治療薬は後発品にする
④ 降圧薬を合剤に変更する
⑤ カートリッジ式のインスリンに変更する

解答は稿末

1. 栄養指導をしっかり行う

　糖尿病の治療の中心は食事・運動療法であることは言うまでもないが，本症例のように肥満のある症例では特に有効である．減量すれば必要インスリン量も減量可能であるし，場合によっては糖毒性が解除されたのちに中止になる可能性もある．そのことを十分に説明し食事指導へのモチベーションをあげてもらいたい．また，管理栄養士がかかわることによってより患者が治療に前向きになることもある．

2. 同系統の経口血糖降下薬でも薬価に差があることを覚えておく

1 インスリン抵抗性改善系：ビグアナイド薬，チアゾリジン薬

　ピオグリタゾンは血糖低下作用面では評価できるが体重増加しやすく薬価も高い．医療費を抑えるには，腎機能低下例を除いて薬価が安いメトホルミンを選ぶ．

> ●ここがポイント
> メトホルミンは用量依存性に効果のあがる薬剤であり，腎機能正常のインスリン抵抗性の高い患者には薬価も安価でもあるため積極的に高用量で使用する！

2 インスリン分泌促進系：スルホニル尿素薬（SU薬），速効型インスリン分泌促進薬（グリニド薬），DPP-4阻害薬

　スルホニル尿素薬（SU薬）は安価であり，安全性も確認されている[1]が，膵β細胞機能を低下させる恐れと夕食前と夜間の無自覚低血糖に注意が必要である[2]．肝機能・腎機能が悪化した

表1 主な経口血糖降下薬の価格表（単位：円）

分類	一般名（商品名）	用量（/日）	薬価（/日）	後発品薬価（/日）
DPP-4阻害薬	シタグリプチン（ジャヌビア®，グラクティブ®）	50 mg*	149.3	―
	ビルダグリプチン（エクア®）	100 mg（50 mg，1日2回）	175.4	―
	アログリプチン（ネシーナ®）	25 mg*	186.9	―
	リナグリプチン（トラゼンタ®）	5 mg*	188.4	―
スルホニル尿素薬	グリメピリド（アマリール®）	1 mg*	18.6	9.9
	グリクラジド（グリミクロン®）	40 mg*	25.8	6.1
	グリベンクラミド（オイグルコン®，ダオニール®）	2.5 mg*	13.3	5.6
グリニド薬	ナテグリニド（スターシス®，ファスティック®）	270 mg（90 mg，毎食直前）	139.2/139.8	86.1
	ミチグリニド（グルファスト®）	30 mg（10 mg，毎食直前）	163.5	―
	レパグリニド（シュアポスト®）	0.75 mg（0.25 mg，毎食直前）	100.2	―
ビグアナイド薬	メトホルミン（メトグルコ®）	500 mg（250 mg，1日2回）	30.6	19.2
チアゾリジン薬	ピオグリタゾン（アクトス®）	30 mg*	137.5	61.0
α-グルコシダーゼ阻害薬	ボグリボース（ベイスン®）	0.9 mg（0.3 mg，毎食直前）	155.7	70.5
	ミグリトール（セイブル®）	150 mg（50 mg，毎食直前）	158.7	―
SGLT2阻害薬	イプラグリフロジン（スーグラ®）	50 mg*	205.5	―
配合剤	ミチグリニド10 mg/ボグリボース0.2 mg（グルベス®）	3錠（1錠，毎食直前）	165.3	―
	アログリプチン/ピオグリタゾン（リオベル®）	HD*（アログリプチン25 mg/ピオグリタゾン30 mg）	270.5	―
	メトホルミン/ピオグリタゾン（メタクト®）	HD*（メトホルミン500 mg/ピオグリタゾン30 mg）	138	―
	グリメピリド/ピオグリタゾン（ソニアス®）	HD*（グリメピリド3 mg/ピオグリタゾン30 mg）	138.5	―

※掲載した薬剤については，参考までに当院で使用しているものを中心に記載した．後発品薬価については執筆時に調べられる限りで最も安価なものを表示した（2014年12月）
＊は1回量，1日1回

症例では低血糖が遷延しやすい．後発品は積極的に使用すればかなりコストは減少する（表1）．
　グリニド薬はSU薬より高価で3回の服用であり薬価が高いので医療費を抑えたい人には不向きである．しかしレパグリニドは空腹時血糖低下作用もあり食後高血糖への効果も強いので服薬コンプライアンスがよければ使用したい薬剤ではある．またα-GIとの合剤（ミチグリニド/ボグリボース）は食後高血糖の抑制には優れており費用対効果は期待できる．
　DPP-4阻害薬は低血糖を起こしにくく膵保護作用もあり[3]今や最も頻用されている経口薬であるが後発品が存在しておらず高価である．メーカーにより薬価に差があるので，医療費を抑える場合にはなるべく安価なものを選択し，血糖コントロールの改善に伴い減量するとよい（表1）．

表2 主なインスリン製剤の価格表（単位：円）

	商品名	ペン型製剤（/キット）	カートリッジ製剤（/筒）
超速効型	ノボラピッド®	2,385	1,669
	ヒューマログ®	1,953	1,636
	アピドラ®	2,301	1,642
混合型	ノボラピッド® 30ミックス	2,352	1,685
	ヒューマログ® ミックス25	1,953	1,649
	ノボラピッド® 50ミックス	2,352	−
	ヒューマログ® ミックス50	1,953	1,644
持効型	ランタス®	2,525	1,834
	レベミル®	2,601	1,859
	トレシーバ®	2,619	1,847

3 糖吸収・排泄調節系：α-グルコシダーゼ阻害薬（α-GI），SGLT2阻害薬

　α-GIはやはり薬価，服薬コンプライアンスが悪く，医療費を抑えたい人には不向きである．SGLT2阻害薬は発売されたばかりであり，また使用方法にも十分なコンセンサスは得られていない．インスリン分泌促進薬やインスリンなどとの併用での低血糖，尿路性器感染症やシックデイ，高齢者への投与には注意が必要である．SGLT2阻害薬の適正使用に関するrecommendationでも原則として2剤までの併用が推奨されている[4]．メーカー間での薬価差はなくいずれも高価である．当面は65歳以下で肥満があり体重減少の希望が強いケースに使用すべきであろう．

3. 注射薬が必要かどうか見極める

1 インスリン注射

　1型糖尿病，インスリン依存状態の2型糖尿病，妊娠糖尿病，糖尿病合併妊娠などのインスリン治療の絶対的適応の症例はインスリン治療のみとなるので，インスリンの価格の表を参考にしてほしい（表2）．

　インスリン相対適応の症例は血糖コントロールが改善したら中止できる可能性もあり，ペンタイプで十分であろう．HbA1c 9.0％以上，随時血糖350 mg/dL以上は強化インスリン療法を開始する．

　基本的にインスリンが中止できる人や家や職場においておきたい人は少々割高でもペン型がよいと思うが，インスリン治療の継続が必要な人はペンを購入してもらい，カートリッジ型にすると年間のコストは1本あたり約300〜700円削減できる（表2）．

> ●ここがポイント
> 小児糖尿病に対応して0.5単位刻みで調節ができる製剤（ヒューマペン®ラグジュラHDやノボペンエコー™）は，Bolusインスリン単位数の少ない患者や，カーボカウントを用いて自分で超速効型や速効型インスリンを調節している患者にはおすすめである．

表3　主なGLP-1アナログ製剤の価格表（単位：円）

	一般名（商品名）	ペン型製剤	在宅自己注射指導管理料
GLP-1アナログ製剤	リラグルチド（ビクトーザ®）18 mg　3 mLセット	10,245.0	810点（月28回以上）
	エキセナチド（バイエッタ®）5 μg	9,937.0	810点（月28回以上）
	エキセナチド※（ビデュリオン®）2 mg	3,586.0	190点（月4回以上）
	リキシセナチド（リキスミア®）300 μg	7,171.0	810点（月28回以上）

※週1回注射

2 GLP-1受容体作動薬

　基本的には高価であり，経済的に余裕のない患者には使用しにくい．1回/週のビデュリオン®は，薬価は高いが自己注射管理料が2014年4月より改訂され低価格になったため（表3），打ち方は他剤より多少複雑ではあるものの理解力の十分ある患者には医療費がもっとも抑えられるGLP-1受容体作動薬である．

4. 降圧薬や脂質異常症薬は後発品や合剤を積極的に使用する

　合併症に対する薬剤もさまざまなものがある．糖尿病性腎症[5, 6]や心保護[7]，高血圧のガイドライン[8]からも第一選択薬はARB，ACE阻害薬とそれに続いて腎保護のエビデンスのあるCa拮抗薬を使用する．血圧・脂質の目標値に達するまで増量か他剤併用するが，安定すれば合剤や後発品に切り替えれば薬価は削減される（表4）．

●ここがポイント
投薬数を減らしたい場合は合剤を選択するが，薬価は合剤より後発品2剤処方の方が安価となることが多い．

5. 良好な血糖コントロールは将来的には医療費削減になることを理解してもらう

　本症例のクレメジン®（球形吸着炭）のように合併症を発症すると合併症に対する薬剤が必要になる．狭心症などを生じればさらに薬価は高くなるので，治療中断を避ける教育が必要である．

Advanced Lecture

　インスリン導入時にCPRインデックスを用いてインスリンが分泌低下していることを伝えるなど，なぜその薬剤が必要であるのか具体的に数字で示してあげることで患者が納得して治療を受け入れることができる．入院患者では尿中CPR値やグルカゴン負荷試験が可能であるが，外来でも血液検査でインスリン抵抗性が主なのか，インスリン分泌不全が主なのかある程度の判断が可

表4 主な降圧薬・脂質異常症改善薬などの価格表（単位：円）

	一般名（商品名）	用量（/日）	薬価（/日）	後発品薬価（/日）
ARB	ロサルタン（ニューロタン®）	50 mg*	136.5	57.1
	カンデサルタン（ブロプレス®）	8 mg*	135.6	−
	バルサルタン（ディオバン®）	80 mg*	109.1	54.6
	オルメサルタン（オルメテック®）	20 mg*	123.3	−
	テルミサルタン（ミカルディス®）	40 mg*	125.0	−
	アジルサルタン（アジルバ®）	20 mg*	140.6	−
Ca拮抗薬	アムロジピン（ノルバスク®）	5 mg*	54.5	32.2
	ベニジピン（コニール®）	4 mg*	51.4	22.8
	アゼルニジピン（カルブロック®）	16 mg*	62.5	29.5
	シルニジピン（アテレック®）	10 mg*	58.7	37.7
	ニフェジピン（アダラート®CR）	40 mg*	61.5	28.5
利尿薬	フロセミド（ラシックス®）	20 mg*	9.6	6.3
	トリクロルメチアジド（フルイトラン®）	2 mg*	9.6	6.0
	スピロノラクトン（アルダクトンA®）	25 mg*	21.8	5.6
β遮断薬	カルベジロール（アーチスト®）	2.5 mg*	28.6	9.9
α遮断薬	ドキサゾシン（カルデナリン®）	2 mg*	56.6	22.6
降圧薬配合剤	ロサルタン/ヒドロクロロチアジド（プレミネント®）	LD（ロサルタン50 mg/ヒドロクロロチアジド12.5 mg）*	139.7	69.9
	オルメサルタン/アゼルニジピン（レザルタス®）	HD（オルメサルタン20 mg/アゼルニジピン16 mg）*	150.7	
	テルミサルタン/アムロジピン（ミカムロ®）	AP（テルミサルタン40 mg/アムロジピン5 mg）*	127.3	
フィブラート系	ベザフィブラート（ベザトール®）	400 mg（200 mg 1日2回）	73.8	19.8
EPA製剤	イコサペント酸エチル（エパデール）	1800 mg（900 mg 1日2回；カプセル）	356.1	145.2
スタチン系	プラバスタチン（メバロチン®）	5 mg*	50.5	13.7
	アトルバスタチン（リピトール®）	5 mg*	56.5	24.7
	ピタバスタチン（リバロ）	2 mg*	119.8	62.2
小腸コレステロールトランスポーター阻害薬	エゼチニブ（ゼチーア®）	10 mg*	199.9	−
カルシウム拮抗薬・スタチン配合剤	アムロジピン/アトルバスタチン（カデュエット®）	3番（アムロジピン5 mg/アトルバスタチン5 mg）*	97.0	
尿毒症治療薬	炭素（クレメジン®）	6 g（2 g 1日3包）	308.4	210.9

（2014年12月時）
＊は1回量，1日1回．記載した以外は錠剤

能であるのでぜひ参考にしていただきたい．

HOMA-R〔＝F-IRI×FPG/405，空腹時インスリン値（ng/mL）×空腹時血糖値（mg/dL）/405〕2.5以上はインスリン抵抗性改善薬を考慮する[9]．

CPRインデックス〔＝空腹時CPR（ng/mL）/空腹時血糖値（mg/dL）×100〕で1.2以上なら経口薬で血糖コントロール可能，0.8以下はインスリン治療が必要，0.8〜1.2の場合は経口薬でもコントロールはできるが肥満や食事療法が不十分な人はインスリン治療が必要となる[10]．これらを目安にして治療薬を選択する．

おわりに

糖尿病患者のために，よりよい血糖コントロールと，エビデンスに基づく血圧や脂質の管理をしていくことは当然であるが，そのなかで患者の立場に立ってよりコスト削減を考える姿勢は医療者として大切である．この姿勢は患者に誠意として伝わり，医療者と患者間のよりよい信頼関係を構築することの助けになると信じている．

文献・参考文献

1) 佐倉 宏：SU薬．月刊糖尿病，4（5）：20-25，2012
2) 「CGM 持続血統モニターが切り開く世界」（西村理明/編），医薬ジャーナル社，2009
3) Scherbaum WA, et al：Evidence that vildagliptin attenuates deterioration of glycaemic control during 2-year treatment of patients with type 2 diabetes and mild hyperglycaemia. Diabetes Obes metab, 10：1114-1124, 2008
4) SGLT2阻害薬の適正使用に関する委員会：SGLT2阻害薬の適正使用に関するRecommendation，2014
5) Brenner BM, et al：Effects of losartan on renal and cardiovascular outcomes in patients with type 2 diabetes and nephropathy. N Engl J Med, 345：861-891, 2001
6) Lewis EJ, et al：Renoprotective effect of the angiotensin-receptor antagonist irbesartan in patients with nephropathy due to type 2 diabetes. N Engl J Med, 345：851-860, 2001
7) Ibsen H, et al：Does albuminuria predict cardiovascular outcomes on treatment with losartan versus atenolol in patients with diabetes, hypertension, and left ventricular hypertrophy？ The LIFE study. Diabetes Care, 29：595-600, 2006
8) 「高血圧治療ガイドライン2014」（日本高血圧学会高血圧治療ガイドライン作成委員会/編），pp75-78，日本高血圧学会，2014
9) 谷山松雄，ほか：インスリン感受性の評価 HOMA-RとHOMA-β．日本臨牀，66（増刊）：208-214，2008
10) Funakoshi S, et al：Utility of indices using C-peptide levels for indication of insulin therapy to achieve good glycemic control in Japanese patients with type 2 diabetes. J Diabetes Invest, 2：297-303, 2011

問題の解答

①×　②×　③○　④○　⑤○

プロフィール

山辺瑞穂（Mizuho Yamabe）
特定医療法人社団啓卯会　村上記念病院内科
副院長，医学博士，日本糖尿病学会専門医，日本内科学会認定医，総合内科専門医，日本病態栄養学会専門医

廣澤裕代（Yasuyo Hirosawa）
特定医療法人社団啓卯会　村上記念病院内科
日本糖尿病学会専門医，日本内科学会認定医，日本甲状腺学会専門医

三玉康幸（Yasuyuki Mitama）
特定医療法人社団啓卯会　村上記念病院内科
日本糖尿病学会，日本内科学会認定医

糖尿病は薬剤での治療と患者教育という2本の柱があり，教育にも工夫をしています．
3人の専門医で情報を共有しながら協力して診療にあたっています．
レベルの高い糖尿病診療にはシステム構築が大事と考え，病院全体でシステム構築とスタッフ教育に取り組んでいきます．

第1章　薬剤選択の極意

10. 糖尿病治療薬の副作用の説明は？

八幡芳和

●Point●

- 今後起こりうる副作用について，具体的な事例をあげて説明する
- 日常生活のなかで，体の代謝状況（発汗や尿量の変化など）に重大な変化がないか尋ね，いつでも医療機関に連絡がとれるようにする
- 患者の理解度，性格などバックグラウンドに配慮する
- 多少なりとも，症状の変化を我慢しているか確認する
- がんや，心不全，心機能障害，肝腎機能障害など既往歴の聴取が重要

症例1

　74歳男性．20年来の糖尿病で，コントロール不良のままBUN 24 mg/dL，Cre 1.7 mg/dLと腎機能低下がみられた．X年X月16日より，かぜ症状から食思不振．同月19日にはほとんど食事が摂れないままだったが，かぜ薬〔ジクロフェナク（ボルタレン®）〕とグリベンクラミド〔（オイグルコン®2.5 mg錠）1回2錠　1日2回（朝，夕）〕を開業医の指示通りに内服し続けていた．同月20日午後2時，意識消失発作出現，救急搬送．血糖30 mg/dLにて，直ちにブドウ糖静脈注射ですぐに意識回復し帰宅．午後6時にも再び意識消失し，救急搬送．補食などの処置後に，経過観察入院．午後10時にも再び低血糖発作を起こし，高濃度のブドウ糖持続点滴で対処．まさしく種々の条件が揃って発生した，SU薬による強い遷延性低血糖であった[1]．

【患者さんの言葉】
　先生からは，「低血糖の副作用は，インスリン注射が一番怖い」としか聞いてなかった．だから飲み薬の方が安全で，インスリン注射は最後の手段だと家族含め全員そう思っていた．「今回のことで体調が悪いときには，飲み薬ほど注意がいるんだな」とわかった．

> 研修医：薬を出すときに，患者さんから「副作用はないの？」と聞かれます．どんなふうに答えたらいいですか？

問題 このような患者にどのように対応すればよいか？

以下①〜⑤について○×で答えよ
① 「副作用を過度に恐れるばかりで，服薬しないと本来の薬効が期待できないよ」と医学的に脅す
② 「OTC（調剤薬局）などの薬剤師からの説明を，うのみにするな」と押し切る
③ 「その程度では，副作用としては重大ではない」と無視する
④ ほかの薬剤併用での，相互作用ではないか薬剤手帳などを利用して確認する
⑤ 次回の診察時に，症状がどう変化したかcheckする

解答は稿末

失敗するコミュニケーション

医師 この薬剤には，いろいろと副作用があるようですよ．

患者 えっ？ それなら，飲みたくないですね．

医師 副作用のない薬は，あり得ません．だから怖がってばかりでは，薬は効きません．病気を早く治したいのでしょうが．（一方的に相手を否定する）

患者 はい，それはわかりますが…．（小さな声で）

医師 今日は忙しいので，副作用については薬剤師の先生から説明してもらいましょう．（医師から気持ちが離れてしまう）

患者 はい．後で聞いておきます．

医師 では，きちんと飲んでください．

患者 わかりました…．（おそらく服薬しない）

NG ワードや行動

・「副作用を心配せずに，大切な薬だから服薬を続けて」と言う
・服薬指導は，メディカルスタッフにまかせてしまう
・副作用が出るのは，ある意味でその薬効が出ているのだと押し付ける

1. 薬剤の副作用を説明する際の注意点は？

　冒頭の呈示症例は，よくみられるSU薬による遷延性低血糖であるが，一般医家では案外知られていない．インスリン導入をためらう理由の落とし穴がここにある．かかりつけ医で処方されたかぜ薬のジクロフェナク（ボルタレン®）との血中タンパク質との結合から，遊離のSU薬成分が急に濃度が上昇するため協同効果により血糖降下作用が増強されて発生する．

　α-GIの世界的な服用量は，2001年調査で，経口糖尿病治療薬のなかでは処方箋枚数が日本では28％を占めるのにアメリカでは1％，イギリス2％，フランス11％と圧倒的な違いがあった．その理由の1つに，ゲップ，おなら，下痢，腹鳴が小腸内でこの薬剤が有効に作用していること

表　起こりうる副作用の説明のしかた

薬剤	説明のしかた（例）
SU薬	インスリンよりも強い，遷延性低血糖が起こることがあるので，かぜ薬などの，鎮痛解熱薬と併用する場合は十分気をつけてくださいね
α-GI薬	小腸内での消化酵素に直接効果を及ぼす薬剤なので，いわゆる不消化便状態になることを，具体的に教える
SGLT2阻害薬	服用した当日から，薬が効くために尿量が明らかに増えることが認められるので，排尿の管理には注意が必要です
チアゾリジン薬	浮腫出現による体重増加が，特に女性には見られることが多いので，自分で体重測定をこまめに実施してください．塩分や水分の摂り過ぎには気をつけてください

の証拠になるものの，外国では人前でのこうした腹部症状が恥ずかしく，忌み嫌っているからとも説明されている[1]．

　SGLT2阻害薬は，最近広く使用されているようになったが臨床現場での種々のコツがあると聞く．尿中に糖を排泄するという，その浸透圧利尿のおかげで朝に1錠飲んだあとの利尿作用が強いため，午前中業務の現場を水分補給やトイレなどで全く離れることができない勤務体制の人にはあらかじめ起こりうる可能性についても，十分説明しておく．

　チアゾリジン薬では，浮腫による体重増加に注意が必要（症例2参照）．

症例2
　30歳女性．身長153cm，体重90kgと高度肥満あり．その強いインスリン抵抗性を改善するために，ノボリン®30R（30-0-26単位）使用でも，HbA1c 9.1％とコントロール不良だったので，ピオグリタゾン15 mg　1錠を併用したところ1カ月後には97.5 kgと著名な体重増加が発生した．心肝腎機能には異常がなかったが，下肢を中心に強い浮腫を認めた．

　各薬剤での起こり得る副作用の説明のしかたの例を**表**に示すので参照してほしい．

2. 医学的おどしの限界と，危機感を高めるアプローチ

　「薬は飲みはじめると，一生やめられなくからまだまだ食事，運動で頑張る．副作用も怖いし」と言う患者の言葉を，よく耳にする．
　またOTC（調剤薬局）では，副作用の医薬品情報をナーバスに逐一，事細かく説明する傾向があるようで，医師の指示による治療をともすれば患者が拒否的にとらえがちになる．一度患者が強く受け身にまわってしまうと，説明がうまくいかなくなる．本来の薬剤が使用されないまま，高血糖状態を放置するわけにはいかないと思う医師と，すでに身構えてしまっている患者との二者関係がさらに悪くこじれそうにならないようにしたい．米沢市立病院では，2006年から全国に先駆けて，診療報酬が算定できるCDEJ（certified diabetes educator of Japan，日本糖尿病療養指導士）が担当するCDEJ外来を，医師の外来とは別に1人30分枠で，プライバシーが保護される個室予約制で実施している．そこでは，患者が本音をさらけだしやすく，また医師には遠慮しがちな質問を自由にできるように設定し，早く病気がよくなりたいとの患者の気持ちをうまく引き出すことができたと，好評を得ている．肝腎なことは，患者の理解度，性格，家族背景など

をとらえ総合的に対応することである．また他の職種，なかでも薬剤師会（病院薬剤師会，調剤薬剤師会）との連携を定期的にとり，お互いの顔が見えるように風通しをよくしておく[3〜5]．

成功するコミュニケーション

医師 糖尿病の治療について，どのように受け止めておられますか？（本音の確認）

患者 はい．治療が大事なのは，よくわかっています．

医師 薬剤が有効なのは，さまざまな開発研究の経過で市場に出されたものですから，私たち医療者は安心して使用できるのです．（安全性に対し，おだやかな表情で）

患者 はい．わかりやすく説明お願いします．

医師 血糖改善する薬剤としては，その効果発現する部位がどこにあるかを1つ1つ説明しましょう．（薬剤別に，特徴をそれぞれ強調する）

患者 なるほど．そういうふうに機序を教えてもらえるとわかりますね．

医師 本来副作用のない薬はないのですが，患者さんが最も心配しておられる，その副作用についてお伝えします．（不安を強く抱かせないように，落ち着いて切り出す）

患者 はい．お願いします．（身構えていた表情が，おだやかになる）

医師 今までに体験した事例をもとに，その経過を含めてお話しします．また体調が思わしくないと感じたら，いつでも私たちに連絡ください．（具体的な前例があるということが，安心感をさらに増す）

説明のポイント
- 重大な副作用については，よりわかりやすく
- いつでも医療者に相談できる体制にあることを伝える
- 体験した前例を持ち出すのがよい
- 他職種（特に薬剤師．近くにいればCDEJ）からも，別の角度から説明してもらう（地域の薬剤師会とは日ごろから連携をとる）

その他，患者教育のコツ
- 糖尿病「友の会」（日本糖尿病協会に加入している，医師・看護師，管理栄養士，患者さんによる会．全国にある）や，親しい友人に話を聞いてもらう
- 糖尿病教室に参加を勧め，体験談を患者側からの目線で教えてもらう

Column 薬剤への理解を深めるには

世の中を大きく変えてしまう事件，事象にはさまざまな偶然性がある．薬剤にもちょっとした気づきから，思わぬ薬効が証明されたのはよく知られており，興味を引く話題となる．薬剤には本来，主作用も副作用もないことの認識は有用である．

- 狭心症の人が，ダイナマイト工場で働いていたとき，原料の一部の「ニトログリセリン」が甘いと知り，なめたところ胸痛発作が直ちに消失した
- リウマチの患者が，食事のあとに柳の小枝を爪楊枝として使っていたら，関節の痛みが軽減した．白い葉の柳（サリックスアルバ）から，アセチルサリチル酸（アスピリン）の開発になった
- フレミングが，ブドウ球菌を培養していたとき，空中にあった青カビ（*Penicillium notatum*）が偶然培養器に入った．後日確認したところ，そのところだけブドウ球菌のコロニーが液化していた．これが抗生物質の発見につながった
- 1990年狭心症薬として，研究開発治験薬となっていた「バイアグラ®（シルデナフィル）」は，治験終了時の自覚症状の報告のなかで，狭心症の改善よりも抗ED作用が指摘され新たな製剤が開発された
- 1940年代，まだ抗生物質のない時代に腸チフスの患者にサルファ剤を投与したところ3名が低血糖で死亡した事実から，尿素をつけたスルフォニルウレア剤（SU薬）が開発，使用に供された
- サルファ剤は，抗菌薬だが，ビグアナイド剤も「ヒビテン®，マスキン®（クロルヘキシジン）」の消毒薬と同系統であるのも案外知られていない．血糖を下げる有名な2つの薬であるサルファ剤とビグアナイド剤が，偶然とはいえ，どちらも殺菌作用を持つというのも大変面白い[1, 2]

文献・参考文献

1) 「楽しく笑って覚える糖尿病教室」（八幡芳和/著），診断と治療社，2005
2) 「改訂版 糖尿病治療薬ハンドブック」（河盛隆造，綿田裕孝/監，日吉 徹/編），羊土社，2008
3) 「説明力で差がつく保健指導」（坂根直樹，佐野喜子/編著），中央法規，2011
4) 坂根直樹（編）：二人三脚 糖尿病診療．週刊日本医事新報，4666，2013
5) 添田百合子（編）：患者さんをやる気にさせる 全国糖尿病教室40．糖尿病ケア2007年秋季増刊，2007

問題の解答

①×　②×　③×　④○　⑤○

プロフィール

八幡芳和（Yoshikazu Yahata）
山形県立米沢栄養大学健康栄養学部　教授
2014年3月，30年間勤務した米沢市立病院を定年退職．4月より，新規開学の山形県では初の，管理栄養士を養成する講座をもつ山形県立米沢栄養大学に任官しました．若い栄養学生に，今までの数多い臨床実経験をもとに楽しく，わかりやすい講義をと意気込んでいます．

第2章 外来診療の疑問

1. SPIDDM（緩徐進行1型糖尿病）の診断と治療は？

小林哲郎

Point

・GAD抗体が最もよいSPIDDMの診断マーカーである
・GAD抗体価10単位/mL以上でインスリン分泌能が保たれている例には早期インスリン療法が有効である

はじめに

SPIDDM（緩徐進行1型糖尿病）は，診断する際2型糖尿病や急性発症1型糖尿病とも紛らわしい例である．診断基準を紹介し，問題症例（症例2）の解説を行う．

> **症例1**
> 52歳，男性．
> 主訴　：なし
> 現病歴：定期検診で昨年はじめて軽い糖尿病（2型）と言われたが，本年は空腹時血糖値が，かなり高い（256 mg/dL）と言われた．症状なし．
> 糖尿病家族歴，飲酒歴：なし．
> 現症　：BMI 20.1 kg/m², 糖尿病性合併症なし．
> 検査所見：尿ケトーシスなし，GAD抗体 12.5 U/mL（陽性），IA-2抗体（−），血中CPR（空腹時）1.25 ng/mL

患者： 以前は2型糖尿病と言われていたのですが，今は1型糖尿病ですか？

そうです．1型，2型という言葉にとらわれない方がよい．GAD抗体という膵島にある蛋白に対する自己抗体が簡単に測定できるようになったので，かつては2型糖尿病とまぎらわしかったものも1型糖尿病とわかるようになった．SPIDDMは, slowly progressive insulin-dependent

表1 緩徐進行1型糖尿病の診断基準

【必須項目】
1. 経過のどこかの時点でグルタミン酸脱炭酸酵素（GAD）抗体もしくは膵島細胞抗体（ICA）が陽性である[a]．
2. 糖尿病の発症（もしくは診断）時，ケトーシスもしくはケトアシドーシスはなく，ただちには高血糖是正のためインスリン療法が必要とならない[b]．

判定：上記1, 2を満たす場合，「緩徐進行1型糖尿病（SPIDDM）」と診断する．

a) Insulinoma-associated antigen-2（IA-2）抗体, インスリン自己抗体（IAA）もしくは亜鉛輸送担体8（ZnT8）抗体に関するエビデンスは不十分であるため現段階では診断基準に含まない．
b) ソフトドリンクケトーシス（ケトアシドーシス）で発症した場合はこの限りではない．

【参考項目】
1) 経過とともにインスリン分泌能が緩徐に低下し，糖尿病の発症（もしくは診断）後3カ月を過ぎてからインスリン療法が必要になり，高頻度にインスリン依存状態となる．なお小児科領域では，糖尿病と診断された時点で，ただちに少量（0.5単位/kg体重以下）のインスリン投与を開始することがある．内科領域でもGAD抗体陽性が判明すると，インスリン分泌低下阻止を考慮してインスリン治療がただちに開始されることがある．
2) GAD抗体やICAは多くの例で経過とともに陰性化する．
3) GAD抗体やICAの抗体価にかかわらず，インスリン分泌能の低下がごく緩徐であるため，あるいは変化しないため，発症（診断）後10年以上たってもインスリン依存状態まで進行しない例がある．

文献1より引用

diabetes mellitusの略称である．現在はslowly progressive type 1 diabetesともいわれているが，国際的にはSPIDDMがよく使われる．

1. SPIDDMの診断

　診断は日本糖尿病学会の簡便な診断基準があり，これにそって行うことが一般である（表1）[1]．具体的にいうと，①血液中にGAD抗体もしくは膵島細胞抗体（ICA）が陽性で，かつ，②糖尿病が発症した，もしくは診断された際，ケトーシス/ケトアシードーシスがなく，直ちには高血糖是正のためのインスリン療法が必要とならない（言い換えるとインスリン分泌能がある程度保たれている）場合，SPIDDMと診断する．
　"2型糖尿病"と思われている例でIA-2抗体が単独陽性の例もみられるが，いまだその経過が，SPIDDMなのか否かがわかっていないため，SPIDDMの診断基準のマーカーには，入っていない．例外的には，物理的高度なストレス下やソフトドリンクケトーシスの際にGAD抗体陽性の"2型糖尿病"がみられるが，このような場合はSPIDDMと診断できる．診断で紛らわしいのは，急性発症1型糖尿病である（表2）[2]．急性発症1型糖尿病の一部の例では発症した直後には，高血糖のみですぐにケトーシスがみられない例があるからである．多くの場合，発症した早期から（SPIDDM例と違ってインスリン分泌能が極端に低下しているため）インスリン補充が必要である．またほとんどの例で3カ月以内にインスリン療法が継続的に必要になる．SPIDDMの診断と少し違って，IA-2抗体，ZnT8抗体なども診断マーカーとなる[2]．

表2　急性発症1型糖尿病の診断基準

1. 口渇，多飲，多尿，体重減少などの糖尿病（高血糖）症状の出現後，おおむね3カ月以内にケトーシスあるいはケトアシドーシスに陥る[1]．
2. 糖尿病の診断早期より継続してインスリン治療を必要とする[2]．
3. 膵島関連自己抗体が陽性である[3]．
4. 膵島関連自己抗体が証明できないが，内因性インスリン分泌が欠乏している[4]．

判定：上記1〜3を満たす場合，「急性発症1型糖尿病（自己免疫性）」と診断する．1, 2, 4を満たす場合，「急性発症1型糖尿病」と診断してよい．
　　　内因性インスリン分泌の欠乏が証明されない場合，あるいは膵島関連自己抗体が不明の場合には，診断保留とし，期間をおいて再評価する．

【参考事項】
1）尿ケトン体陽性，血中ケトン体上昇のいずれかを認める場合，ケトーシスと診断する．また，臨床的判断により直ちにインスリン治療を開始した結果，ケトーシスやケトアシドーシスに陥らない例がある．
2）1型糖尿病の診断当初にインスリン治療を必要とした後，数カ月間インスリン治療なしで血糖コントロールが可能な時期（honeymoon period）が一過性に存在しても，再度インスリン治療が必要な状態となりそれが持続する場合も含める．
3）グルタミン酸脱炭酸酵素（GAD）抗体，IA-2抗体，インスリン自己抗体（IAA），亜鉛輸送担体8（ZnT8）抗体，膵島細胞抗体（ICA）のうちいずれかの自己抗体の陽性が経過中に確認された場合，膵島関連自己抗体陽性と判定する，ただしIAAはインスリン治療開始前に測定した場合に限る．
4）空腹時血清Cペプチド＜0.6 ng/mLを，内因性インスリン分泌欠乏の基準とする．ただし劇症1型糖尿病の診断基準を満たす場合は，それに従う．また，HNF-1α遺伝子異常，ミトコンドリア遺伝子異常，KCNJ11遺伝子異常などの単一遺伝子異常を鑑別する．

文献2より引用

2. SPIDDMの治療

　SPIDDMの治療はケースバイケースに行うことが大切である．特にGAD抗体の抗体価が低い例（具体的には，発症直後の値が5〜10単位未満で，しかもインスリン分泌能が保たれている（例えば空腹時血清Cペプチドが1 ng/mL以上）例ではβ機能の低下速度が緩やかである．したがって，発症直後のこのような例を見かけたら，患者さんの状況を見極めて治療方針を立てることである．とは言っても，SPIDDMの膵β細胞障害の進行を早めるような内服薬（例えばSU薬もしくはグリニド薬）は好ましくない．高齢の方で進行が遅いことが予想できれば，しばらく経過を観察することもよいだろう．GAD抗体価を評価する際，大切なのはGAD抗体の抗体価を底上げするようなバセドウ病，橋本病などの自己免疫性甲状腺疾患（autoimmune thyroid disease：AITD）が隠れていないか甲状腺自己抗体などでチェックすることである．日本糖尿病学会の緩徐進行1型糖尿病調査委員会の全国アンケート結果でもAITDがあると，GAD抗体価の底上げ効果がみられることが明らかになった．GAD抗体価が10単位/mL以上の例で若い例，しかもインスリン分泌能が保たれている例（空腹時血清Cペプチドが1.2 ng/mL以上）ではTokyo study[3] の結果からも明らかなように早期インスリン療法が最も勧められる．最近ではDPP-4阻害薬によりSPIDDMの進行予防を行う試みが，国の内外で行われており，効果が期待される．十分なインフォームドコンセントのもとにこれを試みるのも1つの選択肢になるかもしれない．

症例 2

27 歳，男性

主訴：なし　入院目的：教育目的

飲酒歴：日本酒 1 合 7 年間　糖尿病家族歴：父方叔父糖尿病

現病歴：××年×月に倦怠感，口渇，多尿を自覚し近医受診し，糖尿病と診断され，薬物療法グリメピリド（アマリール®），アカルボース（グルコバイ®）が開始された．しかし認識不足からそれ以降病院へ行かなくなった．すると約 2 カ月半後，全身倦怠感が強くなり，近医を受診，糖尿病ケトアシドーシスと診断され，当科紹介となり，緊急入院となった．そこでインスリン治療を開始した．退院後，外来でフォローとなりインスリンを調節しながら治療をしていたが，血糖コントロールは不良であった．

初診から 2 年後に胸痛，胸部不快感を訴えた．糖尿病コントロールと，胸部不快感の精査目的のため当科に再入院した．採血結果で，IA-2 抗体陽性（4.31 U/mL），GAD 抗体陰性，血中 CPR 低値（空腹時 0.02 ng/mL），尿中 CPR 低値（9.1 μg/日）であった．

問題　症例 2 の糖尿病の診断名は？

以下①〜⑤について○×で答えよ

① 急性発症 1 型糖尿病
② 緩徐進行 1 型糖尿病
③ 劇症 1 型糖尿病
④ 慢性アルコール性膵炎による糖尿病
⑤ 2 型糖尿病

解答は稿末

Advanced Lecture

SPIDDM 例の場合，GAD 抗体が 90 ％以上の例で陽性．IA-2 抗体のみが陽性を示す一見"2 型糖尿病"は，まず急性発症 1 型糖尿病を疑うこと．空腹時血清 C ペプチド（CPR）測定が低下（0.6 ng/mL 以下）していれば可能性が高い．

SPIDDM の発症（診断）年齢も臨床的に重要な因子である．75 歳以上の高齢者にインスリン療法はただちには選択しない．

文献・参考文献

1) 田中昌一郎，ほか：緩徐進行 1 型糖尿病（SPIDDM）の診断基準（2012）―1 型糖尿病調査研究委員会（緩徐進行 1 型糖尿病分科会）報告―．糖尿病，56：590-597，2013
2) 川崎英二，ほか：急性発症 1 型糖尿病の診断基準（2012）の策定―1 型糖尿病調査研究委員会（劇症および急性発症 1 型糖尿病分科会）報告―．糖尿病，56：584-589，2013
3) Maruyama T, et al：Insulin intervention in slowly progressive insulin-dependent (type 1) diabetes mellitus. J Clin Endocrinol Metab, 93：2115-2121, 2008

問題の解答

①〇　②×　③×　④×　⑤×

本例は，❶IA-2抗体が単独陽性の1型糖尿病であり，❷発症から3カ月以内にケトアシードーシスになっている，❸アルコール性慢性膵炎になるアルコール多飲歴がないことにより，急性発症1型糖尿病である．

経過中，内服薬を処方され，短期間経過したからといって必ずしも2型もしくはSPIDDMではない．

プロフィール

小林哲郎（Tetsuro Kobayashi）
冲中記念成人病研究所　所長
現在の専門：内科，糖尿病
1974年　金沢大学卒
同年　　虎の門病院内科研修医
　　　　同院内分泌代謝科医長
2001年　山梨医科大学第三内科教授
2014年　冲中記念成人病研究所所長

第2章 外来診療の疑問

2. 肥満を伴う2型糖尿病患者へのカーボカウントは？
ポーションコントロール法の一例

山内惠子

● Point ●

- 肥満を伴う場合は，炭水化物の調整法（カーボコントロール）を基本として説明する
- まずは体重管理と，栄養バランスを整える必要性を理解し，血糖値の改善につなげることの必要性を説明する
- 食事指導を受け，いろいろチャレンジはするが上手くいっていない，"セルフケア行動の5段階の変化ステージ"[1]における準備期周辺にある患者のモチベーションが上がってきていることを理解し，成功体験につなぐ支援を行う
- 行動療法を取り入れたカーボコントロールであるポーションコントロール法（ヘルシープレート）を紹介してみる

症例

55歳，女性，主婦．5年前に住民健診で高血糖を指摘され，病院を受診し，食事療法を勧められ，前向きに取り組んでいるようだが，あまり成果は得られていない．身長155 cm, 体重68 kg, BMI 28.3 kg/m^2, 血圧 130/70 mmHg, HbA1c 7.8％, TG 260 mg/dL, HDL-C 135 mg/dL, AST 32 U/L, ALT 60 U/L, γ-GT 75 U/L　腹部超音波で脂肪肝を認める．

【患者さんの言葉】
友人（1型糖尿病）が，カーボカウントというのをはじめて，血糖も下がったし，体重も減って調子がいいって聞いたのですが，それってどんな方法ですか？
私にもやれるなら，やってみたいんですが….

研修医：2型糖尿病のカーボカウントって，どうすればいいのでしょうか？

> **問題** このような患者にどのように対応すればよいか？
>
> 以下①〜⑤について○×で答えよ
> ① 「カーボカウントは食事中の炭水化物の量を数えながらインスリン注射の量を決める方法だから，2型の糖尿病には必要ない」と説明する
> ② カーボカウントについて詳しく説明する
> ③ 「面倒な方法だから，あなたには無理」と勧めるのをやめる
> ④ 炭水化物の量を計算して食べれば食後高血糖は避けられるが，そうでないものを食べ過ぎれば，減量に役立たないことを説明する
> ⑤ 2型で肥満が気になる今の状態では，まず，痩せることが重要．簡単に減量でき，炭水化物，エネルギーともにコントロールできる方法があることを勧める
>
> 解答は稿末

❌ 失敗するコミュニケーション

患者 友人（1型糖尿病）が，カーボカウントというのをはじめて，血糖も下がったし，体重も減って調子がいいって聞いたんですけど…．私にもやれるならやってみたいです．

医師 「カーボカウント」は食事中の炭水化物の量を計算することですが，<u>食べるものに合わせて打つインスリンの量を調節して血糖コントロールするので，1型の患者さんには勧められますが</u>…．

<u>それより体重がなかなか減らないですね．</u>（話題のすり替え）

患者 はい，わかっているんですが，つい食べちゃうんですよね．

医師 そんな状態で，食べ物中の炭水化物を計算しながら食べるのは<u>無理でしょう</u>．

患者 あっ，はい…．

医師 食べ過ぎているご飯とか，間食を減らすことからやってみたらいかがでしょう…？

患者 はい，わかりました．（"わかっているけどやめられない"行動は変えられない）

NGワードや行動

・患者の興味，関心に寄り添っていない
・減量の必要性についての説明がない
・はじめから無理と決めつけ，代替法を説明するも不十分

■ 患者のやる気を逃さずに食事療法を指導するコツ

　肥満を伴う2型糖尿病の**減量の重要性**と，**栄養バランスを整えること**への認知を深めることが重要である．

　本症例のように「わかっているけどできない」という熟考期の患者の行動はなかなか変わらない．

しかし，友人の変化から動機が高まり，やってみたいという実行期に移行しつつある発言には，丁寧な介入が必要である．このような症例に対し，頭から無理と決めつけたり，あいまいな内容の指導では行動変容につながらない．**食事療法は，簡単で結果が見えてくる方法が，やる気にスイッチを入れ，継続へつながる**ので，そういう意味でも，ポーションコントロール法（後述）は最適である．

2型糖尿病の多くは生活習慣や食習慣の乱れが発症の背景にあることから，減量の重要性や栄養バランスの改善の必要性をしっかりと理解してもらうことが大切である．

下記「成功するコミュニケーション」にて，よりよい説明の仕方とポーションコントロールについて呈示する．

成功するコミュニケーション

医師 カーボカウントは，食べ物のなかの炭水化物の量を計算しながら，食後の血糖値を食前の血糖値に戻すという考え方です．食べるものに合わせて打つインスリンの量を調節するので，1型の糖尿病患者さんにとっては，「食べてはいけない」といった食事療法に比べてストレスは軽減されます．最近は2型の糖尿病患者さんにも利用されています．でも，食後の血糖値上昇させる作用を一番強くもっている炭水化物でも，計算しながら食べるのは大変ですよね．

患者 そうですね．それは大変だぁ．でも，炭水化物が血糖を上げるなら，ご飯を食べなければ大丈夫っていうことですか？

医師 それが失敗のもとです．ご飯を減らしてその分何を食べますか？ お腹がすいたら何を食べます？

患者 友達は肉とか卵とかおかずが増えたと言っていました．私もご飯よりおかずが多い方がいいな．お腹がすいたら…ですか？ やっぱり菓子パンとか，お菓子，果物かな？

医師 そうですよね．肉，魚，卵，大豆製品などのタンパク質は体に大切なものだけど，食べ過ぎると，腎臓の負担も増えるし，お腹がすいて食べてしまうものって，みんな炭水化物たっぷりのものですよね？

患者 全くその通りですね（笑）．私の血糖も，体重も減らないのはこれが原因だってわかっているんですけどね．先生，なかなかやめられないですわ．

医師 食べ物のイラストが描いてあるプレート（お皿）にのせて食べるだけで，栄養バランスとエネルギーがコントロールできて，なおかつ，炭水化物の量もコントロールできる「ヘルシープレート」というのがあって，最近の研究で，2型糖尿病患者さんの減量と，血糖値や血圧の改善に効果があったという報告があります．これなら簡単に減量できそうですよ．

患者 そのプレートで効果が出るというのはどうしてなんですか？ お皿にのせると血糖が下がるの？

医者 のせるだけで血糖が下がる，そんな魔法のようなものじゃないですよ（笑）．
2型糖尿病の患者さんは，生活習慣の乱れの結果，糖尿病を発症する方が多く，肥満な状態にある人が多いですね．また，今まで好きなものを好きなだけ食べてきたという背景も多く，面倒な食事制限は続かない…どうですか？

ヘルシープレートを用いるだけで，糖質は40％〜50％に減らすことができ，血糖値も体重も改善！

プレート一杯の野菜で，おなかは大満足！

肉・魚・卵・大豆製品のイラストのところは，はみ出さないように盛り付けることで，タンパク質や動物性脂肪の過剰摂取を防ぐ工夫がしてあります．

ご飯やパン，麺類，芋類などのイラストには炭水化物の多い食品を盛り付けます．ご飯すり切り1杯50 g，ちょうど糖尿病交換表の1単位80 kcal分が入るメジャーになっているので，自分の体格に合わせ，2倍盛り，3倍盛りすることで，オーダーメイドのカロリーコントロールが可能になっています．

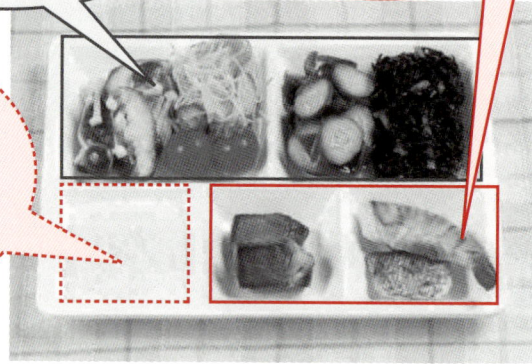

ご飯の量は，栄養士さんに決めてもらうのがベターです．

ご飯100 gにしても400 kcal

[ヘルシープレート使用者向けの説明]
- ご飯の量を減らしすぎるのはよくありません．小柄な人は毎食すり切り1杯（50 g＝80 kcal）もありですが，体格にあわせて，朝は1杯，昼・夜は2杯，3食2杯ずつというように決めることをお勧めします．（疾患のある方は栄養士さんに相談しましょう）
- 肉や魚，大豆製品，卵などのイラスト部分は，タンパク質が取れるメインディッシュ．食べ過ぎは動脈硬化など生活習慣病の誘因に！何を乗せてもいいですが，はみ出さないこと，衣が付いた揚げ物のときはご飯を控えめにするなどの工夫をしましょう．
- 野菜のイラスト部分は，隙間なくたっぷり盛り付けましょう．200 gは食べられるようになっています．面倒だと思ったら，もやし1袋をレンジで加熱したり，キャベツをざっくり刻み，塩昆布であえて，スティックきゅうりに丸ごとトマトなどなど，何でもいいのです．
- 3食プレートのほかに果物小1個と牛乳が付きますが，野菜がたっぷりとれていれば，果糖が多い果物は食べなくてもOK！

図1　ヘルシープレートの使い方
「山内恵子のヘルシープレート®のせ食べダイエット」（p6，HPYK，2013）より
写真提供：（株）いわさき
（Color Atlas①参照）

患者　はい，面倒な食事制限は嫌です．

医師　そうですよね．食事量を調整するのにポーションコントロール法というものがあります．これは，食べ物の1回分の適切量をのせるお皿で食事量をコントロールするという考え方です．ヘルシープレートは，日本向けにはじめて開発されたものです．イラストが描いてあるお皿に，そのイラストをみちしるべ（刺激統制法）に食べ物を盛り付けていくことで，栄養バランスと炭水化物の量，エネルギー量をコントロールできるようにつくられたプレート（お皿）です（図1，2）．
考案者の山内恵子先生の話では，管理栄養士，学生，患者さんに盛り付けテストを実施した結果，その量比として，タンパク質は体重1 kg当たり1.0〜1.2 gの安全内に，動脈硬化に関連する飽和脂肪酸比率というのも総エネルギーの7％と安全範囲にあったとのことですよ．計らなくてもいいというのは楽ですよね．

期間限定の進め方例
1カ月〜3カ月

安全な
炭水化物量と
タンパク質量

炭水化物50％前後食

低タンパク食

理想的な
和食の
栄養バランス

逆プレート

低タンパク
ご飯

炭水化物60％食

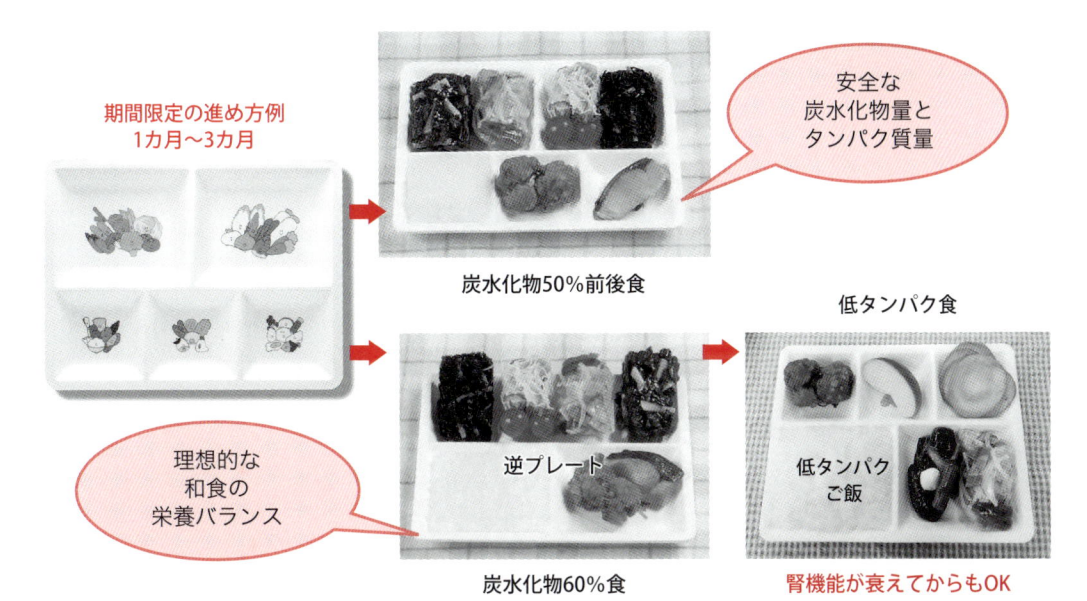

腎機能が衰えてからもOK

[簡単カーボカウント]（ヘルシープレート使用者向けの説明）
- ごはん摺り切り1杯50 g（80kcal）中の炭水化物は，18 gです．ご飯2倍盛りの100 gなら炭水化物は36 gですね．穀類の炭水化物の平均値は80kcal中約20 gです
- 野菜の炭水化物の平均値は，100 gで約4 g〜5 g程度です．200 gなら8〜10 gです
- 肉・魚・卵・大豆製品中の炭水化物は（1単位80kcal中）に1〜2 g程度です
- 調味料や揚げ物の衣に含まれる炭水化物も忘れずプラスすれば，1食分の炭水化物量は暗算で求められます

図2　活用アイディア満載のヘルシープレート
「山内恵子のヘルシープレート®のせ食べダイエット」（HPYK，2013）より
写真提供：（株）いわさき
（Color Atlas②参照）

患者　それはすごい！

医師　イラスト通り盛り付けるだけで，炭水化物量もカロリーも調節できるし，タンパク質は取り過ぎないですむ．さらに野菜たっぷりだから満腹感の持続につながるので間食が止められるようですよ．（**イラストが道しるべの刺激統制法**）

患者　私も間食が止められるかしら？

医師　成功のコツは，だまされたと思って，1〜2週間，間食をやめることだそうです．そのうち体が要求しなくなると….
そしてその結果，内臓脂肪が減少し，LDL-Cや中性脂肪，血圧といったメタボ危険因子が有意に改善していることも証明されています．スリムになって，体のインスリン抵抗性が改善されたり，血糖値が下がるということも期待できそうですね．
実施期間はとりあえず2〜3カ月間．短期間で結果が出るから続けられるというのがいいですね．（**結果がご褒美のオペラント学習法**）
期間が過ぎたら，ヘルシープレートを上下反転させて盛り付けると，炭水化物60％のバランスのとれた和食バージョンになるそうです．やっている間に，食事パターンが変わるということが成功につながるようですよ．2〜3カ月の期間限定なら，やってみようという気になりませんか？

患者 はい，2〜3カ月間の頑張りなら，私にもできる．

医師 人間は怠け者ですから，やがてリバウンドしますよね．そのときは，早めに<u>ヘルシープレートを再利用</u>することで，元の体重のキープが可能です（**再発防止訓練法**）．
肥満家系の山内先生は，ご自身で3カ月間に−8kgの減量を体験した後，5年間のリバウンドを予防できているそうです．

説明のポイント

・栄養士からも詳しい説明，ご飯量など患者に合った適量を説明してもらう
・減量することの重要性を事前に説明しておく

その他，患者教育のコツ

・ヘルシープレートを活用したカーボカウント応用法も簡単にできるので，数字に興味のある患者には勧められる（応用カーボ法としてもお勧めできる）
・患者会などでコンビニ弁当とカット野菜などを用いて，簡単なデモストレーションを行い，見て，食べて，感じてもらうとよい

文献・参考文献

1) セルフケア行動の5段階の変化ステージ（Prochaska-石井），実践的糖尿病教育，NPO法人実践的糖尿病教育委員会 http://asahina-clinic.jp/dm_education/contensts2.html
2) 山内恵子，ほか：ヘルシープレート® を用いた減量プログラムの効果と安全性：予備調，日本糖尿病情報学会，11，2012（11），15-22，2013
3) 山内恵子：「ヘルシープレート®」を活用した簡単カーボコントロール法−ヘルシープレート® の検証，臨床栄養，122：20-21，2013
4) Keiko Y, et al : Efficacy of a 3-month lifestyle intervention program using a Japanese-style healthy plate on body weight in overweight and obese diabetic Japanese subjects: a randomized controlled trial. Nutr J, 13 : 108, 2014

問題の解答

①× ②× ③× ④○ ⑤○

プロフィール

山内恵子（Keiko Yamauchi）
名古屋学芸大学管理栄養学部・管理栄養学科准教授
現在，ヘルシープレートを正しく普及するための認定資格をつくり，エネルギー量やバランスまでオーダーメイドで活用できる人材育成システムを構築中です．

第2章　外来診療の疑問

3. トクホについて聞かれたらどう説明する？

村尾孝児，井町仁美

●Point●

- いわゆる健康食品と"トクホ（特定保健用食品）"の違いが説明できるようにする
- 健康ブームにおける各"トクホ"と栄養指導への活用を押さえておく
- 希少糖などの"トクホ"の効用についても知っておくとよい

症例

　67歳，男性．15年前より糖尿病の治療を続けている．身長168 cm，体重73 kg，血圧123/75 mmHg，空腹時血糖136 mg/dL，HbA1c 7.3 %，単純性網膜症，腎症2期，神経障害を認めない．
　管理栄養士による栄養指導をくり返し受けているが，体重増加がある．食事療法に注意しているし，本人は積極的に取り組んでいる．最近，さまざまな"血糖値が気になるかた"と書かれた"トクホ"製品に興味があり，いくつかは試している．という患者から，今回，香川県で話題になっている"希少糖"含有のレアシュガースウィートが，"糖尿病，肥満に効果がある"と謳われていることが気になり，その効果および療養への活用について意見を求められた．

患者：血糖が気になる人へのトクホは効果がありますか？

一般用医薬品 （医薬部外品を含）	栄養機能食品 （規格基準型）	特定保健用食品 （個別許可型）	一般食品 （いわゆる健康食品）
・薬効成分	・ビタミン・ミネラル	・トクホ	

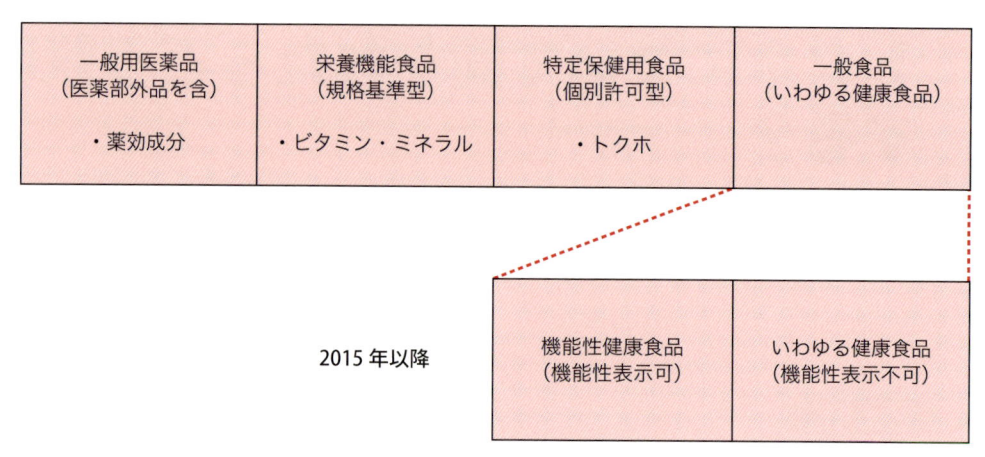

2015年以降

	機能性健康食品 （機能性表示可）	いわゆる健康食品 （機能性表示不可）

図1　健康に関する食品の分類

問題 この患者にどのように対応すればよいか？

以下①～⑤について○×で答えよ
① 「トクホは薬剤ではないので効果はない」と説明する
② 「トクホは消費庁で認められているので，効用については証拠がある」と説明する
③ 「トクホは健康食品だから効果はない」と説明する
④ 「効用が示されているトクホの利点を個人の生活に合わせて活用することができる」と説明する
⑤ 「トクホは食品だから薬よりも安全であり，健康にもよい」と説明する

解答は稿末

1. "トクホ"とは何だろう？

　健康食品やサプリメントについて"副作用もなく，どんなに摂取しても体に害になることはない"とお考えの方がいらっしゃるかもしれないが，決してそうではない．実際に，健康食品やサプリメントを摂取したことで健康被害が発生しているものもあり，厚生労働省のホームページにおいても，健康被害事例としていくつか公表されている．薬との相互作用の観点から考えると，健康食品やサプリメントに含まれる成分によっては，薬の効き方を強めるなど薬の作用に影響があり，思わぬ健康被害が発生する場合がある．健康食品やサプリメントを摂る際には，成分の作用をよく理解し，基礎知識をもったうえで摂取することが重要である．

　第一に，健康食品やサプリメントとはどういうものか．実は健康食品もサプリメントも，ともに法律上の定義はない．一般的に健康食品は「広く健康の保持増進に資する食品」とされている．健康食品はあくまでも食品であり，医薬品ではない．健康食品のなかでも，食事では十分に摂取できないビタミンやミネラルなど特定の栄養素や成分を補う食品がサプリメントである．健康食品やサプリメントは，お店などでさまざまなものを目にすると思うが，これらは特定の機能があることを国が認めたものと，一般食品と同じ扱いになるものとに区別される．それが"保健機能食品制度"である（図1）．いわゆる健康食品・サプリメントのうち，一定の条件を満た

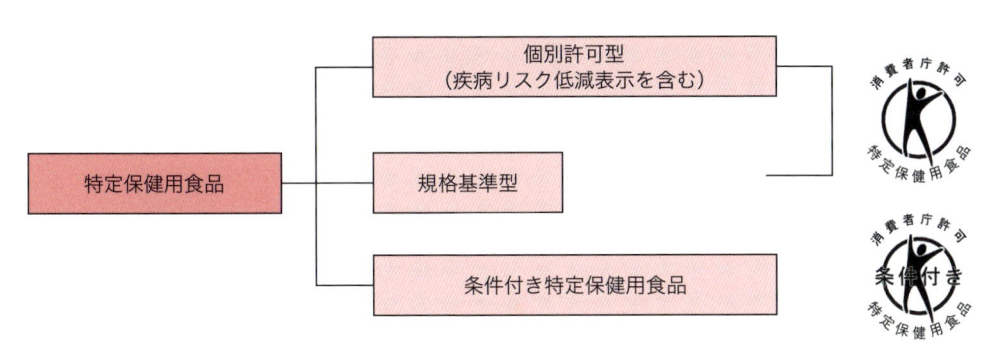

図2　特定保健用食品の分類

した食品を「保健機能食品」と称することを認める表示の制度である．食生活の多様化により，さまざまな食品が流通する今日，消費者の方が安心して食品の選択ができるように適切な情報提供を行うことを目的として2001年に制度化された．"保健機能食品"は国の許可等の有無や食品の目的，機能等の違いによって，「特定保健用食品」と「栄養機能食品」の2つのカテゴリーに分類されている．「特定保健用食品」とは生理学的機能などに保健機能成分を含む食品のことであり，「栄養機能食品」は栄養成分（ビタミン・ミネラル）の補給のための食品で栄養成分の機能を表示するものを指す．通称"トクホ"とは，特定保健用食品のことである．

2. 特定保健用食品の区分

特定保健用食品は「個別許可型」，「規格基準型」，「条件付き特定保健用食品」に分類され，個別許可型のなかには，「疾病リスク低減表示」を認められたものもある（図2）．有効性および安全性については，基本的に消費者庁および食品安全委員会の審査を経ることとされている．

- **「個別許可型」**
  消費者庁および食品安全委員会の審査を経て，個別に許可された食品である．普通の飲食物と変わらないものが多く，ヨーグルト，乳酸菌飲料などがある．
- **「規格基準型」**
  特定保健用食品としての許可実績が多く，科学的根拠が蓄積したと考え得るものについて規格基準が定められている．この規格基準を満たしているとして許可された食品であり，クッキーや清涼飲料水などがある．
- **「条件付き特定保健用食品」**
  特定保健用食品の審査で求めている有効性の科学的根拠のレベルには届かないものの，一定の有効性が確認され，限定的な科学的根拠である趣旨の表示をすることを条件として許可された食品である．

さらに2015年からは，いわゆる健康食品をはじめとする保健機能を有する成分を含む加工食品および農林水産物について，機能性の表示を容認する新たな方策が検討されている．

※円の大きさは自然界の量をモデル的に表している
※希少糖は量は少ないが種類は50種類以上ある

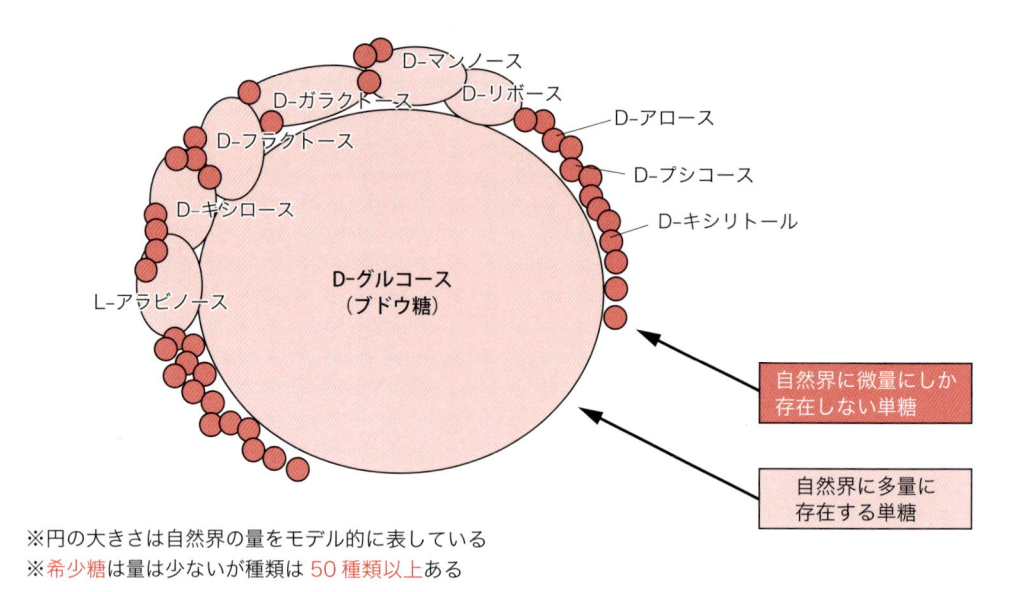

図3　希少糖の存在様式
文献3より引用

3. 特定保健用食品の表示

　一般の食品では，ラベルなどへの健康とのかかわりの表示や，広告は法律で禁止されている．一方，特定保健用食品のラベルなどには，賞味期限や原材料などの一般事項に加えて，健康に関連した**「保健の用途」（許可表示）**と**許可マーク**などが表示できる．表示内容としては，「お腹の調子を整える食品」，「血圧が高めの方に適する食品」，「コレステロールが高めの方に適する食品」，「血糖値が気になる方に適する食品」，「ミネラルの吸収を助ける食品」，「食後の血中の中性脂肪を抑える食品」，「虫歯の原因になりにくい食品」，「体脂肪がつきにくい食品」，「骨の健康が気になる方に適する食品」となっており，身体の生理的機能や組織機能の維持・改善に働く趣旨の表示が認められている（図2）．

Advanced Lecture

　今回患者より質問があった**希少糖**について解説する．希少糖は，自然界にその存在量が少ない単糖およびその誘導体と定義されている（国際希少糖学会）．単糖とその誘導体としての糖アルコールを加えると，60種類ほどになる．そのうち自然界によくみられる単糖および糖アルコールは，自然界の存在量をモデル的に表した図3の桃色（○）で示されているように，圧倒的に多く存在するブドウ糖をはじめとした7種類で，50種類以上の単糖および糖アルコールが自然界にわずかしか存在しない希少糖（●）に属している（図3）．香川大学では，希少糖の大量生産を可能にし，**D-プシコース**や**D-アロース**などに生理活性があることを報告してきた．大学と企業の多くの研究者が，希少糖の安全性や機能性について精力的に研究を続けている．

　希少糖のD-プシコースの特性をまとめると

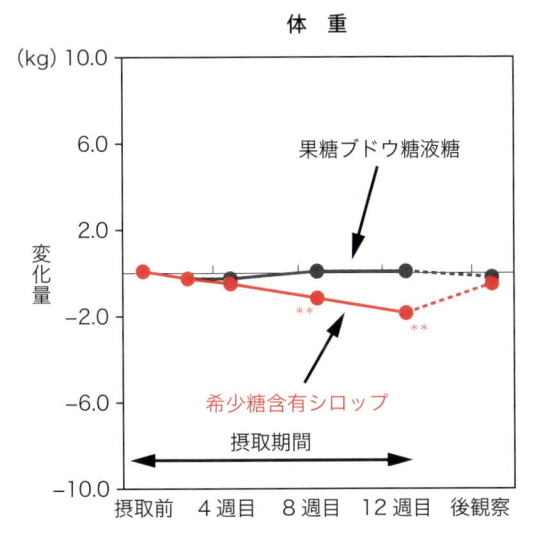

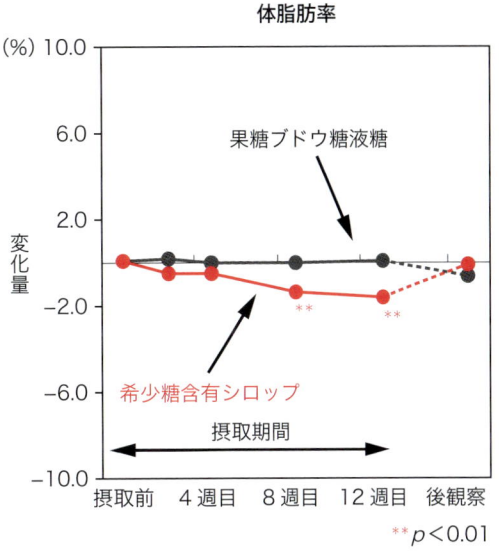

図4 希少糖含有シロップの効果
文献5より

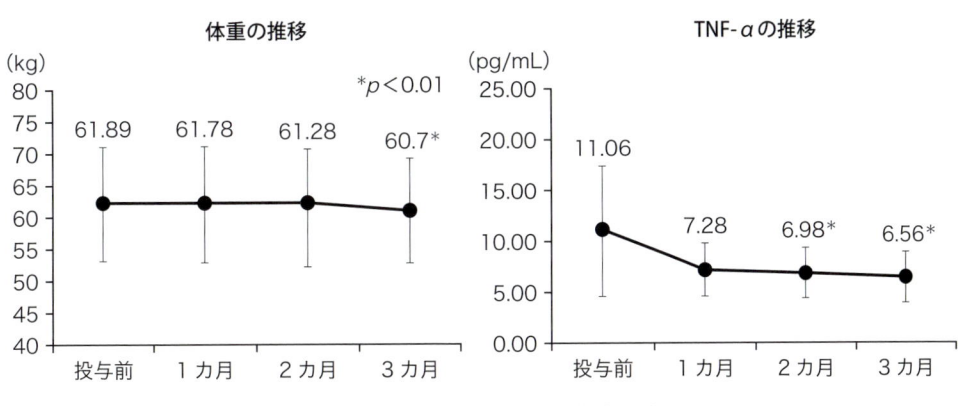

図5 糖尿病患者における希少糖の効果

①自然界に存在する糖
②カロリーゼロ
③甘い（官能試験で砂糖の7割の甘さ）
④われわれも日常，食品から少し摂取している
⑤安全な糖（各種安全性試験）
⑥糖尿病や肥満に効く

とされている．
　市販されている希少糖含有シロップ（糖組成：ブドウ糖 約44％，果糖 約30％，D-プシコース 約6％，その他の希少糖を含む糖 約20％）は，糖代謝の改善や抗肥満作用が報告されている（図4）．また希少糖を2型糖尿病患者に服用してもらうと，3カ月目には体重の減少，インスリン作用に拮抗する**サイトカインTNF-αの**減少が認められた（図5）．一方，血糖値に関しては，

希少糖1日15g（カロリーはほぼ0）を追加服用したが，血糖値の上昇はなかった．患者の嗜好を踏まえて活用できれば，糖尿病，肥満治療の一助になると期待されている．

文献・参考文献

1) 独立行政法人国立健康・栄養研究所 『健康食品』の安全性・有効性情報
   https://hfnet.nih.go.jp/
2) 厚生労働省『統合医療』に係る情報発信等推進事業 『統合医療』情報発信サイト
   http://www.ejim.ncgg.go.jp/public/index.html
3) 国際希少糖学会ホームページ
   http://www.kagawa-u.ac.jp/rsrc/
4) Hossain MA, et al：Rare sugar D-psicose improves insulin sensitivity and glucose tolerance in type 2 diabetes Otsuka Long-Evans Tokushima Fatty（OLETF）rats. Biochem Biophys Res Commun, 405：7-12, 2011
5) Hayashi N, et al：Study on the postprandial blood glucose suppression effect of D-psicose in borderline diabetes and the safety of long-term ingestion by normal human subjects. Biosci Biotechnol Biochem, 74：510-519, 2010
6) Murao K, et al：D-Psicose inhibits the expression of MCP-1 induced by high-glucose stimulation in HUVECs. Life Sci, 81：592-599, 2007

問題の解答

①×　②○　③×　④○　⑤×

[症例のような患者さんへの説明の例]
さまざまな形態で販売されている"トクホ"を上手に食事に取り入れることで，糖尿病を改善したり，予防したりできる可能性があります．しかし，あくまでも可能性です．"トクホ"は医薬品ではありませんし，食品である以上，エネルギー計算の対象になります．すでに糖尿病と診断されている方などで食事療法を実践している場合には，単位の計算に含めなくてはなりませんので要注意です．また，"トクホ"だけで1日の食事をすませるような摂り方も好ましくありません．いろいろな栄養素をバランスよく摂ることが健康には必要だからです．用法・用量をしっかり守り，なおかつ食事は実際の食材からの摂取をメインにしましょう．

プロフィール

村尾孝児（Koji Murao）
香川大学医学部先端医療・臨床検査医学講座（内分泌代謝内科）
専門：糖尿病，内分泌疾患，動脈硬化
希少糖は香川県産業成長戦略にも掲げられており，チーム香川による糖尿病克服事業の柱になっています．

井町仁美（Hitomi Imachi）
香川大学医学部先端医療・臨床検査医学講座（内分泌代謝内科）
専門：糖尿病，内分泌疾患，動脈硬化

第2章 外来診療の疑問

4. 糖質制限を考えている患者へのアドバイスは？

山田 悟

Point

- 糖尿病食事療法の基本は患者の病態と嗜好に応じて個別に対応することにある
- 現行の食事療法に苦しんでいる患者に対しては，糖質制限食以外にもさまざまな食事療法をともに考えていくという姿勢が重要である
- 糖質制限食の安全性が確保されていない病態は，3期（4期）以降の腎症・妊娠であり，心理的側面から糖質制限食を保留すべきなのは，小児・ショック期1型糖尿病である
- 血糖・体重・脂質・血圧を改善する糖質制限食は，上記の患者を除外すれば糖尿病治療そのものである
- 2型糖尿病治療は"1に食事，2に運動，3，4なくて5に薬"であり，薬をやめるために糖質制限食を考えるという概念は誤りである

はじめに

　昨今，糖質制限食に注目が集まっている．1970年代頃に糖質制限食の代表例であるAtkins dietが批判を浴びたために糖質制限食を非科学的な民間療法とみなした時代があった．しかし，21世紀以降の多くの無作為比較試験が糖質制限食の安全性と有効性を証明し，各国のガイドラインが糖質制限食を糖尿病・肥満の食事療法として認めるに至った．

症例1

症例：43歳，男性，会社員（メーカーの営業担当）

経過：生来健康であった．20歳時75 kg（BMI 24.8 kg/m^2）だった体重が，ラグビーをやめた25歳すぎから増加し，35歳頃から100 kg超となっていたが，40歳時健診では異常を指摘されなかった．41歳夏頃より倦怠感を覚え，半年後に近医を初診した．同医にて当初1,800 kcal食指導を受けたらしいが治療経過が芳しくないとのことで，近医受診から2カ月後よりメトホルミン（メトグルコ®）750 mg/日開始，その後シタグリプチン（ジャヌビア®，グラクティブ®）50 mg/日追加．しかし，それでも治療経過が芳しくないとのことで，さらに7カ月後よりインスリン注射が導入された〔インスリングラルギン（ランタス®）6単位眠前〕．HbA1cは低下しつつあるものの体重がさらに5 kg増加したとのことで，同医よりの紹介で

インスリン導入から3カ月後に当院に紹介された．
既往歴，家族歴：特記すべきものなし
初診時検査所見：身長174 cm，体重119 kg，BMI 39.3 kg/m², 血圧128/68 mmHg，空腹時血糖229 mg/dL，HbA1c 10.1％，尿ケトン体陰性，LDL-C 138 mg/dL，TG 230 mg/dL，HDL-C 38 mg/dL，尿アルブミン18 mg/g・Cr，尿素窒素19 mg/dL，Cre 0.8 mg/dL，eGFR 84.1 mL/分/1.73 m²
眼科依頼所見：網膜症なし
心電図所見：異常なし
足背動脈：触知良好

当初，1,800 kcal食の再指導をし，HbA1c改善とともにインスリンの減量をしようと考えたが，3カ月経過しても治療経過は芳しくなく，インスリンの増量を勧めたところ，患者より以下の言葉があった．

3カ月後検査所見：体重121 kg，血圧132/72 mmHg，空腹時血糖189 mg/dL，HbA1c 9.2％，LDL-C 42 mg/dL，TG 199 mg/dL，HDL-C 36 mg/dL，尿素窒素18 mg/dL，Cr 0.8 mg/dL，eGFR 84.1 mL/分/1.73 m²

【患者さんの言葉】
営業職では接待が多くてとても1,800 kcal食なんて守れませんよ．糖質制限食って流行っていますよね？ やってみたらだめですか？ インスリンもやめたいんですよね．

症例2

症例：19歳，女性，専門学校生徒
経過：8歳時に小学校健診で尿糖陽性を指摘．近医での精査にて1型糖尿病と診断された．インスリン注射が導入され，当初は混合型2回打ち，13歳頃からは各食前インスリンリスプロ（ヒューマログ®），眠前インスリングラルギン（ランタス®）による強化インスリン療法が行われていた．HbA1cは8％台で推移していたらしい．専門学校進学に伴い春頃に当院に初診．外来にてインスリン頻回注射療法を継続したが，HbA1cは徐々に悪化し，最近は10％前後で推移している．最近，糖質制限のことをテレビで知り，糖質制限食でインスリン注射を離脱できると考えて受診．
既往歴，家族歴：特記すべきものなし
初診時検査所見：身長166 cm，体重64 kg，BMI 23.2 kg/m²，血圧140/70 mmHg，随時血糖213 mg/dL，HbA1c 10.1％，尿ケトン体陰性，LDL-C 112 mg/dL，TG 183 mg/dL，HDL-C 81 mg/dL，尿アルブミン23 mg/g・Cr，GAD抗体1,018 U/mL，血清CPR＜0.20 ng/mL，尿中CPR＜2.0 μg/日，尿素窒素10 mg/dL，Cr 0.5 mg/dL，eGFR 131.5 mL/分/1.73 m²
眼科依頼所見：網膜症なし
心電図所見：異常なし
足背動脈：触知良好

【患者さんの言葉】
実際，いちいち食前にインスリンなんて打ってられないんですよ．糖質制限したらインスリンやめられるんですってね？

患者：糖質制限をすればインスリンから離脱することはできますか？

問題1 症例1のような患者に糖質制限食を指導することにより，どのようなことが期待できるか？

以下①〜⑤について○×で答えよ（○できる　×できない）
① 糖質制限食を指導すると，カロリー無制限の指導であってもカロリー摂取の減少が生じ，体重減量が生じると期待できる
② 糖質制限食を指導すると，脂質摂取無制限の指導であってもTGの減少やHDL-Cの上昇を期待することができる
③ 糖質制限食を指導すると，HbA1cの改善だけでなく，血糖変動の抑制も期待することができる
④ 糖質制限食を指導すると，体重減少を介した二次的作用かもしれないが，血圧の低下も期待することができる
⑤ 糖質制限食を指導すると，インスリン注射を離脱できる可能性はある

解答は稿末

問題2 症例2のような患者への対応として正しいのはどれか？

以下①〜⑤について○×で答えよ
① 1型糖尿病（インスリン依存状態の糖尿病）の治療は"1にインスリン注射でそれ以外はない"ことを教え，糖質制限食を実施してもインスリン注射をやめることはできないと伝える
② 1型糖尿病では応用カーボカウントを用いたDAFNE（dose adjustment for normal eating）の概念があり（食べるものの糖質量にあわせてインスリンを打つという考え方），インスリン注射をきちんと調整すれば食事は比較的自由になることを伝える
③ 糖質制限するしないにかかわらず，インスリン注射を中止することは，ケトアシドーシスを惹起すると予想され，きわめて危険であると伝える
④ 1型糖尿病患者の集いに誘い，同じ1型糖尿病患者と話をし，情報を共有するよう促す
⑤ 血糖管理がよければ将来の計画的な妊娠・出産に問題はないものの，合併症が進行すると，妊娠を控えねばならなくなる可能性があることを伝える

解答は稿末

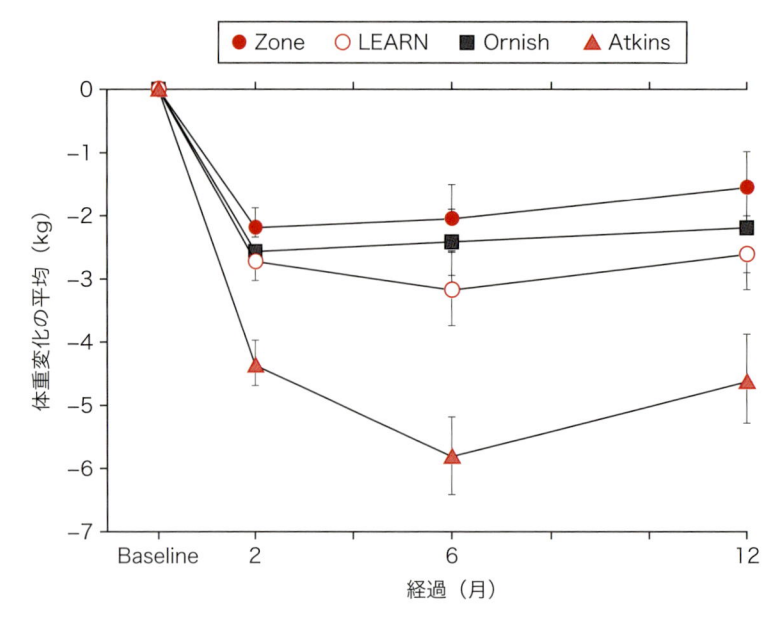

図1　AtoZ試験における糖質制限食の体重に対する効果
糖質制限食の一例であるAtkins dietがもっともすぐれた減量効果を示した．
文献2より引用
Zone diet：炭水化物，タンパク質，脂質が4：3：3の割合の低炭水化物食
LEARN diet：炭水化物は1日の摂取エネルギーのうち55～60％，飽和脂肪酸の摂取はエネルギーのうち10％未満にとどめる
Ornish diet：炭水化物は1日の摂取エネルギーのうち70％，脂質は10％
Atkins diet：炭水化物は1日20gまでの低炭水化物食

■ 糖質制限食をどのように考えるか

　アメリカ糖尿病学会のガイドラインの変遷をみると，2006年までは糖質制限食（1日130g未満）は推奨しないとしており，2008年からは肥満治療の一選択肢として，2013年からは糖尿病治療の食事様式として受容するに至っている[1]．この間，AtoZ試験（**図1**）[2]，DIRECT試験[3]（**図2**）といった無作為比較試験の報告や，Santosらの無作為比較試験のメタ解析の報告により，糖質制限食の血糖，血圧，脂質，体重の改善作用の確認がなされ[4]（**表1，2**），肥満・メタボリックシンドローム・糖尿病患者への糖質制限食の有効性・安全性は確立されたといってよい．一方，**糖質制限食といえども，治療選択肢の1つに過ぎず，患者の病態，嗜好に応じて，個別に対応すべきであることは言うまでもない**[5]．

　また，糖質制限食で薬物療法を減じられる患者も多いが，薬物療法を中止するために食事療法が存在するわけではない．「1に食事，2に運動，3，4なくて5に薬」という概念がない患者は，一時的に食事療法を頑張って薬物が必要なくなると（治療目標がなくなるので）食事療法もやめてしまいがちである．症例1では，確かにさまざまな代謝指標の改善は期待できるが，インスリン離脱のための糖質制限食でないことは強調すべきである．実際，症例2のように1型糖尿病患者で糖質制限食を導入すると同時にインスリンを中止し，ケトアシドーシスを発症したという症例報告もある[6]．

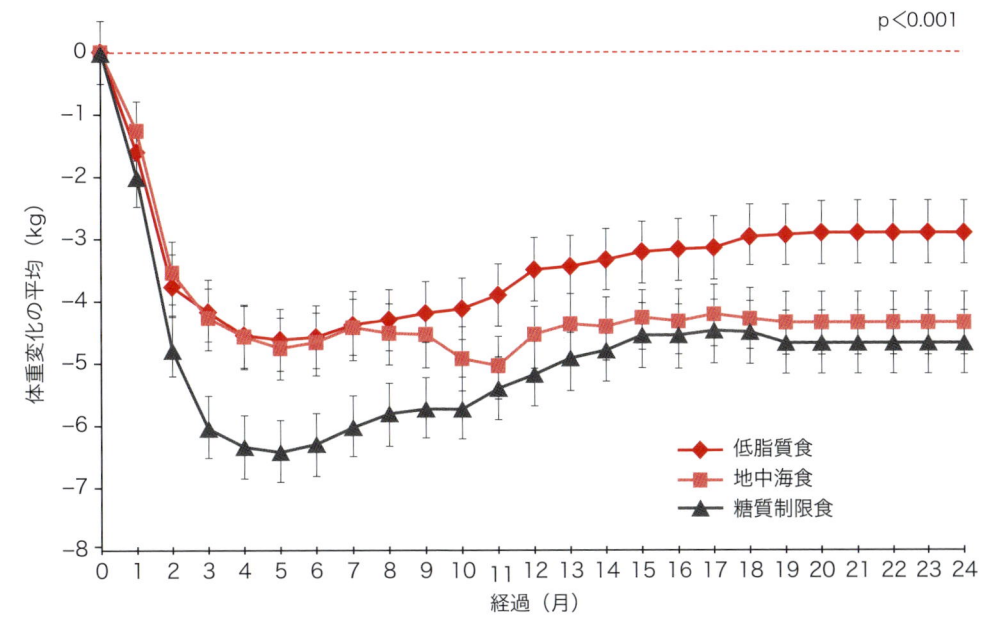

図2 DIRECT試験における糖質制限食の体重に対する効果

糖質制限食が最もすぐれた減量効果を示し,中性脂肪,HDL-C,高感度CRP,HbA1cの改善に対しても最もすぐれていた
文献3より引用

表1 Santosらの無作為比較試験のメタ解析における糖質制限食のさまざまな代謝指標に対する効果

リスク因子	糖質制限食の効果	95％信頼区間
体重	－7.04 kg	－7.20～－6.88
BMI	－2.09 kg/m^2	－2.15～－2.04
腹囲	－5.74 cm	－6.07～－5.41
収縮期血圧	－4.81 mmHg	－5.33～－4.29
拡張期血圧	－3.10 mmHg	－3.45～－2.74
中性脂肪	－29.71 mg/dL	－31.99～－27.44
HDL-C	＋1.73 mg/dL	＋1.44～＋2.01
空腹時血糖	－1.05 mg/dL	－1.67～－0.44
HbA1c	－0.21％	－0.24～－0.18
血中インスリン	－2.24 μU/mL	－2.65～－1.82

糖質制限食は血糖,血圧,脂質,体重のいずれに対しても有効であり,糖尿病,メタボリックシンドロームの治療そのものになりうることが明らかとなった
文献4より

表2 Santos らの無作為比較試験のメタ解析における、試験期間別の糖質制限食のさまざまな代謝指標に対する効果

試験期間	6カ月未満 試験数	6カ月未満 平均（95％信頼区間）	6〜11カ月 試験数	6〜11カ月 平均（95％信頼区間）	12〜23カ月 試験数	12〜23カ月 平均（95％信頼区間）	24カ月 試験数	24カ月 平均（95％信頼区間）
体重（kg）	8	−6.82 (−7.03〜−6.61)	9	−8.09 (−8.38〜−7.79)	7	−6.33 (−6.87〜−5.79)	4	−4.65 (−5.37〜−3.93)
BMI（kg/m²）	3	−2.13 (−2.19〜−2.08)	4	−2.06 (−2.30〜−1.83)	3	−1.46 (−1.74〜−1.19)	1	−1.50 (−1.89〜−1.11)
腹囲（cm）	3	−4.44 (−5.13〜−3.74)	5	−6.80 (−7.35〜−6.25)	4	−6.25 (−6.94〜−5.57)	2	−4.68 (−5.43〜−3.93)
収縮期血圧（mmHg）	5	−6.64 (−7.77〜−5.52)	8	−5.19 (−6.06〜−4.33)	7	−4.39 (−5.34〜−3.44)	2	−1.67 (−3.12〜−0.22)
拡張期血圧（mmHg）	5	−4.23 (−5.01〜−3.45)	8	−3.53 (−4.11〜−2.95)	7	−2.51 (−3.17〜−1.84)	2	−1.48 (−2.42〜−0.54)
LDL-C（mg/dL）	7	2.35 (0.32〜4.38)	7	−0.30 (−1.97〜1.37)	6	−2.71 (−5.02〜−0.39)	2	−3.27 (−6.16〜−0.38)
中性脂肪（mg/dL）	4	−39.82 (−44.37〜−35.27)	7	−29.39 (−32.82〜−25.96)	6	−21.94 (−26.87〜−17)	2	−22.23 (−29.51〜−14.96)
HDL-C（mg/dL）	7	0.72 (0.24〜1.21)	7	0.74 (0.27〜1.20)	6	3.57 (2.91〜4.23)	2	6.50 (5.48〜7.53)
空腹時血糖（mg/dL）	3	−0.67 (−1.84〜0.49)	7	−2.03 (−2.92〜−1.13)	4	−3.56 (−5.44〜−1.69)	2	3.5 (1.84〜5.16)
HbA1c（％）	0	−	2	−0.20 (−0.24〜0.16)	3	−0.21 (−0.24〜−0.17)	1	−0.90 (−1.25〜−0.55)
血中インスリン（μU/mL）	2	−3.09 (−3.93〜−2.25)	4	−2.56 (−3.26〜−1.85)	3	−1.81 (−2.75〜−0.86)	2	−1.07 (−1.99〜−0.15)

文献4より

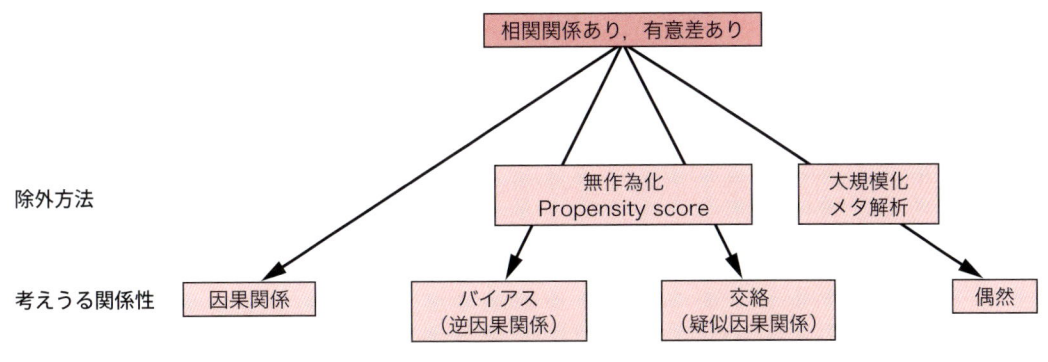

図3 統計学的に有意差があるときに考慮すべき関係性とその除外方法

筆者は糖質制限食指導を控えておくべき対象として，以下を考えている．

①1型糖尿病ショック期：インスリンを中断してケトアシドーシスを発症するリスクがある
②小児：あらゆる食事制限が心理的トラウマを生じる可能性がある
③3期（4期）以降腎症：蛋白制限を必要とする患者を対象に糖質制限食を指導すると，蛋白制限を実現しにくくなる
④妊婦：妊婦に対する糖質制限指導は研究の途上であり，日常臨床で用いるものではない

Advanced Lecture

かつて糖質制限食が批判されたのは，まだ無作為比較試験の報告がなされぬなかで，観察研究において糖質摂取の少ない群での悪いアウトカムの発症率の高さが報告されたためである．無作為比較試験と結果の合致しない観察研究は何らかのバイアスや交絡因子の影響を受けていると想像される（図3）．ここから得られる教訓は，観察研究の結果をうのみにして因果関係を結論付けることは避けねばならないということである．

おわりに

糖尿病食事療法に唯一無二（one-size-fits-all）のものは存在しない．患者の病態・嗜好・元来の生活様式・経済状況に応じて，患者に寄り添いながら，科学的根拠をもとに，患者の幸せに資する治療法を，患者とともに考える医師を読者の先生方にめざしていただければ幸甚である．

文献・参考文献

1) Evert AB, et al：Nutrition therapy recommendations for the management of adults with diabetes. Diabetes Care, 36：3821-3842, 2013
2) Gardner CD, et al：Comparison of the Atkins, Zone, Ornish, and LEARN diets for change in weight and related risk factors among overweight premenopausal women：the A TO Z Weight Loss Study：a randomized trial. JAMA, 297：969-977, 2007
3) Shai I, et al：Weight loss with a low-carbohydrate, Mediterranean, or low-fat diet. N Engl J Med, 359：229-241, 2008
4) Santos FL, et al：Systematic review and meta-analysis of clinical trials of the effects of low carbohydrate diets on cardiovascular risk factors. Obes Rev, 13：1048-1066, 2012
5) 日本糖尿病学会食事療法に関する委員会．日本糖尿病学会ホームページ
http://www.jds.or.jp/modules/important/index.php?page ＝ article ＆ storyid ＝ 40
6) 福島徹，ほか：低炭水化物食開始に伴う急速なインスリン減量によりケトアシドーシスを発症した1型糖尿病の1例．糖尿病, 56：653-659, 2013

問題1の解答
①○　②○　③○　④○　⑤○

問題2の解答
①○　②○　③○　④○　⑤○

● プロフィール

山田　悟（Satoru Yamada）
北里研究所病院糖尿病センター

5. 膝の痛みを訴え，歩けないと訴える高齢糖尿病患者への運動指導は？

宇佐見啓治

Point

- 運動療法の実施率は低い
- 高齢者や肥満患者は体力がなく長時間の運動は困難である
- 歩行（ウォーキング）等は，体重移動を伴うため膝に負担をかけ，転倒の危険もある
- 適切な筋力トレーニングは膝の痛みを軽減し血糖降下作用も期待できる

はじめに

　糖尿病に対する運動療法は食事と並び治療の基本であるにもかかわらず，実践している医療機関は少ない．糖尿病専門医でも運動処方箋をきって運動を指導しているのはわずか9％である（日本糖尿病学会「糖尿病運動療法・運動処方確立のための調査研究委員会」日本における運動療法の実施調査のためのアンケート調査，2008より）．患者さんの側からはつらいのはいやだという意見が多い．医療側からは，時間がなく指導法がわからない等が多い．実際には入院のうえ適切な食事療法（25〜30 kcal/kg）と週3回の運動療法のみで良好な血糖コントロールが可能となる症例が多い（図1）[1]．

　現在運動療法としては，歩行やジョギングなどの有酸素運動と無酸素運動に属するレジスタンストレーニングがある．いずれも継続することによりインスリン抵抗性が改善することが報告されている[2]．一般に歩行など有酸素運動は長時間行うことによりエネルギーを消費しインスリン抵抗性を改善することがわかっている．しかし，運動そのもので消費するエネルギーはわずかであり，肥満者や高齢者は体力がなく長く続けることは難しい[3]．一方，筋力トレーニングは，無酸素運動に属することもあり，糖尿病に対する運動療法としては糖代謝に対する好影響はないとされ，血圧を上昇させたり，腰や膝に負担をかけるため患者に指導してはいけないとされてきた．しかし，適切な方法であれば安全であり，糖尿病にも効果的である．運動不足からくる骨格筋量の減少により糖の処理能力が低下し，最終的に糖尿病が発症すると考えられるからである．

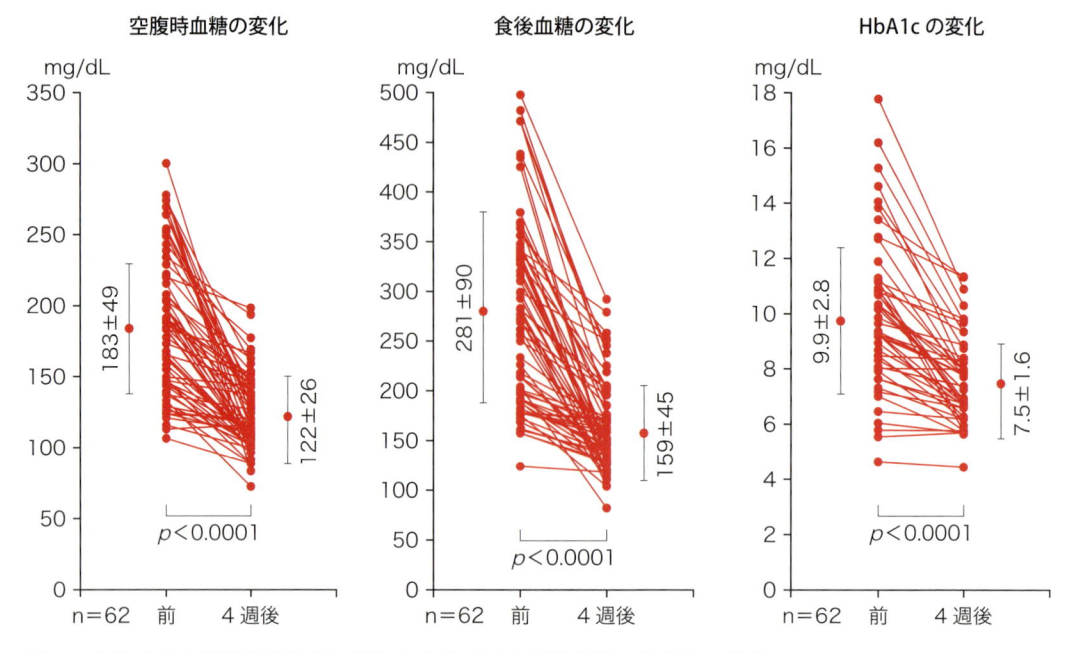

図1 入院中の2型糖尿病患者に厳格な食事療法と運動療法を施行した結果
食事療法と週3回の運動療法のみで血糖値およびHbA1cの変化をみた．ほぼ全例で空腹時・食後血糖値とも良好なコントロールを達成できた．HbA1cも8週後では約2％の低下がみられた（自験例，n＝62）．
文献1より引用

症例

73歳，女性．初診時の話では10年以上前に健診で高血糖を指摘されていたが，放置．身長150 cm，体重62 kg．初診時（57歳時）は，随時血糖140 mg/dL，HbA1c 5.9％であった．初診から3カ月後に降圧薬の内服を開始し外来通院していた．73歳時のルーチンの検査にて血糖値146 mg/dL，HbA1c 7.3％と糖尿病を指摘された．食事および運動療法を指導するも，1カ月半前くらいから腰や膝の痛みがあり運動が難しいとのこと．

研修医：運動を指導したいのですが「膝の痛みがあって歩けない」と言われます

問題 このような患者にどのように対処すればよいか？

以下①〜⑤について○×で答えよ
① 運動は治療の基本であることを説明して無理にでも歩いてもらう
②「膝に負担をかけないようにゆっくり少しずつでも歩きましょう」と諭す
③ 整形外科の受診を勧め治療をお願いする
④ 食事に留意し，体重を減らしてから運動をするように話す
⑤ 膝に負担をかけない運動を指導する

解答は稿末

> ✗ **失敗するコミュニケーション**
>
> **医師** 運動は糖尿病の治療の基本です．いつでもどこでも行えるものとしては歩行が一番です．1日1万歩は歩きましょう．
>
> **患者** わかってはいるのですが，膝の痛みがあり長時間歩くことはできません．
>
> **医師** 無理をせずゆっくり，少しずつでも効果はありますから．何もやらないと寝たきりになりますよ．（脅すように）
>
> **患者** はい．（実際には何もやらない）
>
> **NGワードや行動**
>
> ・動かないと寝たきりになるなどと無理にでも歩かせようとする
> ・具体的に1万歩歩くのにどのくらい時間がかかるのか考えないで指導する
> ・体重の移動を伴う運動が，場合によっては危険であることを説明しない

1. 運動療法で末梢のインスリン抵抗性を改善する

　糖尿病に対する運動療法の目的としては，**運動そのものでカロリーを消費することと末梢のインスリン抵抗性を改善**することが考えられる．一般に運動そのものでカロリーを消費することは難しい．1時間の歩行ではほとんどカロリーを消費しない．体重50 kgの人で約160 kcalであり茶碗半分程度である．長時間続ければ，それだけカロリーを消費するという単純なものでもない．なぜなら，毎日続けることにより運動に体が慣れ歩行時の心拍数が減ってくるからである．一定時間の仕事量が減り消費カロリーも減る．これは，有酸素運動の継続により身体の代謝系の効率が高まり，自律神経系や内分泌系が最適化され，必要最小限のエネルギーしか消費しないようになることを示している．若く体力のある人は長時間の運動が可能であり，歩行によるカロリー消費の恩恵にあずかれる．一方，高齢者や肥満者は体力がなく，長く運動を続けることはできない．しかも，体重の移動を伴うため膝に負担がかかり，さらには転倒から骨折などのリスクも増える．したがって，糖尿病に対する運動の目的は末梢のインスリン抵抗性を改善することにある．歩行を続けるとインスリン抵抗性が改善するが，1日1万歩未満では有意の差はなく，1万5千歩から2万歩ではじめて抵抗性が改善したとする報告が多い（図2）．当然膝に問題を抱える患者には無理な目標である．

> ○ **成功するコミュニケーション**
>
> **医師** 運動は大事ですが，膝の痛みがあれば無理は禁物です．
>
> **患者** 整形外科からは，膝に負担をかけないように体重を落とすように言われました．
>
> **医師** まず，食事を見直し体重をある程度落としてから運動をはじめましょう．
>
> **患者** 膝が痛くて歩けないのですが，どうしたらよいでしょうか．
>
> **医師** 椅子から立ち上がってみてください．
> 　　　膝に手を添えずに自力で立てないようでしたら，まず太ももの筋肉を鍛えるトレーニン

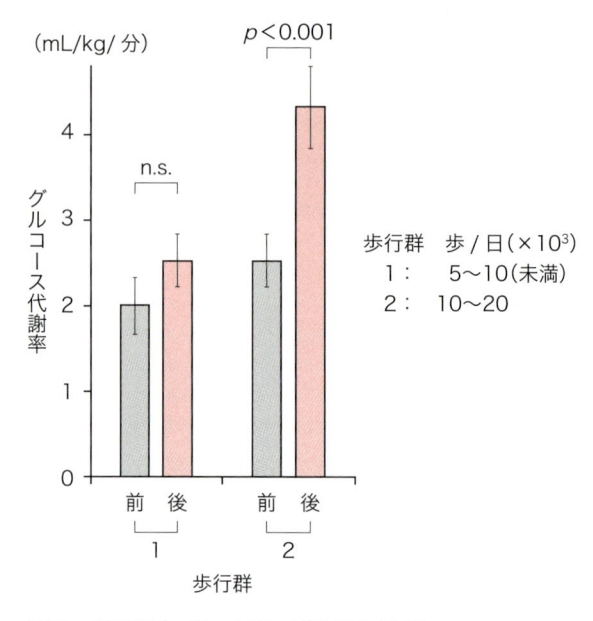

図2　歩行数とインスリン抵抗性の関係
文献5より引用

グをしましょう．（膝を前に出さないようなスクワットやレッグエクステンションを指導：後述図3〜5）

患者 これなら何とかできそうです．でも1人で続けられるでしょうか？

医師 そうですね，ご家族の方と一緒にやると続けられることが多いですね．

説明のポイント

・必ずしも歩くことが必要ではないことを示す
・自力で椅子から立てない方は四肢の筋肉の萎縮（サルコペニア）が進んでおり，そのままでの歩行など体重の移動は危険なこともある
・適切な筋力トレーニングにより膝の痛みが改善することが多い
・筋肉が少しでも増えれば，糖を処理する能力が高まる

2. 筋肉の萎縮は糖尿病そのものの原因になる

　中年以降に糖尿病が増える原因として，骨格筋量の減少（サルコペニア）が指摘されている．筋肉は年齢とともに急激に減少する．ほとんどが速筋線維からなる大腿四頭筋は萎縮しやすい[4]．速筋線維はエネルギー源として糖分しか使えない．筋の萎縮が糖の処理能力の低下につながり，インスリン抵抗性を惹起し最終的に糖尿病が発症すると考えられる．最近問題になっているロコモティブシンドロームはまさにこの骨格筋の萎縮により起こされるものである．筋の萎縮は単に膝の痛みの原因となっているだけではなく，糖尿病そのものの原因ともなっていることが理解できる．

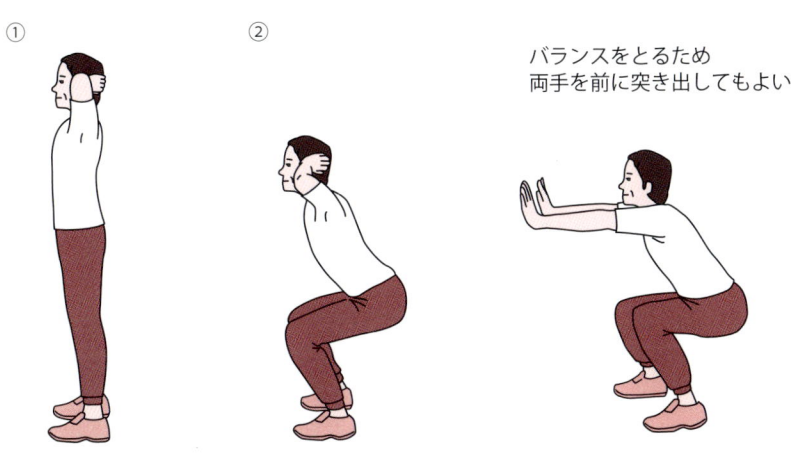

図3 スクワットの方法
①肩幅よりも拳2つ分ぐらい広く脚を開いて立つ．つま先はやや外側に向ける．手は耳の両脇に軽く添える
②3〜4秒かけてゆっくりと腰を下ろしてくる．大腿後面が床と並行になるまで下ろし，1〜2秒静止した後，速やかに立ち上がる．下で反動をつけない
注意点として，横から見て膝がつま先よりも前に出ないようにする（膝の痛みを避けるため）．また，背中を丸めないようにする（腰を痛めないために）
文献6より引用

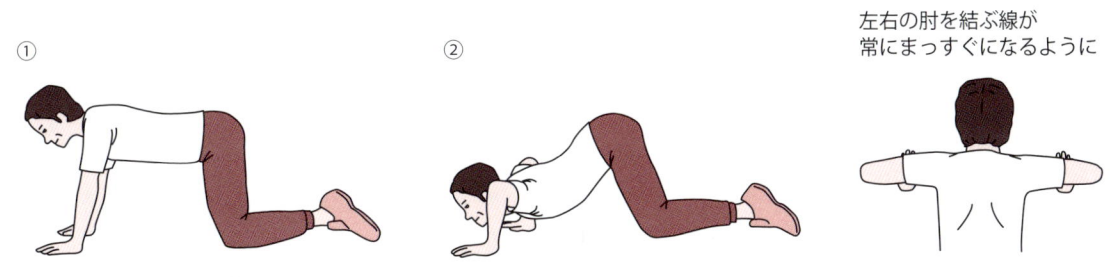

バランスをとるため両手を前に突き出してもよい

図4 プッシュアップの方法
両手・両膝を床につける．両手の幅はスクワットと同じ程度に広めにする．ゆっくりと3〜4秒かけて胸を床に向けて下ろしていく．胸が床につく直前まで行ったら，1〜2秒静止した後，速やかに元に戻す．運動の間，臀部は高い位置に保ったままにする
文献6より引用

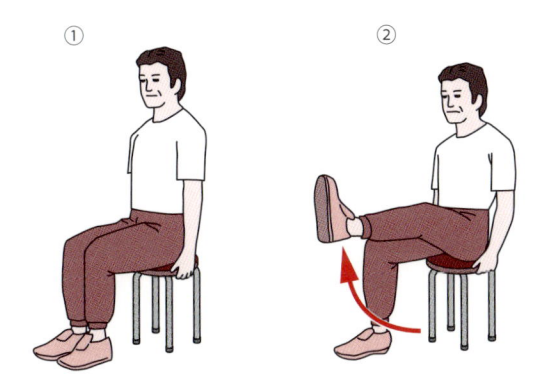

左右の肘を結ぶ線が常にまっすぐになるように

図5 レッグエクステンション
①両手で身体を固定して姿勢よく座り膝を直角にする
②片方の膝をまっすぐに伸ばし，元の位置に戻す

3. おすすめの筋力トレーニング

　実際に**運動を継続するには，できるだけ少ない種目の方がよい**．また，大筋群を鍛えた方が効果が高いことから，スクワット（大腿四頭筋を刺激，図3）とプッシュアップ（大胸筋を刺激，図4）がよい．高齢者で身体が固く，適切なフォームが維持できない場合は，図5のように椅子に腰掛けたまま大腿部を刺激できる種目（レッグエクステンション）もあるので試してほしい．実際，冒頭の症例は，内服薬としてDPP-4阻害薬のアログリプチン（ネシーナ®）も併用したが，レッグエクステンションを継続することにより徐々に膝の痛みも軽減しHbA1cも7.3％から1カ月ごとに6.6％，6.1％と改善した．一般にDPP-4阻害薬単独ではHbA1cは0.7〜0.8％程度の改善がみられる．この症例は，2カ月でHbA1cが1.2％も低下している．食事および運動の併用効果が推測される．

文献・参考文献

1) 宇佐見啓治：肥満を伴うNIDDM患者に対する筋力トレーニングの効果について．第15回日本肥満学会記録，103-105，1994
2) 石井伴房，ほか：糖尿病患者におけるインスリン感受性に及ぼす筋力トレーニングの影響．臨床スポーツ医学，13：933-935，1996
3) 「最新　糖尿病の運動療法ガイド」（中尾一和，ほか/訳），pp193-195，メジカルビュー社，1997
4) Abe T, et al：Effect of 20 day bed rest on muscle morphology. Acta Physiol Scand, 152 Suppl, 1995
5) 「糖尿病運動療法指導の手びき 改訂第2版」（佐藤祐造/編著），南江堂，2001
6) 宇佐見啓治：外来でできる運動指導．治療，90：3071-3075，2008

問題の解答

①×　②×　③○　④○　⑤○

プロフィール

宇佐見啓治（Keiji Usami）
医療法人うさみ内科　理事長，内科・消化器内科
食事と運動は，治療の基本にもかかわらず実際にきちんと指導している医療機関は少ない．筋力トレーニングは適切に指導すれば安全であり効果も大きい．今後も普及に努めていきたい．

第2章 外来診療の疑問

6. ステロイド糖尿病への対処は？

野見山 崇, 柳瀬敏彦

Point

- ステロイド糖尿病はインスリン抵抗性による食後高血糖が中心病態となるため，空腹時血糖だけ見て安心してはいけない
- 外用剤のステロイドも糖代謝を悪化させることがあり，注意が必要である
- 朝にステロイドを内服している場合，昼～夕にかけて血糖上昇が認められることが多い
- 夜間から早朝空腹時の血糖値はむしろ低くなることがあるので，低血糖にも注意する必要がある
- プレドニゾロン使用量が少量の症例では経口糖尿病治療薬による加療が多くの場合，可能である．プレドニゾロン使用量が多い場合には，一時的にせよインスリン加療を必要とする

はじめに

　ステロイドは外用剤，吸入薬，内服薬，注射薬といった多種多様に形を変えて，身近に存在する薬剤である．安易に長期投与すると種々の副作用を起こしてくる．そのなかの1つが糖尿病であり，最も高頻度に認められる副作用の1つといえる．ほかの糖尿病と同様に早期発見・早期介入が重要であるため，ステロイド投与時には，耐糖能異常をいつきたしてもおかしくないことを念頭におき，慎重な経過観察が必要である．

症例

　40歳，女性．27歳時より重症筋無力症を発症し，ステロイドの内服を開始している．糖尿病の既往はなく，ステロイド開始時も血糖は正常値，HbA1cも5％台で経過していたが，1年前より徐々に上昇を認め，現在HbA1c 7.0％，随時血糖181 mg/dLと高値を認めたため，内分泌・糖尿病内科を紹介され受診した．身長153.5 cm，体重65.4 kg，BMI 27.8 kg/m^2，腎機能・肝機能に問題なし．1日の血糖プロファイルは下記の通り食後高血糖を認める．現在糖尿病治療薬の投薬はなく，現疾患に対してタクロリムス（プログラフ®）1回5 mg（夕食後）とプレドニゾロン（プレドニン®）1回40 mg（朝食後）を投与されている．空腹時血清Cペプチド6.93 ng/mLと内因性のインスリン分泌能は保たれている．

〈一日の血糖プロファイル（mg/dL）〉
　朝食前88・後149　昼食前105・後282　夕食前100・後267

> ステロイドを飲んでから，血糖が上がっています．どんな薬からはじめたらいいですか？

問題 このような患者にどのような糖尿病治療薬から開始すればよいか？

以下①〜⑤について○×で答えよ
① スルホニル尿素薬（SU薬）
② 基礎インスリン
③ 追加インスリン
④ DPP-4阻害薬
⑤ α-グルコシダーゼ阻害薬（α-GI）

解答は稿末

1. ステロイド糖尿病の疫学と病態

1 疫学

外因性ステロイドによる糖尿病発症頻度に関しては不明な点が多いが，1962年の疫学調査によれば，ステロイドを投与された疾患群628例のうち糖尿病発症は46例の7.3％と報告されている．

1）ステロイド糖尿病発症には投与期間が重要

ステロイド投与量に応じた発症頻度の増加もあるが，発症には投与期間との因果関係が強く，90日投与で66％に，300日投与では94.2％に発症している[1]．インスリン分泌能が保たれている場合には代償機能が働くが，長期にステロイドが使用された場合や，既存糖尿病例では糖尿病の増悪は避けられない．また，**高齢者，糖尿病の家族歴を有する者，肥満といった2型糖尿病の発症リスクをもつものが高頻度にステロイド糖尿病を発症するため**[2]，そのような背景を有する患者ではステロイド投与前後の耐糖能の注意深い経過観察が必要である．

2）ステロイドは内服薬だけではない

患者自身はステロイド投与に気づいていない場合も多く，詳細な病歴の聴取と同時に患者がかかりつけの医療機関に確認することも重要である．特に皮膚疾患での外用剤の塗布や，整形外科疾患での関節内のステロイド注入などは，見落とされるケースが多く注意が必要である．

2 病態

1）インスリン抵抗性が病態の鍵

ステロイド糖尿病の病態の中心はインスリン抵抗性である（図1）．ステロイドの直接的作用により肝臓からの糖の放出が促進される．また，筋肉や脂肪での異化が亢進することで，糖新生の基質が肝臓に送り込まれる．さらに，グルカゴン分泌を促進し肝糖放出を促進する．また，ステ

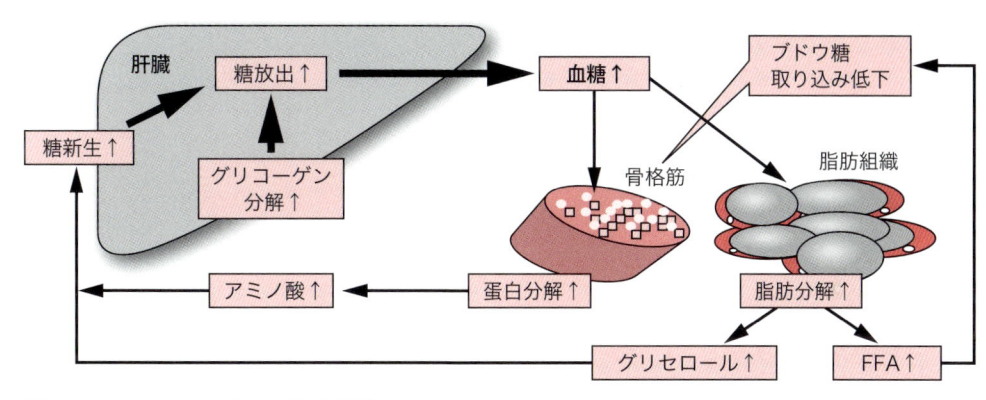

図1　ステロイド糖尿病の発症機構
文献3より引用

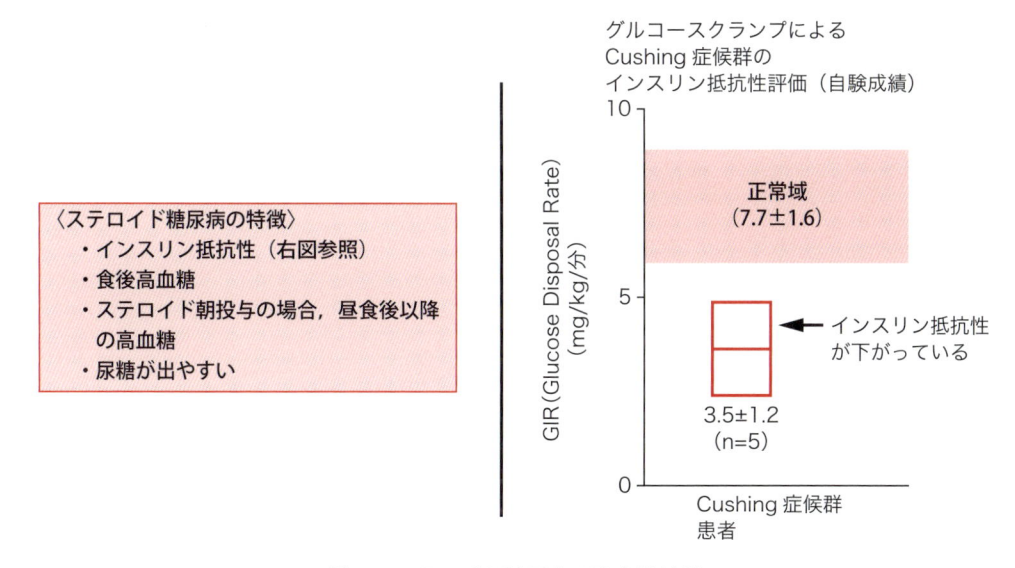

図2　ステロイド糖尿病の臨床的特徴

〈ステロイド糖尿病の特徴〉
・インスリン抵抗性（右図参照）
・食後高血糖
・ステロイド朝投与の場合，昼食後以降の高血糖
・尿糖が出やすい

ロイドはインスリンシグナル伝達抑制や糖輸送担体（GLUT4）の細胞膜へのトランスロケーションを抑制しインスリン抵抗性を惹起するのみならず，最終的には膵β細胞からのインスリン分泌も低下させる[4]．特に冒頭症例のように免疫抑制薬タクロリムス（FK506）と併用されている場合は，タクロリムスにもインスリン分泌低下作用があるため注意が必要である[4]．

2）食後高血糖を見逃さない

図2にステロイド糖尿病の臨床的特徴をまとめた．**インスリン抵抗性と肝糖放出促進に伴う食後高血糖**が中心病態であることから，一般に食後高血糖となりやすい．また**ステロイドの朝投与にもかかわらず，夕食前から夜にかけて血糖が上昇しやすい**等の特徴を有する．そのため，朝外来の早朝空腹時の血糖測定よりも昼外来の随時血糖測定の方が，早期発見につながりやすい．ス

テロイド投与により，内因性のグルココルチコイド分泌はむしろ低下しているため，外来性ステロイドの効果が切れる早朝空腹時には低血糖になりやすく，注意が必要である．

●処方例
　リナグリプチン（トラゼンタ®）　1回5 mg　1日1回（朝食後）　14日間

●処方例1
　ミグリトール（セイブル®）　1回50 mg　1日3回（毎食直前）　14日間
　（食後高血糖を認めない食事タイミングは投薬をしなくても良い場合がある）
●処方例2
　ミグリトール（セイブル®）　1回50 mg　1日2回（昼・夕食直前）14日間

●処方例
　インスリン・リスプロ（ヒューマログ®）
　朝食直前2単位　昼食直前8単位　夕食直前6単位　14日間

---

2. ステロイド糖尿病の診断と治療

1 診断

　ステロイド糖尿病の診断は，ほかの糖尿病に順ずる．したがって，空腹時血糖126 mg/dL以上，随時血糖もしくは糖負荷試験2時間値200 mg/dL以上と，HbA1c6.5％以上で基本的には診断される．しかし，先述の通り空腹時血糖は上昇しにくい臨床的特徴があるため，食後に来院し血糖測定するか，糖尿病疑いと病名を記し，糖負荷試験やHbA1cを測定することが勧められる．

2 治療

　ステロイド糖尿病の治療についての一定した見解は今のところないのが現状である．病態と患者個々の臨床的特徴にあわせての治療が必要である．

1）インスリン抵抗性ではあるが…

　インスリン抵抗性が中心病態ではあるが，インスリン抵抗性を改善するピオグリタゾン（アクトス®）やメトホルミン（メトグルコ®）を投与するケースはあまりない．なぜなら，ピオグリタゾンの副作用の1つである浮腫がステロイドとの併用で増強される懸念があり，また，メトホルミンは早朝空腹時の血糖を下げ，低血糖を惹起することが危惧されるからである．ステロイド糖尿病にピオグリタゾンを投与する場合は7.5 mg/日といった極少量から，メトホルミンは朝1回内服から開始されることが勧められる．なお，一般的にプレドニゾロン使用量が15〜20 mg未満の症例では下記のような経口糖尿病治療薬による加療が，多くの場合，可能である．一方，プレドニゾロン使用量が同量を超える症例では，一時的にせよ，インスリンによる加療を必要とする場合が多い．

2）食後高血糖の是正を中心とした治療を行う

　本例のような初期のステロイド糖尿病の血糖プロファイルは食後高血糖が中心であるため，空腹時血糖を低下させる基礎インスリンやSU薬は，一般には適した治療薬とはいえない．DPP-4阻害薬は近年最も使用されている糖尿病治療薬の1つであり，食後高血糖是正の意味でステロイド糖尿病の病態に適している．また，ステロイドによる肝糖新生を抑制する意味で，グルカゴン分泌抑制作用を有する点も，理にかなっている．ステロイド糖尿病は昼から夕食後にかけての高血糖が特徴のため，半減期の長いDPP-4阻害薬の選択がより有効に作用する可能性があるが，エビデンスはない．ステロイドを投与される患者には原疾患に伴う肝機能障害や腎機能障害を有する患者が多いため，これらに配慮した薬剤選択が望まれる．一例としてリナグリプチン（トラゼンタ®）は半減期が100時間と長く，肝機能障害や腎機能障害の制約を受けないため，ステロイド糖尿病には，比較的使いやすいDPP-4阻害薬といえる．

　食後高血糖を抑制する意味でα-GIは適した薬剤である．可能であれば毎食後の血糖値を測定し，最も高い血糖値を示す食事の前に1日1回から内服を開始し，徐々に増量すると，腹部症状をはじめとした副作用が少なく，最小限の内服量でコントロール可能となる．

　内服薬で十分血糖コントロールができない場合は，追加インスリンを導入する．この際，ステロイド糖尿病の特徴として，朝ステロイドを内服しているため，昼もしくは夕食時の追加インスリン需要量が多くなることに配慮する．また，大量のステロイドを内服しているケースでは，昼食後から夕食前にかけて血糖の上昇を認めることがある．こういった場合には昼の追加インスリンを超速効型ではなく，むしろ速効型のヒト・インスリン（ヒューマリン®R）にすると有効な場合がある．なお，ステロイドは尿糖の排泄閾値を低下させるため，血糖の割には尿糖が出やすい特徴を有する．そのため，治療時のモニターは必ず血糖によって行う．原疾患のコントロールに伴いステロイド投与量が減量される際には，低血糖を起こさぬよう，適時，糖尿病治療薬の減量を考慮する．

●ここがピットフォール
空腹時だけ見ていて大丈夫だと思ったら食後に著明な高血糖になっていた！

●ここがポイント
病態と臨床的特徴を把握し，主に食後高血糖など，ピンポイントで高くなる血糖に適した薬剤で下げにいく！

Advanced Lecture

　最近海外で興味深い研究成果が発表されている[5]．健常人にプレドニゾロン80 mgを投与する際，GLP-1受容体作動薬エキセナチドを静脈内投与しておくと，耐糖能障害や膵β細胞機能障害が軽減される．保険適用の問題はあるものの，こういった予防策がハイリスクの患者においてのみでも可能であれば，よりよい血糖コントロールが早期からできる可能性がある．

　また，初期のステロイド糖尿病では膵β細胞の機能が保たれているため，インスリン過剰分泌

による低血糖を起こすことがある．可能であれば持続血糖モニター（continuous glucose monitoring：CGM）を用いて高血糖のみならず夜間を中心とした低血糖も検出することが望ましい．

おわりに

　ステロイド糖尿病は予測可能な糖尿病である．病態を的確に把握し，早期発見早期介入に努めるべきである．われわれの診断や治療の遅れが，ステロイドを投与せざるを得ない原疾患に加え，糖尿病およびその合併症を進行させ，患者の人生を変えてしまう可能性があることを心して診療に臨んでいただきたい．

Column：どっちが大事なんだ！？

　私はかつて，こんな患者に遭遇したことがある．軽症の2型糖尿病患者で，経口薬にてHbA1c 6％台前半でコントロールされていた．右顔面神経麻痺があり，食事摂取時も口角から食物がこぼれてしまうほどで困っていたが放置されていた．担当医になぜ治療しないのですかと聞くと，"この患者さんは糖尿病があるからステロイドが投与できません"と答えが返ってきた．確かにステロイド投与により血糖の上昇が見込まれるが，血糖は糖尿病治療薬やインスリン注射を用いてコントロール可能である．経口摂取もままならない現状を放置する方が患者のQOLを間違いなく損なっている．

　ステロイド投与で血糖が上昇することを案じることは大切なことであるが，患者のQOLや全身状態を鑑み，必要であれば投与するべきである．糖尿病にステロイドは禁忌といった固定概念にとらわれず，必要な治療は施していただきたい．

文献・参考文献

1) 後藤由夫：私の糖尿病50年－糖尿病医療の歩み－．22. ステロイド糖尿病．糖尿病ネットワーク http://www.dm-net.co.jp/gotoh/22
2) Kim SY, et al：Incidence and risk factors of steroid-induced diabetes in patients with respiratory disease. J Korean Med Sci, 26：264-267, 2011
3) 野見山崇，ほか：他の疾患，条件に伴う糖尿病．日本臨床，70 Suppl 3：414-417, 2012
4) 福井道明，中村直登：二次性糖尿病・薬剤性糖尿病．日本臨床，70 Suppl 3：170-174, 2012
5) van Raalte DH, et al：Glucagon-like peptide-1 receptor agonist treatment prevents glucocorticoid-induced glucose intolerance and islet-cell dysfunction in humans. Diabetes Care, 34：412-417, 2011

問題の解答

①×　②×　③〇　④〇　⑤〇

プロフィール

野見山 崇（Takashi Nomiyama）
福岡大学医学部内分泌・糖尿病内科
最近われわれはインクレチン関連薬の臨床・基礎研究を精力的に行っております．研修医の皆さん，血糖コントロールは人生設計です．糖尿病のエキスパートとなり，患者さんの人生の伴走者となりましょう．当科にご興味がおありの方はぜひホームページをご覧ください．また，私は"糖キング（Talking）"というコラムを書いておりますので，よかったらご覧ください．
当科ホームページ：http://www.med.fukuoka-u.ac.jp/interna5/index.html
コラム糖キング：http://meinohama.futata-cl.jp/doctor/nomiyama_03.html

柳瀬敏彦（Toshihiko Yanase）
福岡大学医学部内分泌・糖尿病内科

第2章 外来診療の疑問

7. 自覚症状がない低血糖への対応は？

北岡治子

> **Point**
> ・低血糖の症状は，自律神経症状のみではないことを理解する
> ・低血糖の中枢神経症状，特に作業能力への影響について理解する
> ・一定期間低血糖を避けることで，低血糖に対する自律神経反応は回復することも明らかとなっている

はじめに

　低血糖は，インスリン療法で最もよくみられる有害事象で，特に低血糖に対する自律神経反応の低下や**無自覚低血糖**は重大な身体的症状を伴い，さらに低血糖に対する不安などの精神的症状を伴う．そのため，至適血糖コントロール達成のための障壁となっている．
　さらに，昨今，自動車事故との関連もクローズアップされ，糖尿病患者の運転時低血糖，および自動車事故に関する本邦におけるアンケート調査では，回答者1,009名の約14％が事故経験者であり，運転時の低血糖経験者は約9％であったことが報告されており[1]，悲惨な自動車事故防止という観点からも低血糖に対する指導の強化が望まれる．

> **症例**
> 　32歳の看護師で，18歳から1型糖尿病で加療中．仕事から帰る途中の出来事である．夜勤明けであったが，多忙で朝食を十分に摂れていなかった．彼女は車を駐車場のどこにとめたかをすぐに思い出せなかったが，そのことについて何も考えなかった．家への運転中，周囲の1台の車が，クラクションを鳴らして，彼女の車に並びながら，車を道路の片側に寄せるよう大声を掛けた．彼女が車を道路の片側に寄せたとき，その運転者は彼女に「どこか具合が悪いのか，なぜ道からはずれていたのか」と尋ねた．彼女は「よくわからないが，糖尿病のせいかもしれない」と答えたので，車に戻ってコーラをもってきて「さあ，これを飲みなさい」と彼女に渡した．彼女はまもなく正常の機能レベルに回復し，間一髪，交通事故を免れた．

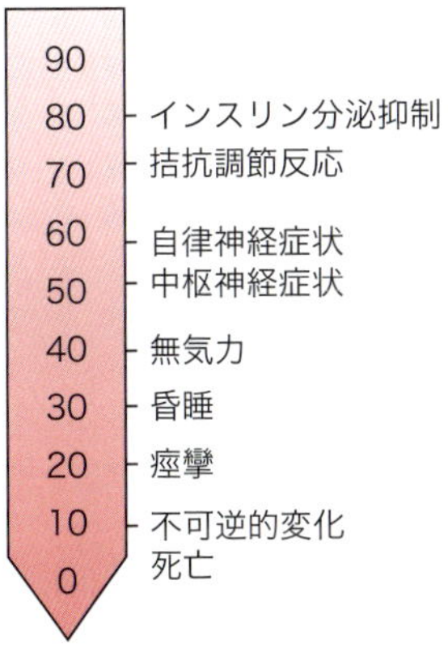

血糖値	種類	症状	徴候
70〜50 mg/dL	自律神経刺激症状	いらいら 手足のふるえ 空腹感 ボーとした感じ	顔面蒼白 冷汗 頻脈・動悸 硬直した表情
50〜35 mg/dL	中枢神経症状 （軽〜中）	人格変化 意識混乱 集中力低下 脱力	異常行動 （ときに多動） 幻覚 筋痙攣
40 mg/dL〜	中枢神経症状 （重）	意識消失 昏睡	腱反射亢進 病的反射 片麻痺 てんかん

90 ─
80 ─ インスリン分泌抑制
70 ─ 拮抗調節反応
60 ─ 自律神経症状
50 ─ 中枢神経症状
40 ─ 無気力
30 ─ 昏睡
20 ─ 痙攣
10 ─ 不可逆的変化
 0 ─ 死亡

図1 血糖低下に伴う生態反応
文献2より引用

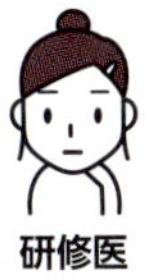

研修医：無自覚低血糖患者への対応はどうしたらいいですか？

問題 このような患者にどのように対応すればよいか？

以下①〜⑤について○×で答えよ
① 一定期間低血糖を避けることが最も重要である
② 低血糖による自律神経症状について指導する
③ 低血糖による中枢神経症状について指導する
④ 血糖を常に高めにするように指導する
⑤ 今後の血糖を予測する方法について指導する

解答は稿末

1. 低血糖の症状と無自覚低血糖

　血糖の低下に伴って生体は階層的な反応を示し，血糖値が80 mg/dL付近まで低下すると，まずインスリン分泌が抑制され，70 mg/dL以下になるとインスリン拮抗ホルモン（グルカゴン，カテコラミン，成長ホルモンなど）の分泌が開始される．60 mg/dL前後になるとカテコラミンやアセチルコリンの分泌が増加し，**自律神経症状**（空腹感，発汗，動悸，振戦，不安，いらいら感など），いわゆる警告症状が出現する．血糖が50 mg/dL以下になると**中枢神経症状**として，脱力感，ふらつき，視力異常，思考困難，認知能力低下などが出現し，ついには痙攣や意識障害（昏睡）へと進行する（図1）[2]．しかし，低血糖の症状は，きわめて広範であり，かつ非特異的であること，測定された血糖値と症状は必ずしも一致しないことがあること，さらにブドウ糖投与によっても直ちに症状が消失しないことがあることを念頭におかねばならない．

□ 開始時　■ 低血糖予防3カ月経過後　■ 対照

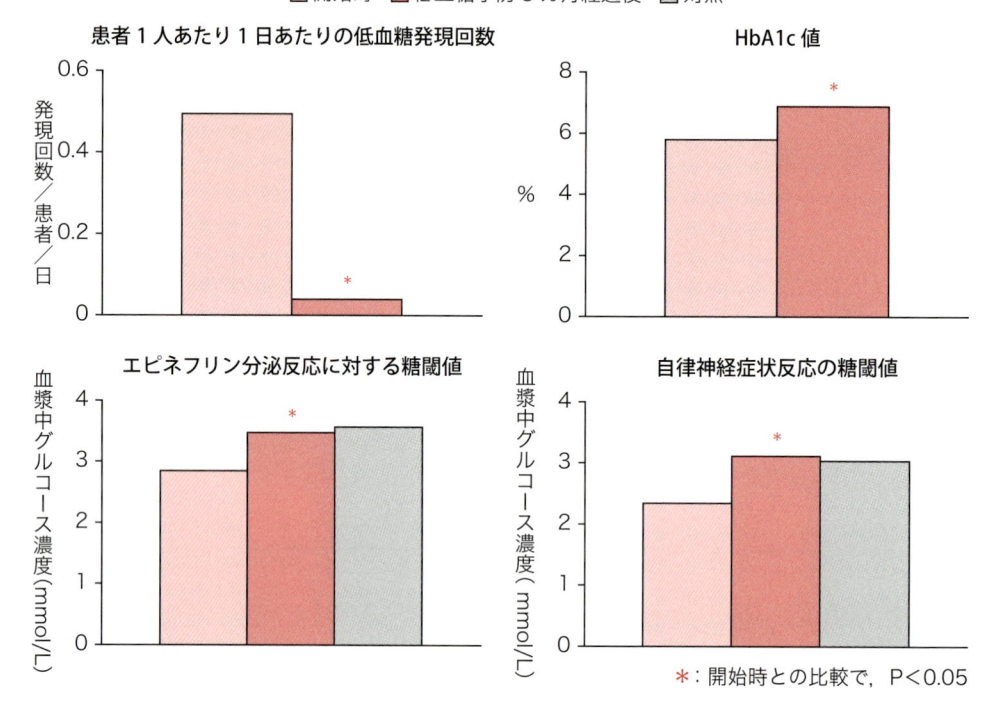

図2　厳格な低血糖予防施行3カ月経過後の自律神経反応
文献4を参考に作成
- 低血糖発現回数は低血糖回避試験期間3カ月で有意に減少した
- これによりHbA1c値の小さいが統計学的有意な増加が生じた
- 重要なのは，厳格な低血糖予防3カ月後に，エピネフリン分泌反応および自律神経症状反応に対する糖閾値が双方とも有意に低下し，非糖尿病症例の場合と同等であったことである

＊：開始時との比較で，P＜0.05

　原則的には大脳機能障害が表れる前に低血糖に対する拮抗調節反応による自律神経症状（すなわち警告症状）が表れるので低血糖に自己対処できるが，これらの反応が低下し，警告症状が表れず，あるいは自覚することなく突然に痙攣や意識障害などの中枢神経症状を起こす場合を"**無自覚低血糖**"と呼ぶ[3]．

　以前は，無自覚低血糖は自律神経障害によるものと考えられていたが，現在では，低血糖が反復して起こると，血糖低下に対する自律神経反応が低下するために生じると考えられている．無自覚低血糖は中枢神経症状が中心となるので重症低血糖になりやすいと考えられる．しかし，自律神経障害がない患者さんでは，一定期間低血糖を避けることで，低血糖に対する自律神経反応は回復することも明らかとなっている（図2）[4]．

2. 血糖認識トレーニング

　血糖認識トレーニング（Blood Glucose Awareness Training：BGAT）はVirginia大学のCoxらによって，血糖に関する外部情報（食事・運動・インスリンの血糖に対する効果）とともに内部情報（血糖が及ぼす身体症状・作業能力・気分や感情）について学習し，高・低血糖の認識を

表1　内部キューとしての低血糖と高血糖の症状

身体症状キュー	作業能力キュー	気分キュー	高血糖の特異キュー
・震え ・動悸 ・顔面紅潮 ・発汗 ・手が温かい ・手が冷たい ・頻脈 ・胃部不快感 ・息が重苦しい ・頭痛 ・衰弱あるいは倦怠 ・強い空腹感 ・足のうずき ・瞳孔散大 ・冷感 ・足が重たい	・緩慢 ・頭がぼんやりする ・発音不明瞭 ・眠気 ・口唇，口のしびれ ・視力がぼやける ・集中困難 ・思考遅延 ・ことばが見つからない ・めまい ・動作がぎこちない	・悲しい ・リラックス ・自信過剰・大胆 ・元気旺盛 ・落ち着きがない ・びくびくする ・幸せ ・不安 ・神経質 ・苦悩 ・がんこ ・心配 ・いらいらする ・欲求不満 ・怒り	・頻尿 ・鼻，口，喉，目の乾燥 ・口渇 ・甘い，奇妙な味 ・痛覚過敏

文献5より引用

高めるために開発されたトレーニング法である[5]．BGATではまず低血糖や高血糖を認識したり予想することがなぜ重要なのかを意識させ，いつ血糖が高く，あるいは低くなりそうかを予想できるようになること（特に夜間低血糖防止に重要），さらに，血糖が高いあるいは低いことを知る手がかりとなる症状をよく認識できるようになること，低血糖や高血糖をどのように効果的に治療するかを学ぶこと，に目標が設定されている．

　具体的には，最初は身体症状キューに目を向けることから始まり，コースが進むにつれ，順次作業能力キューや気分/感情キューなどテーマ（表1）を追加しながら，各人が血糖を測定したときどのような症状を感じたか，あるいは食事・運動・インスリンが今どのような効果を示しているかを考え，そのときの血糖を推測する．そして，実際に血糖を自己測定し，推測した血糖値と実測値とを**エラーグリッド**に照らし合わせて，自分の血糖の推測がA＝正確な推定，B＝良性エラー，C＝治療し過ぎのエラー，D＝見落としのエラー，E＝治療を誤らせるエラーの各ゾーンのどれにあたるかを判定する（図3）．そして，もし低血糖でも症状がわからなかった場合は身落としたキューがないかをもう一度見直すとともに，高血糖や低血糖の原因となった行動を考えて分析する．これを「血糖日記」として記入していくことで，フィードバックしていくトレーニングである（図4）．

　作業能力キューや気分/感情キューは今まであまり用いられていなかったが，これらの症状は軽度の低血糖のときから出現し，自律神経症状が消失してしまった患者でも最後まで保たれるので，無自覚低血糖に陥った患者には特に有用である．また，血糖認識トレーニングでは運転中に起こりうる**作業能力キュー**についても詳細に記されている（表2）．

　症例においても，思考の遅延や，集中困難などの作業能力キューを理解していれば，重症低血糖は防ぐことができたはずである．また，これらのトレーニングにより，重症低血糖の予防をはじめ，拮抗ホルモンの反応の改善，自動車事故の減少に有用であることが報告されており[6〜8]，日本でも普及が望まれる．

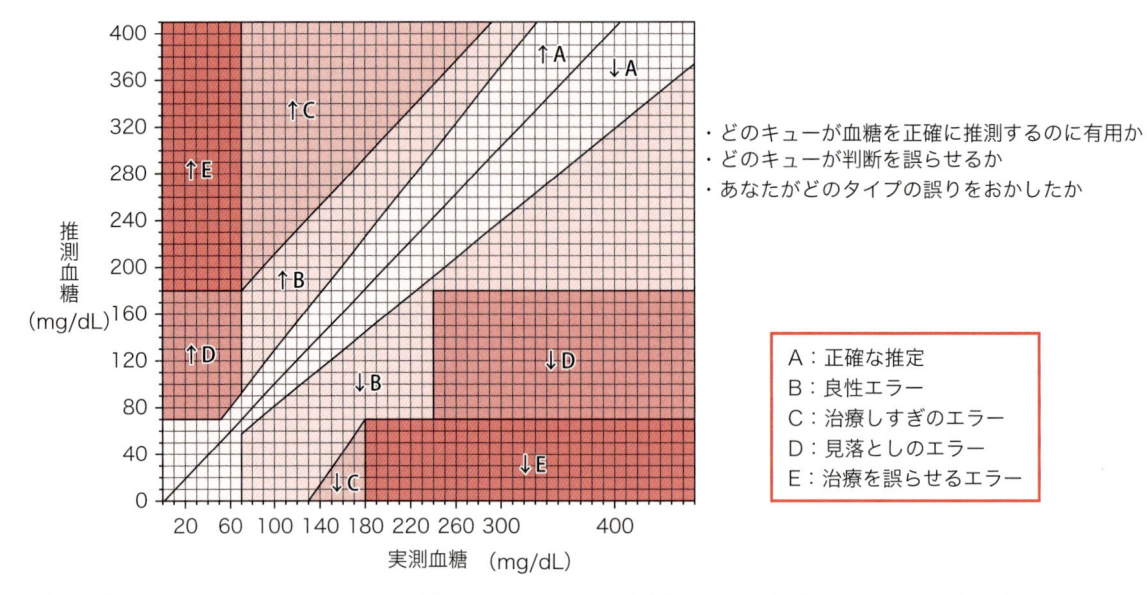

図3 どのようにしてエラーグリッドを使うか，あなたの血糖推測がいかに正確であったかを評価する
文献5より引用

・どのキューが血糖を正確に推測するのに有用か
・どのキューが判断を誤らせるか
・あなたがどのタイプの誤りをおかしたか

A：正確な推定
B：良性エラー
C：治療しすぎのエラー
D：見落としのエラー
E：治療を誤らせるエラー

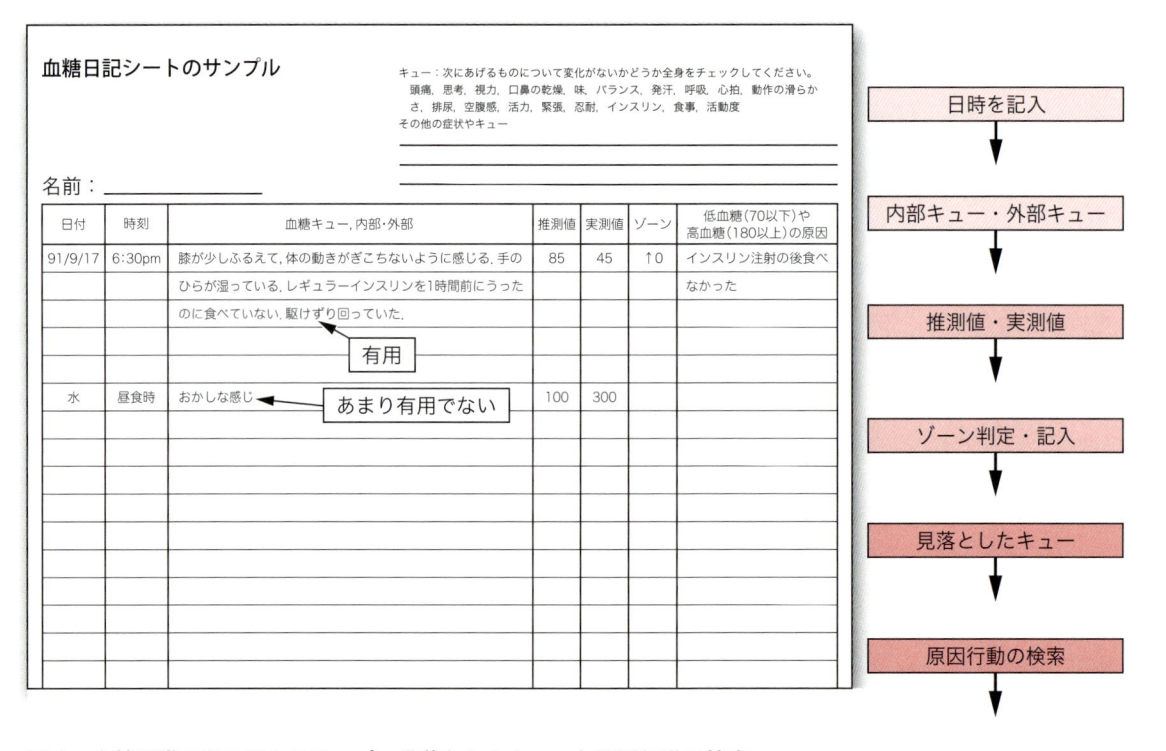

図4 血糖認識日記の記入ステップ～見落としたキューと原因行動の検索
振り返りとして役立つものとなるよう，詳細に記載してもらう
文献5より引用

表2　運転中におこりうる略式作業能力キュー

・なかなか真直ぐな線上を進めない
・下手な運転をカバーするためにいつもよりゆっくり運転する
・道がわからない
・停止信号や標識を走り抜ける
・他のドライバーがあなたに警笛を鳴らす
・前の車にぴったりついて運転する
・停止線や駐車している車の前に急にとまる

文献5より引用

Advanced Lecture

■ 患者指導の際の注意点

　低血糖に関して指導する際に留意しないといけない点として，往々にして患者さんは他者から低血糖に関して注意や指示を受けることを嫌がることがあげられる．ときに，自分が低血糖であることを認めたくないときや，気が散っていて低血糖の症状に気づかないときがあるようである．このような観点からも，自分から積極的に低血糖を認識できるように指導する必要がある．

おわりに

　最近，低血糖によると思われる自動車事故の報道が散見される．インスリン治療中の患者さんが，結果として治療による不利益を被らないように，的確な指導が医療者に求められている．

文献・参考文献

1) 安田圭吾：糖尿病の療養指導Q＆A（2）運転時の低血糖．PRACTICE，23：666-667，2006
2) Mitrakou A, et al：Hierarchy of glycemic thresholds for counterregulatory hormone secretion, symptom, and cerebral dysfunction. Am J Physiol, 260：E67-74, 1991
3) Heller SR & Cryer PE：Reduced neuroendocrine and symptomatic responses to subsequent hypoglycemia after 1 episode of hypoglycemia in nondiabetic humans. Diabetes, 40：223-226, 1991
4) Fanelli CG, et al：Meticulous prevention of hypoglycemia normalizes the glycemic thresholds and magnitude of most of neuroendocrine responses to, symptoms of, and cognitive function during hypoglycemia in intensively treated patients with short-term IDDM. Diabetes, 42：1683-1689, 1993
5) 「血糖認識トレーニング」（谷口洋，北岡治子/訳　Cox DJ，ほか/原著），診断と治療社，2004
6) Cox DJ, et al：A multicenter evaluation of blood glucose awareness training-II. Diabetes Care, 18：523-528, 1995
7) Kinsley BT, et al：Blood glucose awareness training and epinephrine response to hypoglycemia during intensive treatment in type 1 diabetes. Diabetes Care, 22：1022-1028, 1999
8) Cox D, et al：Driving mishaps and hypoglycaemia：risk and prevention. Int J Clin Pract Suppl, 123：38-42, 2001

問題の解答

①○　②×　③○　④×　⑤○

プロフィール

北岡治子（Haruko Kitaoka）
清恵会病院　院長
専門：糖尿病・内分泌
長年，糖尿病の臨床に携わるなかで，20年程前に療養指導におけるブレークスルーを求めて，ジョスリン糖尿病センターのJacobson教授（The Section on Behavioral and Mental Health）のもとへ留学し，心理・行動医学的手法を学びました．これを糧に，糖尿病教育コースにおいてメンタルヘルスに配慮したプログラムを開発・実践することに，そして，今回述べたBGATの普及にも日々努力したいと考えています．

第2章 外来診療の疑問

8. 糖尿病患者における抜歯時の抗血栓療法への対応は？

小川　晋

●Point●

- 糖尿病における抜歯時の抗血栓療法変更に関して，非糖尿病と比較して特別な注意喚起はない．非糖尿病例に準じた対応をとる
- 侵襲の大きい手術であれば抗血栓療法の中止もしくは変更の必要があるが，<u>抜歯術ほどの侵襲であれば抗血栓療法は中止，変更せずに手術を行い，止血に十分留意する</u>
- 抗生物質の継続投与により抗凝固療法が影響される危険があるため，抗生物質投与は原則1回である．これを可能にするためには<u>血糖コントロールを良好にしておく必要がある</u>

症例

67歳男性．45歳時に糖尿病を指摘，以来食事療法に加えインスリン治療を受けていた．血糖コントロールは，HbA1c値が6.4〜7.1％の状態であった．腎機能障害はなく，糖尿病性合併症も指摘されていない．数年前に軽い脳梗塞をきたし再発防止のため，バイアスピリン®とプラビックス®を処方されている．数日前より歯の痛みがあり歯科受診したところ，抜歯手術が必要と言われた．歯科より抗凝固療法の中止の是非について問い合わせがあった．

研修医：抜歯の際，抗血栓療法を止めた方がいいですか？

問題 症例の問い合わせにどのように対応したらよいか？

あなたの返事として正しいのは？以下①〜⑤について○×で答えよ

① 抜歯に際して出血のリスクが大きいので抗血栓療法は手術1週間前より中止してもらう
② 抜歯に際して出血のリスクが大きいので抗血栓療法は手術1日前より中止してもらう
③ 抜歯に際して出血のリスクが大きいので抗血栓療法は手術当日に中止してもらう
④ 抜歯に際しての出血リスクより抗血栓療法を中止する方が，リスクが大きいので抗凝固療法は中止しない
⑤ 手術中は脳梗塞のリスクが増すので，抗血栓療法を増強する

解答は稿末

はじめに

高齢者の増大，糖尿病の増大などにより心血管イベント発症も増大し，抗血栓療法を受けている症例数は著名に増大している．一方，同時に歯周病患者数も増大し，抜歯が必要な症例数も増加している．そのため日常診療では，心血管イベントの既往を有し抗血栓療法を受けている糖尿病例で抜歯が必要な例にしばしば遭遇する．しかしこのような場合，投与されている抗血栓療法の扱いで悩んでしまうことが多い．近年多くの抗血栓薬が開発，発売されたためその対応が混乱していることも一因と思われる．

■ 抜歯と糖尿病

糖尿病患者では，歯周病が高頻度で存在するとされており[1]，抜歯に至る例も少なからず存在する．また高齢者の2人に1人が糖尿病を患っているとされており，高齢者数の著しい増大を考慮すると抜歯を必要とする糖尿病患者は多数存在すると推定される[2〜4]．一方，糖尿病患者では血管障害や心房細動合併により抗血栓療法を受けている例が多く，観血的処置を行う場合に抗血栓薬の服用を継続すべきか否かが臨床的に問題視されてきた．

一方，高血糖は術後感染症合併や創傷治癒の遅延を引き起こすため，糖尿病患者の抜歯に際しては厳格な血糖コントロールや十分な抗生物質の投与が推奨されてきた[5,6]．しかし抗生物質の投与は凝固系に影響を及ぼす可能性もあり，また薬剤の相互作用による抗血栓薬の血中濃度の上昇などの懸念もある．

厳格な血糖コントロール達成のために周術期には強化インスリン療法の導入が推奨されてきた．しかし近年の検討では，侵襲の大きくない通常抜歯手術では，血糖コントロールが良好に維持されている状態であれば経口血糖降下薬（oral hypoglycemic agent：OHA）による治療でも問題がないとされている[7]．

近年では，**抜歯時に抗血栓療法を継続しても出血イベントは増えないこと，むしろ中止により重篤な心血管イベントが発症することなどから抗血栓療法を抜歯時に中止する必要はない**というのが一般的である[8]．しかし，この2010年版ガイドライン[8]では糖尿病患者における抗凝固療法の扱いが特別記載されているわけではなく，糖尿病の有無に関係なく抜歯時の抗血栓療法の取り扱いは統一されているように思われる．よって以下はこのガイドラインに準じて記載していこうと思う．

表　主な抗血栓薬とその分類

1. 抗凝固薬	1) 経口	①ワルファリンカリウム（ワーファリン®）， ②直接トロンビン阻害薬：ダビガトラン（プラザキサ®） ③第X因子阻害薬：リバーロキサバン（イグザレルト®）， 　アピキサバン（エリキュース®），エドキサバン（リクシアナ®）
	2) 非経口	①ヘパリン ②抗トロンビン薬：アルガトロバン（ノバスタン®，スロンノン®） ③フォンダパリヌクス（アリクストラ®）
2. 抗血小板薬		①アスピリン（バイアスピリン®，バファリン配合錠A81）， ②チクロピジン塩酸塩（パナルジン®，チクロピン®）， ③クロピドグレル硫酸塩（プラビックス®）， ④プラスグレル塩酸塩（エフィエント®）， ⑤ジピリダモール（ペルサンチン®，アンギナール®）， ⑥シロスタゾール（プレタール®）， ⑦エイコサペント酸エチル（エパデール®）， ⑧サルポグレラート塩酸塩（アンプラーグ®）， ⑨トラピジル（ロコルナール®）， ⑩ベラプロストナトリウム（ドルナー®，プロサイリン®）， ⑪リマプロストアルファデクス（オパルモン®，プロレナール®）
3. 血栓溶解薬		組織型プラスミノーゲンアクチベーター：ウロキナーゼ

（　）は商品名

抗血栓薬は表のように抗凝固薬，抗血小板薬，血栓溶解薬の3つに分類される．

1. 抗凝固薬

　凝固系に作用して血液を固まりにくくする薬剤である．通常，抜歯時に投与されている可能性が高いのは経口型のものだけと考えられるので，経口型のワルファリン，直接トロンビン阻害薬ダビガトラン，第X因子阻害薬リバーロキサバンとアピキサバンについて検討したいと思う．**原則，抗凝固療法は抜歯時には中止せず継続する．**

1 ワルファリン服用例

　ワルファリン（ワーファリン®）はクマリン誘導体の1つで，凝固因子のうち第Ⅱ因子（プロトロンビン），第Ⅶ因子，第Ⅸ因子，第X因子合成の補因子ビタミンKに対する拮抗作用により抗凝固作用をもつ薬剤である．現在でも多く使用されている抗凝固薬の1つである．

　ワルファリン服用例であってもその服用を中止すると，その約1％に血栓塞栓症が発症し重篤化することが報告されている[9〜11]．さらに，抜歯時にワルファリンを継続した場合〔prothrombin time international normalized ratio（プロトロンビン時間国際標準比）：PT-INR，以下INR＝3.0〜4.0〕と中止した場合で，術後出血発症率に差がないことから，**ワルファリンを継続したまま抜歯を行うことが妥当とされている**[12]．**日本人を対象にした検討では，経口抗凝固薬服用下においてもINR＜3.0であれば抜歯手術において術後出血率は約4％であり，局所止血処置で止血が可能である**とされている[13]．術後出血は術後1〜5日（中央値3日）で多く発症し，抜歯部

位の急性炎症や外科的侵襲の大きさによって影響を受けるとされている[14]．**INR測定は抜歯術前72時間以内に行い，可能であれば当日測定が望ましい**[15,16]．これらはワルファリン単独でも他の抗凝固療法併用でも同様とされている[13]．またワルファリン投与抜歯術施行例では，感染性心内膜炎予防のために抗生物質投与が行われるが，**1回投与であればINRは変化しない**とされている．しかし持続投与では腸内細菌叢が変化しビタミンK不足に陥るためINRが上昇し出血リスクが増大することがあるため注意が必要である[15,16]．糖尿病ではその易感染性のため，抗生物質が大量持続投与になりやすいため注意を要する．また術後の鎮痛薬の使用には注意が必要である．非ステロイド性抗炎症薬（NSAIDs）やcyclooxigenase-2（COX-2）阻害薬はINRを上昇させ出血をきたす危険があるので使用は極力避けるべきである．アセトアミノフェンも2～4 g/日投与でINR上昇をきたす場合もある．しかしNSAIDsやCOX-2阻害薬よりは出血トラブルは少ないとされている[16,17]．いずれにしてもINRを頻回に測定しながら細やかに対応することが必要である．

2 直接トロンビン阻害薬（ダビガトラン：プラザキサ®）

トロンビンの競合阻害作用をもち，フィブリノゲンのフィブリンへの転換を抑制する．

本剤の半減期が12～24時間であるため，侵襲の大きな手術では24時間前までの投与中止が推奨されているが，**通常の抜歯術であれば中止しなくともしっかり止血処置を行えば出血トラブルは少ない**と言われている．高齢者や腎機能低下例では出血をきたしやすいため十分な配慮が必要である．

3 第X因子阻害薬（リバーロキサバン：イグザレルト®，アピキサバン：エリキュース®，エドキサバン：リクシアナ®）

トロンビンの活性化を促進する第Xa因子（活性化した第X因子）を阻害する物質．補因子なしに阻害する直接阻害薬と，補因子としてアンチトロンビンIIIを必要とする間接阻害薬がある．リバーロキサバン，アピキサバン，エドキサバンは直接第Xa因子阻害薬である．間接阻害薬としてはフォンダパリヌクス（アリクストラ®）があるが注射薬である．またエドキサバンは整形外科手術の術後2週間ほどの服用が適応であり服用中に抜歯になる可能性は少ないと思われる．いずれにしても**抜歯時の中止は推奨されていない**．ただし以下の注意が必要である．

リバーロキサバンやアピキサバンは腎機能低下により血中濃度も作用も約2倍になるとされており，腎機能低下例では減量することが推奨されているが，eGFR＜30 mL/分/1.73 m^{2}の例での抜歯時の用量調節については正式な推奨がない（eGFR＜15 mL/分/1.73 m^{2}では使用禁忌である）．これらの半減期が5～13時間であることから，侵襲の大きい手術であれば前日までに中止すべきと思われるが，これも特に正式なコメントはない．リトナビル，ケトコナゾール，フルコナゾール，クラリスロマイシン，エリスロマイシン，などとの併用では作用が1.5倍ほどに増強されることが報告されており，フルコナゾールを除くアゾール系抗真菌薬との併用は禁忌である．一方，リファンピシンとの併用で作用が減弱することも報告されている．アスピリンやクロピドグレルとの併用では抗凝固作用は増強しないとされているが，ナプロキセンやワルファリンとの併用では作用が増強する可能性が示唆されており，複数の抗凝固薬投与例は注意が必要である．急性細菌性心内膜炎では，血栓剥離による血栓塞栓のリスクがあるため投与禁忌とされている．

2. 抗血小板薬

　抗血小板薬においても，抗凝固薬と同様，抜歯に際して中止することなく継続することが推奨されている．これは抗血小板薬を中止すると脳梗塞などの重篤な血栓症発症のリスクが増大するからである．脳梗塞後遺症例などでは再発予防のため抗血小板薬を服用している例が多いが，これらの例においては抗血小板薬を中止すると脳梗塞再発率が3.1倍になる[18]．また抗血小板薬を継続して抜歯を行った場合の術後出血発症頻度は約2％であり増大しない[11]ため，抗血小板薬も中止せず継続のまま抜歯を行うことが推奨されている[8]．ちなみに侵襲の大きい大手術時には，アスピリンおよびチクロピジン塩酸塩は10〜14日前，シロスタゾールは3日前，クロピドグレルは14日前から中止することが推奨されている．ワルファリン療法ではINRを用いてモニターするが，抗血小板療法では適切なモニター方法がない．よく言われる出血時間もあまりあてにならない．**通常量の抗生物質を投与することにより抗血小板作用が増強して術後出血をきたす危険性は低いとされている．**

　抗生物質と抗血小板薬の相互作用の報告は少ないが，シロスタゾールとエリスロマイシン併用でシロスタゾールの血中濃度が上昇したとの報告がある．**抗凝固薬と同様，NSAIDsやCOX-2阻害薬は抗血小板作用を増強する可能性があるので使用は極力避けるべきである．**アセトアミノフェンは抗血小板作用増強が少ないとされている．

3. 推奨止血方法

　酸化セルロース綿もしくはゼラチンスポンジを抜歯窩に挿入し，創縁を縫合しガーゼによる圧迫止血を行う方法が推奨されている[19, 20]．

文献・参考文献

1) Bascones-Martínez A, et al：Diabetes and periodontal disease. Review of the literature. Am J Dent, 27：63-67, 2014
2) Taylor GW, et al：Diabetes, periodontal diseases, dental caries, and tooth loss：a review of the literature. Compend Contin Educ Dent, 25：179-184, 186-188, 190, 2004
3) Püllen F, et al：Tooth extractions in general and due to periodontal reasons in three dental practices：a case-control study. Quintessence Int, 44：327-338, 2013
4) Hull PS, et al：The reasons for tooth extractions in adults and their validation. J Dent, 25：233-237, 1997
5) Rosenberg CS：Wound healing in the patient with diabetes mellitus. Nurs Clin North Am, 25：247-261, 1990
6) McMurry JF Jr：Wound healing with diabetes mellitus. Better glucose control for better wound healing in diabetes. Surg Clin North Am, 64：769-778, 1984
7) Huang S, et al：The healing of dental extraction sockets in patients with Type 2 diabetes on oral hypoglycaemics：a prospective cohort. Aust Dent J, 58：89-93, 2013
8) 「科学的根拠に基づく抗血栓療法患者の抜歯に関するガイドライン2010年版」（日本有病者歯科医療学会，日本口腔外科学会，日本老年歯科学会/編），学術社，2010
9) Wahl MJ：Dental surgery in anticoagulated patients. Arch Intern Med, 158：1610-1616, 1988
10) Blacker DJ, et al：Stroke risk in anticoagulated patients with atrial fibrillation undergoing endoscopy. Neurology, 61：964-968, 2003
11) Yasaka M, et al：Ischemic stroke associated with brief cessation of warfarin. Thromb Res, 118：290-293, 2006
12) Nematullah A, et al：Dental surgery for patients on anticoagulant therapy with warfarin：a systematic review and meta-analysis. J Can Dent Assoc, 75：41, 2009

13) Morimoto Y, et al：Hemostatic management of tooth extractions in patients on oral antithrombotic therapy. J Oral Maxillofac Surg, 66：51-57, 2008
14) Morimoto Y, et al：Risk factors affecting postoperative hemorrhage after tooth extraction in patients receiving oral antithrombotic therapy. J Oral Maxillofac Surg, 69：1550-1556, 2011
15) Perry DJ, et al；British Dental Society：Guidelines for the management of patients on oral anticoagulants requiring dental surgery. Br Dent J, 203：389-393, 2007
16) Aframian DJ, et al：Management of dental patients taking common hemostasis-altering medications. Oral Surg Oral Med Oral Pathol Oral Radiol Endod, Suppl：S45. e1-11, 2007
17) Souto JC, et al：Oral surgery in anticoagulated patients without reducing the dose of oral anticoagulant：a prospective randomized study. J Oral Maxillofac Surg, 54：27-32, 1996
18) Bezerra DC, et al：Resolution of bilateral thalamic lesions due to deep cerebral venous thrombosis. Arch Neurol, 62：1638-1639, 2005
19) Blinder D, et al：Dental extractions in patients maintained on continued oral anticoagulant：comparison of local hemostatic modalities. Oral Surg Oral Med Oral Pathol Oral Radiol Endod, 88：137-140, 1999
20) Halfpenny W, et al：Comparison of 2 hemostatic agents for the prevention of postextraction hemorrhage in patients on anticoagulants. Oral Surg Oral Med Oral Pathol Oral Radiol Endod, 92：257-259, 2001

問題の解答

①× ②× ③× ④○ ⑤×

プロフィール

小川　晋（Susumu Ogawa）
東北大学高度教養教育・学生支援機構　准教授
東北大学病院腎・高血圧・内分泌科
専門：糖尿病，糖尿病性腎症，高血圧
医学はサイエンスです．さまざまな事象をサイエンスで捉え，ロジカルな思考をもって対処していくべきです．そのためには，臨床だけでは不十分で，一度は大学などの機関で研究をし，サイエンティフィックな思考を身につけてください．

第2章 外来診療の疑問

9. 合併症はどの程度の範囲で調べればよいのか？

岡田洋右

● Point ●

- 三大細小血管合併症（シメジと覚える：神経症，網膜症，腎症）についてチェックする
- 大血管合併症についてチェックする
- その他の代表的合併症（認知症，歯周病，骨粗鬆症等）についてチェックする
- 上記合併症を評価し，治療・検査計画を立案・実行する

はじめに

　糖尿病治療の最大の目的は，血糖コントロールを行い合併症の予防・進展阻止することである．合併症はある程度進行すると，どんなに血糖コントロールをしても進行を食い止めることは難しくなり，できてしまった合併症を根本的に治す治療法はない．これらの合併症は年々増加しているのが実情であり，合併症により生活の質を大きく損なうばかりでなく，寿命も確実に短くなる．これこそが糖尿病の真の「怖さ」である．だからこそ糖尿病合併症についての早期からの検査・評価，およびそれに対する治療介入が不可欠である．本稿では，外来診療における合併症の評価項目・方法等について概説する．

症例

　62歳，女性．会社の健康診断で血糖値の異常を指摘されることはなかった．60歳で退職後は，運動量が減り，体重が少し増えることもあったが，68 kg前後（BMI 29.0 kg/m^2）を維持していた．61歳時の健診でラクナ梗塞，脂質異常症を指摘されたが，随時血糖は138 mg/dLであり糖尿病は指摘されなかった．しかし，その後は生活習慣が乱れ体重は71.7 kg（BMI 30.7 kg/m^2）まで増加し，空腹時血糖227 mg/dL，HbA1c 10.9 %と高値を認め当科紹介受診した．なお，血圧は降圧薬投与なしで144/84 mmHg（臥位），尿蛋白は陰性であった．

研修医：外来における合併症のチェックについて教えてください

> **問題** この患者に外来で行うべき合併症検査は？
> 以下①〜⑤について○×で答えよ
> ① 罹病期間が短いから眼科受診は不要である
> ② 全身の動脈硬化を評価するために頸動脈エコーを行う
> ③ 尿蛋白陰性であり，微量アルブミン検査は不要である
> ④ 血圧は高めであり，立位での血圧測定は不要である
> ⑤ 骨折リスク評価のために，本人および家族の骨折の有無，閉経年齢を病歴聴取する
>
> 解答は稿末

1. 糖尿病合併症は全身に起こる

外来初診時には，最低限，血管と神経に関する合併症をチェックしておくべきである．それとともに，経過中に歯周病・骨粗鬆症・認知症のチェックもしておく．

2. 3大合併症

1 神経障害

糖尿病患者のうち神経障害・血流不全・感染などを放置した結果として，足の切断となるのは年間3,000人以上である．神経障害の有無を知るためには，外来でのベッドサイド検査が重要である．まずは，診察時間は長くなるが初診時には必ず以下の検査は施行しておくべきである．基本的には，初診時以降は特別な理由がなければ年1回のチェックでよい．

1）アキレス腱反射

安静状態にしてアキレス腱を打腱器で叩打したときに生じる足の屈曲運動である．糖尿病ではアキレス腱の感覚障害が早期に障害されるので，まずこの反射が失われる．**自覚症状のない患者でも，30〜40％に異常を認める**．

2）振動覚検査

深部感覚を検査する方法で，64 Hzあるいは128 Hzの音叉計を用いて両足踝の内側で測定する．目盛付の64 Hz音叉計は半定量的な検査法で，目盛が6〜8のときが正常で比較的初期の病変を検出可能であり，客観性もあるので外来検査としては非常に有用である．128 Hz音叉計では，健常者では10〜15秒後に音叉振動を感じなくなるが，神経障害があると10秒以下となる．これも**自覚症状のない患者の40％でみられる異常**である．

3）自律神経障害

臥位・立位での血圧測定による起立性低血圧の有無，および心電図検査によるCVR-R検査（自律神経検査）による評価を行う．

2 網膜症

初診時には必ず眼科受診の有無を確認すること．糖尿病網膜症は，失明原因の第2位で年間3,500人以上と言われているが，最初はほとんど自覚症状がないために，眼科受診を中断するこ

表1 糖尿病網膜症のポイント

①網膜症初期には自覚症状がない
②症状がないからと放置すると進行する
③視力低下を自覚したときには，すでに増殖網膜症になり，硝子体出血や網膜剥離をきたしていることが多い
④進行した網膜症の改善は困難であり，失われた視力回復は厳しい
⑤早期発見，早期治療が重要であり，初診時に必ず眼科受診をさせ，定期的な眼科通院を指導する

とが多い．したがって，**眼科受診歴がある患者でも，前の受診日が半年以上前であれば必ず受診するように説明する必要**がある．実際に，網膜症の状態によって，運動療法および薬物療法の治療内容を決定するために，眼科受診は不可欠である．その後のフォローは，網膜症なしであれば1年ごとに，網膜症ありであれば眼科医の指示に従って通院するように指導する．糖尿病網膜症のポイントを示す（表1）．

3 腎症

現在，糖尿病性腎症は透析導入原因の第1位で年間16,000人以上といわれている．しかし，当然ながらいきなり透析導入になるわけではなく，まずは腎症の病期分類評価が必要である．実際に糖尿病腎症の臨床診断は検尿によって行う（表2）．通常の尿定性検査で，尿蛋白が（－）あるいは（±）であれば，尿中微量アルブミン測定を行う．尿中のアルブミン濃度（Alb）とクレアチニン濃度（Cr）を同時に測定し，Alb（mg）/Cr（g）比で尿中アルブミン量として評価する．GFR 95.71 mL/分/1.73m^2，CCr 100.9 mL/分，尿蛋白（－），尿中アルブミン 29 mg/g・Crまでを正常アルブミン尿，尿中アルブミン 30～299 mg/g・Crを微量アルブミン尿として，微量アルブミン尿を2回以上確認できれば早期腎症と診断する．ただし，尿路感染がある場合には，正しく評価できない可能性がある．尿中アルブミンが 300 mg/g・Cr以上になれば顕性腎症期であり，血清クレアチニンや推定糸球体濾過量（eGFR）で評価する．

3. 大血管合併症

1 脳血管

糖尿病は，脳梗塞発症リスクを2～4倍高くする．脳梗塞の有無を確認するためには，頭部CT，MRI，MRAが有用であるが，通常の外来診療では可能性を疑った場合に行う検査である．それよりも初診時あるいは経過観察には，エビデンスが蓄積され，非侵襲的で簡便な全身の動脈硬化のスクリーニング法である頸動脈エコーを行うべきである．観察する部位は総頸動脈から分岐部，内頸動脈であり，内膜中膜複合体厚（IMT：intima media thickness）やプラークや狭窄の有無についてチェックする．通常は6～12カ月ごとの定期フォローでよいが，高度狭窄，可動性プラーク等が認められた場合には，神経内科あるいは脳外科への紹介が必要である．

2 心血管

糖尿病は冠動脈疾患の独立した危険因子であり，非糖尿病患者の約3倍といわれている．まず

表2 糖尿病腎症病期分類（改訂）[注1]

病期	尿アルブミン値 (mg/g・Cr) あるいは 尿蛋白値 (g/g・Cr)	GFR (eGFR) (mL/分/1.73 m²)
第1期（腎症前期）	正常アルブミン尿（30未満）	30以上[注2]
第2期（早期腎症期）	微量アルブミン尿（30〜299）[注3]	30以上
第3期（顕性腎症期）	顕性アルブミン尿（300以上） あるいは 持続性蛋白尿（0.5以上）	30以上[注4]
第4期（腎不全期）	問わない[注5]	30未満
第5期（透析療法期）	透析療法中	

注1：糖尿病腎症は必ずしも第1期から順次第5期まで進行するものではない．本分類は，厚労省研究班の成績に基づき予後（腎，心血管，総死亡）を勘案した分類である（URL：http://mhlw-grants.niph.go.jp/, Wada T, Haneda M, Furuichi K, Babazono T, Yokoyama H, Iseki K, Araki SI, Ninomiya T, Hara S, Suzuki Y, Iwano M, Kusano E, Moriya T, Satoh H, Nakamura H, Shimizu M, Toyama T, Hara A, Makino H ; The Research Group of Diabetic Nephropathy, Ministry of Health, Labour, and Welfare of Japan. Clinical impact of albuminuria and glomerular filtration rate on renal and cardiovascular events, and all-cause mortality in Japanese patients with type 2 diabetes. Clin Exp Nephrol. 2013 Oct 17.）

注2：GFR 60 mL/分/1.73 m²未満の症例はCKDに該当し，糖尿病性腎症以外の原因が存在し得るため，他の腎臓病との鑑別診断が必要である

注3：微量アルブミン尿を認めた症例では，糖尿病性腎症早期診断基準に従って鑑別診断を行ったうえで，早期腎症と診断する

注4：顕性アルブミン尿の症例では，GFR 60 mL/分/1.73 m²未満からGFRの低下に伴い腎イベント（eGFRの半減，透析導入）が増加するため注意が必要である

注5：GFR 30 mL/分/1.73 m²未満の症例は，尿アルブミン値あるいは尿蛋白値に拘わらず，腎不全期に分類される．しかし，特に正常アルブミン尿・微量アルブミン尿の場合は，糖尿病性腎症以外の腎臓病との鑑別診断が必要である

【重要な注意事項】本表は糖尿病性腎症の病期分類であり，薬剤使用の目安を示した表ではない．糖尿病治療薬を含む薬剤特に腎排泄性薬剤の使用に当たっては，GFR等を勘案し，各薬剤の添付文書に従った使用が必要である
（2013年12月 糖尿病性腎症合同委員会）
文献1より引用

は，安静時心電図を施行する．糖尿病では無症候性心筋虚血の合併頻度が高いため，症状の有無にかかわらず定期的な心電図検査が必要である．もちろん，安静時心電図が異常なしでも合併症なしとはいえず，精査が必要であれば運動負荷心電図検査や心臓核医学検査，運動負荷が厳しい症例であれば冠動脈CT検査が有用である．

4. 末梢動脈性疾患

喫煙，間欠性跛行の有無の確認や足背動脈の触知を行う．さらに，末梢動脈性疾患（PAD：peripheral arterial disease）を早期に発見するために，下肢の血圧/上肢の血圧（ABI：ankle brachial index，足関節上腕血圧比）を測定することも意味がある．下肢の血圧は上肢の血圧より高いので，1以下にはならない．したがって，0.9以下ではPADが強く疑われる．しかし，**糖尿病患者では血管石灰化により非常に硬くなっている場合があり，血管狭窄があっても血圧が低下しないために，ABIは高く出てしまうことがあり注意が必要である．**

> 標準体重 **身長（m）× 身長（m）×22** kg が理想
> 　肥満のライン：身長（m）× 身長（m）×25 kg

> 血圧 **130/80 mmHg 未満**
> 　腎症があり，1日蛋白尿量が1 g 以上であれば，125/75 mmHg

> 総コレステロール **200 mg/dL 未満**
> 　冠動脈疾患があれば，180 mg/dL 未満
> LDLコレステロール **120 mg/dL 未満**
> 　冠動脈疾患があれば，100 mg/dL 未満
> HDLコレステロール **40 mg/dL 以上**
> 中性脂肪 **150 mg/dL 未満**

図　糖尿病患者の血糖以外の目標値

5. 体重・脂質・血圧（図）

　「糖尿病治療ガイド2014－2015」[2]にも血糖コントロール以外の指標として，体重・血圧・脂質があげられているが，これらは毎回，体重・血圧測定，および血液検査でチェックするべき項目である．さらに，大血管イベントの関連が示唆されている腹囲測定も最低でも年1回は行うべきである．

6. その他の合併症

1 歯周病

　糖尿病患者では歯周病が重症化し，歯周病が重症であるほど血糖コントロールは不良となるので，歯科医受診の有無を確認し，必要であれば受診するように指導する．

2 認知症

　認知症のリスクは，アルツハイマー型認知症および脳血管性認知症ともに非糖尿病患者の2～4倍である．時間はかかるが，MMSE（mini-mental state examination）または長谷川式簡易知能スケールで認知機能評価を行うべきである．さらに必要に応じて，脳MRI等で原因検索を行う．

3 骨粗鬆症

　糖尿病患者は骨折リスクが高いため，骨折の既往，骨折の家族歴，喫煙やアルコール多飲や身長低下の有無等の病歴聴取で，リスク評価を行うことが重要である．

4 がん

　わが国の疫学データ[3]では，糖尿病は大腸がん，肝臓がん，膵臓がんのリスク増加と関連して

いた．したがって，身体所見，患者背景や検査データ等により，毎回の尿・血液検査とともに，便潜血，胸部X線，腹部エコー，腫瘍マーカー等の検査を行うべきである．

Column

しっかりと病歴聴取と診察をし，全身くまなくみる

　合併症の早期発見・早期治療は患者のQOLおよび生命予後に直接に関係するものであり，非常に重要である．しかし，糖尿病は全身性疾患であり，上述したように合併症も全身の広範囲に起こる．だからこそ，しっかりとした病歴聴取と診察所見に立脚した検査予定を立て，決して検査過剰にならないように注意が必要である．

文献・参考文献

1) 日本腎臓学会ホームページ：糖尿病性腎症合同委員会報告「糖尿病性腎症病期分類の改訂について」
   http://www.jsn.or.jp/topics/news/_2658.php
2) 「糖尿病治療ガイド 2014-2015」（日本糖尿病学会/編・著），p26，文光堂，2014
3) 糖尿病と癌に関する委員会：糖尿病と癌に関する委員会報告．糖尿病，56：374-390，2013

問題の解答

①×　②○　③×　④×　⑤○

プロフィール

岡田洋右（Yosuke Okada）
産業医科大学第1内科学講座
最近は，CGMとEndoPATを用いて，血糖変動と血管内皮機能の関連についての臨床研究を中心にやっています．

第2章 外来診療の疑問

10. 減量のモチベーションを高めるコツは？

宮崎 滋

●Point●

- 肥満，特に内臓脂肪肥満を放置すると危険である
- 肥満によって起こり得る危険性をわかりやすく説明する
- 減量目標はまず3％である
- 減量目標，減量方法を具体的に示す
- 減量治療は指導というより支援である

はじめに

　糖尿病治療にとって，肥満すなわち体重の増加は大変厄介な問題である．体重が増えると血糖が上昇するだけでなく，脂質異常，高血圧，肝機能なども悪化する．さらに，薬の効果が弱まり，処方数も増える．患者は，肥満がよくないこととわかっており，受診のたびに医師からきつく減量と言われるので，なんとか減らしたいと思っているが，できない．そのため自責の念に駆られている患者を問い詰めても逆効果である．医師は減量目標，方法を具体的に示し，患者が減量治療に取り組むことができるように支援することがポイントである．

症例

　46歳，男性，会社員（事務）．32歳で結婚後体重が増加し，37歳で80 kgを超え，健診で中性脂肪高値，肝機能障害を指摘されたが，病院に行く時間がなくて放置．帰宅が遅く，夕食は早くて午後10時過ぎ，妻から寝ているときにいびきがひどい（注1）と言われている．
　家族歴：父；糖尿病，高血圧
　既往歴：特になし
　家族構成：妻（43歳），娘2人（11歳，7歳）
　身長 170 cm，体重 86 kg，BMI 29.8 kg/m^2，ウエスト周囲長 97 cm，血圧 138/85 mmHg
　検査成績：空腹時血糖 130 mg/dL，HbA1c 7.2％，LDL-C 136 mg/dL，中性脂肪 188 mg/dL，HDL-C 32 mg/dL
　　　　　　AST 38 U/L　ALT 46 U/L　γ-GT 102 U/L　尿酸 7.8 mg/dL
　　　　　　内臓脂肪面積 167 cm^2，CTにて脂肪沈着

【患者さんの言葉】
　健診結果はいつも，いくつも異常値マークがついているが，どれも大した異常ではない．やせるように言われているが，難しい．酒は飲まないのに，肝機能が悪い（注2）．運動は，忙しくてできない．休日は寝ている．ご飯が大好きで，必ずおかわりをする．脂っこい料理が好き．

（注1）いびきがひどいときには睡眠時無呼吸がある可能性が高い
（注2）アルコール摂取量が1日25g以下で肝機能が悪ければ，非アルコール性脂肪性肝疾患（NAFLD：non-alcoholic fatty liver disease）であり，その後非アルコール性肝炎（NASH：non-alcoholic steatohepatitis）になり，さらに肝硬変，肝がんに進行しやすい

> 研修医：肥満が悪いことはわかっていると患者さん自身も言っているのに，減量に向けて行動を起こしてくれません

問題　このような患者にどのように対応すればよいか？

以下①～⑤について○×で答えよ
① 肥満は病気ではないので，血糖を下げる方が大事と説明する
② 体重が減らないのはやせる努力がないからと反省を促す
③ 肥満を生じる，好ましくない自分自身の生活習慣の見直しを促す
④ 肥満は糖尿病だけでなく脂質異常症，高血圧などを引き起こし，心筋梗塞になりやすいと説明する
⑤ 太っているせいで，高血糖，脂質異常症，高血圧が起こるので，これらの異常は心配ないと説明する

解答は稿末

✗ 失敗するコミュニケーション

医師　○○さんは血糖が高いなど，健診データでは異常値がたくさんあります．これは皆肥満が原因です．30歳ころから体重が増え続けていますね．やせないと治りませんよ．
患者　それはよくわかっています．でも，どうしてもやせないんです．
医師　太っている人は皆そう言いますが，原因は食べ過ぎと運動不足ですよ．
患者　確かに仕事上運動不足ですが，食べる量は多くないですよ．
医師　食べ過ぎないで，太るわけがない．太っているから，こんなに異常値があるんです．
患者　でも，太っていても検査値の異常は大したことはないと，これまでずっと言われています．

|医師| 軽いと言っても，肥満で，かつこんなに異常値があれば動脈硬化が進んで，心筋梗塞を起こしますよ．そのくらいは知っているでしょう．

|患者| でも私はこのように元気だし，何も困ってはいません．

|医師| それは今だけの話で，10年後には心筋梗塞や脳梗塞を起こします．だから，<u>やせなくてはいけません</u>．そのために食事指導を受けてください．<u>食べる量を減らさなくてはなりません</u>．あなたの1日の食事量は1,400 kcalです．よく栄養士の話を聞いて，実行してください．

|患者| わかりました．（しぶしぶ）やってみます．どのくらい減らせばよいのか…．

[1カ月後再診時]

|医師| 体重が1 kgしか減っていませんね．食事や運動の指導をしましたが，守っていないようですね．

|患者| 一生懸命やってみましたが，3日と続かなくて….

|医師| 本気でやせる気があるんですか．

|患者| あるにはあるんですが….つい食べてしまいます．

|医師| 心構えの問題です．<u>しっかり実行してください</u>．

NGワードや行動

- 「～しなければならない」，「～してください」を連発する
- 体重減少の必要性を押し付け，食事を減らし運動すればやせると決めつける
- 患者の言い分を頭から否定する
- 危険性を具体的に示さず，具体的な減量目標，減量法を説明せず，やせることを求める
- 患者の減量に対するモチベーションを高めない

1. 減量治療に取り組むには

　肥満の糖尿病患者は，肥満が原因で血糖，血圧が高くなり，肝機能や脂質値が悪くなっていることをほぼ知っている．また，体重を減らせばこれらの異常がよくなることもよくわかっている．体重を減らさなければならないと思ってはいるが，現実にはどうやっても体重が減らないので困っている．

　このような患者が診察室の椅子に座った途端，医師から「やせないと治らない」と言われると，口には出さないが，「そんなことは十分承知している」，「私はやせたくて来ているのに，今さら説教なんて」と反発するだけである．

　減量治療は，本人のやせたいという意思を高め，減量のための行動を起こさせ，維持できるように支援することではじめて成功する．単に指示するだけでは，患者は減量治療に取り組むことはないといえる．そのためには減量に向かう動機付けと，具体的な目標および減量方法の提示が必要である．

2. 減量目標の決め方

よく，減量の動機付けに，「やせた自分自身を想像してみましょう」とか，「スマートな服を着たいと思いませんか」など，体型，美容を目標とした動機付けが行われているが，医療の面からは適切ではない．なぜなら，減量目標として標準体重，さらにそれ以上の減量をイメージさせてしまうと，数十kgの減量が目標となるからである．

医療の現場での減量の目的は，体重を減らすことで血糖，血圧，脂質や肝機能を改善することであり，心筋梗塞や脳梗塞などの重篤な疾患を予防することにある．

特定健診・保健指導の結果では，現体重の3％減というわずかな体重減少で，血糖，脂質，血圧が改善することが示されており，まず**3～6カ月で体重減少3％を目標**とする．80kgの人でも，6カ月間で2.4kg減量すればよいので，到達は難しくはない．

3. 危険性を視覚的に示す

また，肥満は健康に有害であり，危険であることを，ビジュアルに示すと理解が得られやすい．10～20年後に，肥満に起因する重篤な疾患が発症する恐れがあるが，体重を減らせば回避できることを示す．

医師が行うことは，肥満の危険性を示し，わずかな体重減少でそれが回避できることを理解させ，減量に対するモチベーションを高めることである．肥満を引き起こす悪しき食事，運動などの生活習慣に**患者が気づき，患者自身がそれを変えていこうとするよう誘導する**ことが重要である．

4. 具体的な指導

食事・運動を中心とした生活習慣改善指導は具体性のある指導を行う．すなわち，どのような食品を選ぶか，調理のしかた，食べ方，運動の種類，強度，時間などを説明する．また，チーム医療が重要であるので，栄養士，看護師など他の職種とも連携し，情報を共有するだけでなく，活用できればさらに効果が高まる．

◯ 成功するコミュニケーション

医師 血糖が高いなど異常値が出ているものがたくさんあります．これは皆肥満が原因です．（少し間を置き，反応を待つ）

患者 でも，異常値といってもどれもほんの少し高いだけですよね．そんなに問題ですか．

医師 確かに1つ1つはわずかな異常ですが，お腹の脂肪（内臓脂肪）が増え，他に高血糖，脂質異常や高血圧があると心筋梗塞を起こしやすくなります．〔図1Bに測定値を記入し該当すれば◯を書き込む．何項目当てはまるか本人と数を確認する．そして図1Aを見せる（注3）〕あなたは，全部揃っていますから，ここです．何もない方と比べると30倍以上の危険性があります．

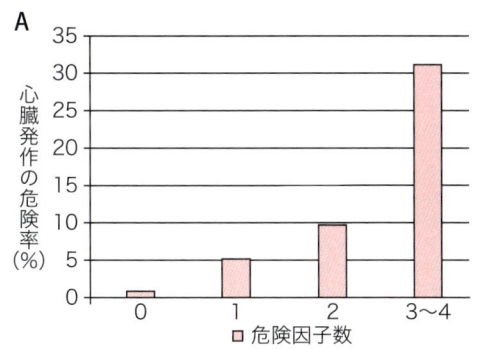

図1 危険因子の数と心血管疾患の発症（A）とメタボリックシンドロームの診断基準と判定表（B）

A （グラフ）心臓発作の危険率（％）：危険因子数 0 で 1、1 で約 5、2 で約 10、3〜4 で約 31
危険因子：肥満，高血圧，糖尿病，脂質異常症
（危険因子数 0 を 1 とした場合）

B メタボリックシンドロームの診断基準と判定表

		基準値	測定値	該当
肥満・腹囲		男性　85cm以上		
		女性　90cm以上		
血糖		110mg/dL以上		
脂質	トリグリセリド	150mg/dL以上		
	HDL-C	40mg/dL未満		
血圧	収縮期	135mmHg以上		
	拡張期	85mmHg以上		

文献1（厚生労働省作業関連疾患総合対策研究班報告）より
危険因子は各疾患の診断基準による糖尿病，脂質異常症，高血圧症を指す．それぞれメタボリックシンドロームの診断基準値よりは高値なので，メタボリックシンドローム基準該当者にそのまま当てはまるとはいえない．

図2 メタボリックシンドロームから心血管疾患に至る経過（例）

B氏　57歳　心筋梗塞（37歳～57歳までの経過表）

- 検査値：BMI 25以上（37歳〜）、高GPT、高血圧、高トリグリセリド、低HDL、高血糖
- 心電図：陰性T波、ST-T異常、異常Q波
- 治療：心筋梗塞（57歳）

（尼崎市国保年金課　野口）
文献2より

患者　えっ，30倍以上ですか！でも，すぐに起こすわけではないでしょう？

医師　今すぐではありませんが，このまま何もしないと10年後には危険です．こちらはもしこのままだったらどんなことが起こり得るかを示したものです．（図2を見せる）

患者　では，やせるとよいのですね？

医師　肥満，内臓脂肪の蓄積が原因ですから，やせることが必要です．やせると内臓脂肪が大きく減ります．

患者　どのくらいやせるとよいのですか？以前，標準体重は63.5 kgといわれました．20 kg以上やせるなんて無理ですよ．

医師　最近のデータで，3％体重を減らせば，血糖，脂質，血圧などが一斉によくなることがわかっています．あなたの場合，86 kgですから半年で2.5 kgくらい減らして，83 kgになればまずは目標達成です．

患者　それくらいならできそうです．

[1カ月後再診時]

医師 体重はいかがですか．

患者 頑張ったんですが，1 kgしか減らなくて….

医師 あなたはもともと太りやすい体質なのに，<u>よく頑張って1 kg減らしましたね</u>．

患者 たった1 kgで，目標にはほど遠いです．

医師 検査データをみると，中性脂肪が143 mg/dLに，γGPTが88 U/Lと下がっていますね．薬を飲んだわけでもなく，あなた自身の力でここまでよくしたのですよ．

患者 いやー，本当ですか！ 何だか，続けてやろうという気になってきました．

(注3) 図1Aに示している危険因子は，各疾患の診断基準による糖尿病，脂質異常症，高血圧症を指す．それぞれメタボリックシンドロームの診断基準値よりは高値なので，メタボリックシンドローム基準該当者にそのまま当てはまるとはいえない

説明のポイント

・体重が現在より3％減ればよいと，安心させる
・病態や将来的に起こりうる危険性を図や表を用いてわかりやすく説明する
・減量目標，減量法を具体的にクリアカットに説明する
・気合いなどの精神論を押し付けず，やせることで健康になり，得をすることを示し，行動を促す
・患者の言い分をよく聞き，疑問点にやさしい表現で答える
・よい点があれば，褒める．間違いは中立的表現で指摘する

その他，患者教育のコツ

・簡単でもよいから，体重や，食事，運動の記録を付けることを勧める
・家族や同僚の支援があるか確かめる
・減量や検査の結果より，取り組む姿勢やプロセスを重視する

文献・参考文献

1) Nakamura T, et al：Magnitude of sustained multiple risk factors for ischemic heart disease in Japanese employees: a case-control study. Jpn Circ J，65：11-17, 2001
2) 野口 緑：メタボリックシンドロームの概念を導入した健診・保健指導の実施について〜健康尼崎市職員21を例に〜．厚生労働省 生活習慣病健診の保健指導に関する検討会 資料3（野口先生資料）
http://www.mhlw.go.jp/shingi/2005/08/s0804-3c.html

問題の解答

①× ②× ③○ ④○ ⑤×

プロフィール

宮崎　滋（Shigeru Miyazaki）
結核予防会新山手病院生活習慣病センター
糖尿病の診療に体重の増減をチェックするのは大変重要です．体重が減るだけで薬が不要になるので減量指導を心がけてください．

第2章 外来診療の疑問

11. リアルタイムな血糖測定にはどのようなものがあるか？

堀田優子，川村智行

● Point ●

- リアルタイムな血糖測定法として，近年リアルタイムCGM（continuous glucose monitoring：持続血糖モニター）が登場した
- 欧米ではSAP（sensor augmented insulin pump：グルコースセンサー付インスリンポンプ）が使用されており有用性の報告も多数ある．日本でも2014年12月発売予定である

はじめに

　血糖値の変動を知ることは糖尿病をコントロールするうえで重要である．現在の日本で，そのための一般的な方法は血糖自己測定であるが，血糖測定は痛みを伴う・面倒である等の理由から，糖尿病患者にとってはできれば行いたくない・回数を減らしたい行為であるという．また，日常生活のなかには，頻繁に血糖測定をするのが難しい場面もある．

　近年登場したリアルタイムCGMは，24時間装着したセンサーを通じて血糖値の変動がグラフとして表示される機械である．したがって，リアルタイムCGMを上手に利用すれば，血糖測定の回数を減らしたうえで血糖コントロールを飛躍的に改善させることができる可能性を秘めている．

症例

　26歳女性．1型糖尿病を6歳で発症し，比較的良好なコントロールを維持してきたが，今年就職してから日中仕事中の血糖測定が困難になり，血糖コントロールが悪化した．直近のHbA1cは7.7％であった．現在のところ，慢性合併症はない．

患者：血糖測定回数が多くて大変です．簡単に測れる方法はないですか？

図1　CGM結果例

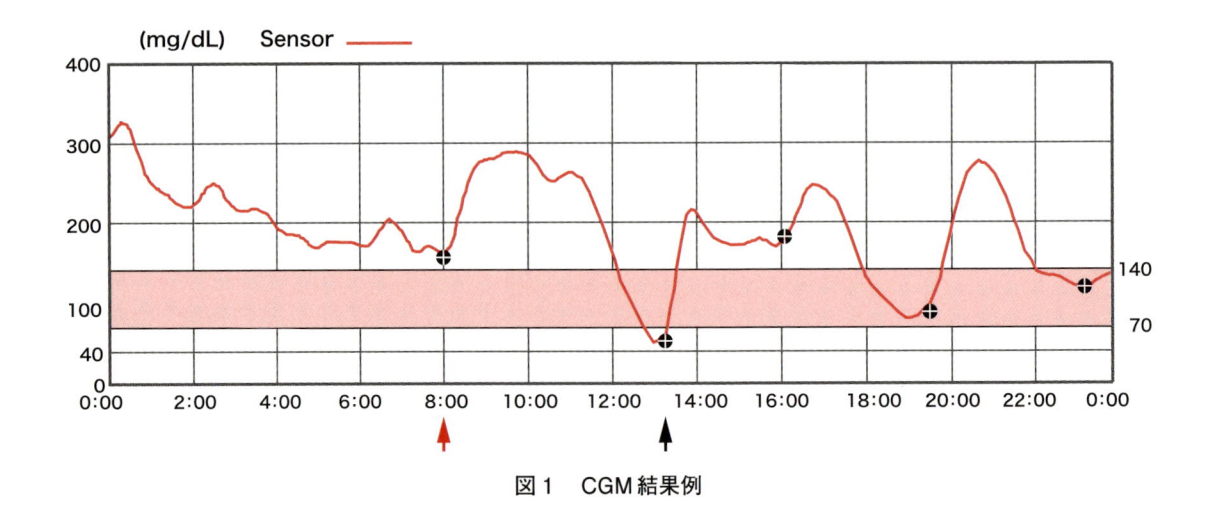

問題 このような患者にどのように対応すればよいか？

以下①〜⑤について○×で答えよ
① 血糖測定の大変さに共感を示しつつ，血糖測定の重要性について説明する
② 血糖測定をしなければ慢性合併症が出ると脅す
③ 仕事中でもどのタイミングなら血糖測定ができそうか，患者と一緒に考える
④ リアルタイムCGMさえ使用すれば，血糖測定はしなくてもよいと言う
⑤ リアルタイムCGMを使用して血糖モニタリングをできるようにする

解答は稿末

1. CGMとは

　CGM（continuous glucose monitoring：持続血糖モニター）は血糖値の変動を連続的に観察するための装置である．CGMのセンサーを皮下組織に穿刺して留置し，センサーを通して皮下間質液中のグルコース濃度を継時的に測定する．CGMが測定する皮下グルコース濃度と，血液中のグルコース濃度である血糖値とは，おおむね相関しているものの少し差があるので，1日に数回血糖値を測定してCGMに入力し，そのずれを補正しなければならず，血糖測定を完全になくすことはできない．血糖値の定常状態では皮下間質液の糖濃度は血糖値とほぼ同じであるが，血糖値が変動した場合には間質液糖濃度の変化は10〜15分の遅れがあることからCGM値と血糖値の差違は生じる．また皮下に留置したセンサーの精度が低下してくることも血糖値との差違の原因となる．

　図1に，ある患者のCGMの結果を示す．黒い丸で示されたのは入力された血糖値である．血糖測定では，血糖測定をした時点での「点」としてでしか血糖値を知ることができなかったが，CGMを使用すれば，血糖測定（黒い丸）と血糖測定（黒い丸）の間の時間の血糖値も含めて「線」として知ることができる．すなわち，図1の症例では，朝食前の血糖値が158 mg/dL（→），昼食前の血糖値が51 mg/dL（→）であったが，血糖測定のみではその間血糖がどんな変動をしているかわからない．しかし，CGMの結果を見ると，朝食前の血糖158 mg/dLから始まって，

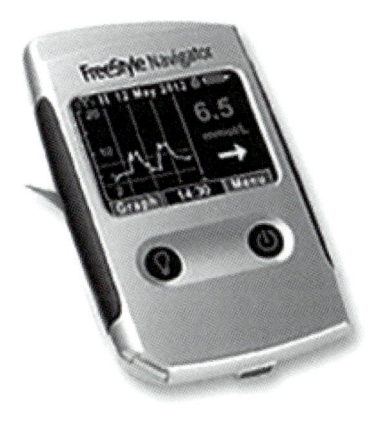

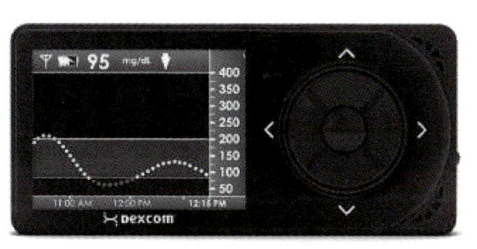

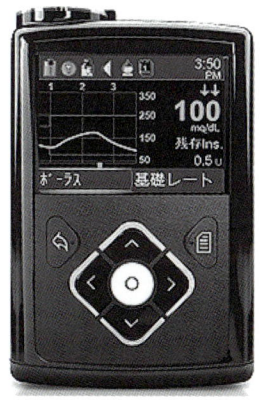

図2　リアルタイムCGM
A) FreeStyle Navigator (Abbott), B) DexcomG4 (Dexcom), C) ミニメド620Gインスリンポンプ (日本メドトロニック)
(Color Atlas③参照)

朝食後に300 mg/dL近くまで血糖値が上がった後，急激に血糖が下がり，昼食前に低血糖になるという，ダイナミックな変動をしていることがわかる．このように，CGMで血糖変動を「線」で見ることにより，血糖測定と血糖測定の間の時間の無自覚性低血糖・高血糖や暁現象（明け方の血糖上昇傾向）の有無を評価することができるようになった．

●**ここがポイント**
CGMを使えば，血糖変動は「線」として見ることができる．

2. レトロスペクティブCGMとリアルタイムCGM

　現在使用可能であるCGMはレトロスペクティブCGMまたはプロフェッショナルCGMと呼ばれる．レトロスペクティブCGMでは，データはCGMの機械に蓄積されていき，あとから（レトロスペクティブに）医療者（プロフェッショナル）がパソコンでデータを読みとり患者に情報を提供する．したがって，血糖変動パターンをあとから把握してインスリン量を再考することはできるが，今まさに変動している血糖値にその場で対応することはできず，ゆえにレトロスペクティブCGMを使用しても血糖測定の回数を減らすこともできない．これに対して，近年リアルタイムCGMまたはパーソナルCGMと呼ばれるものが登場した．リアルタイムCGMには，図2に示す3種類がある〔日本メドトロニックのものは，後に述べる，リアルタイムCGMとインスリンポンプが一体となったタイプ（SAP）である〕．リアルタイムCGMでは，CGMが測定しているそばから血糖変動がグラフとしてCGM本体に「リアルタイムに」表示される．したがって，今まさに変動している血糖値を見ながらインスリン量の調節をすることができるし，血糖測定の回数を減らすことも可能であると考えられる．レトロスペクティブCGMとリアルタイムCGMの違

表 レトロスペクティブCGMとリアルタイムCGMの比較

	レトロスペクティブCGM（プロフェッショナルCGM）	リアルタイムCGM（パーソナルCGM）
方法	蓄積した血糖変動データをあとから解析する	リアルタイムに血糖変動を見ることができる
目的	血糖変動を確認し，治療法の変更や調整をする	血糖変動を見ながらインスリン調整する
装着期間	数日間〜1週間程度	常に装着（5〜7日ごとの入れかえが必要）
追加機能	特になし	・高血糖・低血糖時のアラーム ・血糖上昇（下降）速度を矢印の数で表す
患者教育	・導入に際する患者教育は最小限で可 ・3回/日以上の自己血糖測定による補正が必要	・導入に際して十分な患者教育が必要 ・1〜3回/日（機種で異なる）の血糖自己測定による補正が必要

いを表に示した．リアルタイムCGMには便利な機能が多数ついている．すなわち，高血糖時・低血糖時にアラームが鳴る，血糖が上昇傾向のときは上向き矢印が出て下降傾向のときは下向き矢印が出る，さらに上昇（下降）速度に応じてその矢印の本数が変わる，といった具合である．これを上手に利用すれば非常に細かい血糖調整ができるようになるであろう．また，夜間睡眠中や自動車運転中の低血糖アラーム機能は，低血糖に対する患者や家族の恐怖を和らげQOLの改善につながる．しかし一方で，アラームに振り回されたり，CGMを装着することで病的に血糖値が気になってしまうということもあるようである．糖尿病は上手に付き合うべき病気とよく言われるが，糖尿病患者はリアルタイムCGMというツールとも上手に付き合うことが必要であろう．

● ここがポイント

リアルタイムCGMを使えば，血糖変動がリアルタイムにわかる．

実際のコミュニケーション

冒頭症例の1型糖尿病患者さんからの疑問に対する回答

医師 自己血糖測定の回数が多いのは大変ですよね．しかし，良好なコントロールを保つためには，血糖値を把握してインスリンが適正量か否か判断することは重要ですし，高血糖または低血糖があれば，その都度目標血糖値になるように補正することも必要です．リアルタイムCGMを使用すれば，血糖測定した時点の血糖値だけでなく，血糖測定と血糖測定の間の血糖値の変動もリアルタイムでグラフとして見ることができます．したがって，血糖測定の回数を減らすことができる可能性がありますし，何より血糖の変動を日々見ながらインスリン量を調整することができるので，細かい補正も可能になり，血糖コントロールの改善につながると思います．ただし，現段階ではまだ適応基準が限られているのですぐに使用するのは難しいかもしれませんが，条件が整えば使用を考慮してはいかがでしょうか．

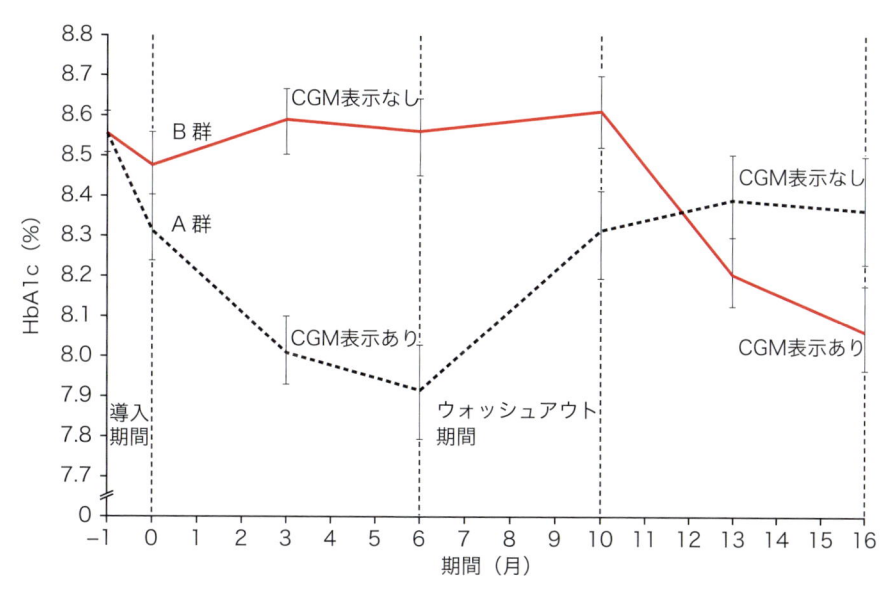

図3　インスリンポンプ療法を受けている1型糖尿病患者におけるCGM表示の有効性
文献1より引用

3. SAPとは

　インスリンポンプは，インスリンを持続注入する携帯型の機械である．インスリンポンプはチューブを通して皮下に留置したカニューレにつながっており，24時間設定した通りに少量ずつ（例えば1時間あたり0.5単位など）インスリンが体内に注入される．これが健常人のインスリン基礎分泌にあたる．食事や高血糖のときなどインスリンの追加投与が必要なときには，ボタン操作をしてインスリンを必要量注入する．

　SAP（sensor augmented insulin pump：グルコースセンサー付インスリンポンプ）とは，リアルタイムCGMとインスリンポンプが一体となったものである．欧米ではすでに使用が開始されている．リアルタイムに血糖値を見ながら，ポンプの操作ができるので両者の利点が相補的に高まり良質な血糖管理をめざすことができる．

　Battelinoらによるクロスオーバー試験を紹介する[1]．CGM使用経験がなくインスリンポンプを使用している6歳から70歳のHbA1c 7.5〜9.5％の1型糖尿病患者153人を2群に分けた．A群は6カ月間CGMを表示してSAPを使用した後，6カ月間CGM表示を消してインスリンポンプのみに戻し，B群は逆に6カ月間インスリンポンプのみの後，6カ月間CGMを表示してSAPを使用した．すると，CGMを表示したとき，平均HbA1cが0.43％改善（8.04％ vs 8.47％，95％信頼区間－0.32％〜－0.55％，$p<0.001$）．また，A群ではインスリンポンプのみに戻した後，平均HbA1cは介入前の水準に戻った（図3）．

■ 日本におけるSAPの状況

　日本で2014年12月にはじめてSAP（ミニメド620Gインスリンポンプ®，以下620G）が発売されることが決定した．日本ではインスリンポンプのついていないリアルタイムCGM単体のものは発売されておらず，620Gが日本で使用できることになる最初のリアルタイムCGMである．われわれの施設では，発売に先立って試験的に620Gの使用を開始した．

620Gでは，CGMの情報がインスリンポンプに無線で飛ばされ，血糖変動のグラフと血糖値がインスリンポンプの画面に常時表示される（図2C参照）．したがって，血糖変動にすぐに対応してインスリンの調整ができ，またそのレスポンスとしての血糖変動もすぐに見ることができるため，患者の治療に対する意欲が増しやすい．また，血糖が降下傾向にあることが表示でわかるし血糖降下傾向のアラームもあるので，低血糖恐怖があって今までインスリンを適正量よりも少なめに注入していた患者も，インスリンをためらわず適正量注入することができるようになったという声もあり，使用を開始した患者からは肯定的な意見が多かった．

ただし，現段階では，CGMで表示される血糖値と実際の血糖値の差が人によっては大きい（個人差がある）．われわれの施設では，CGMに表示される実際の数値よりも血糖が上昇傾向か下降傾向かということにより注目すること，較正（血糖自己測定をしてCGMに入力すること）は1日2回以上必要とされているが，毎食前に行うことを推奨している．また，導入は，従来のインスリンポンプ療法の経験のある施設で経験のある医師が行うことが必要である．

● ここがポイント
欧米ではSAP（リアルタイムCGM＋インスリンポンプ）の使用が開始されている．

Advanced Lecture

リアルタイムCGMで測定されたグルコース濃度をインスリンポンプが感知してインスリンの注入量を自動的に変化させる「人工膵臓」も現在開発中で，改良が重ねられている．グルカゴン注入装置が付属しており低血糖時にグルカゴンが注入されるタイプのものも研究されている．

おわりに

これまで見てきたように，糖尿病治療の世界は日進月歩である．昔に比べると，血糖コントロールも格段にしやすくなったと思われる．患者には，進化した機械や製剤を上手に使って，病気と付き合っていってもらいたい．情報を提供しその手助けをするのが医療者の役目ではないだろうか．

文献・参考文献

1) Battelino T, et al：The use and efficacy of continuous glucose monitoring in type 1 diabetes treated with insulin pump therapy：a randomized controlled trial. Diabetologia, 55：3155-3162, 2012
2) Abottホームページ
   http://www.abbottdiabetescare.co.uk
3) Dexcomホームページ
   http://www.dexcom.com
4) Medtronicホームページ
   http://www.medtronic.com
5) 日本メドトロニックホームページ
   http://www.medtronic.co.jp

問題の解答
①◯ ②× ③◯ ④× ⑤◯

プロフィール

堀田優子(Yuko Hotta)
大阪市立大学大学院医学研究科発達小児医学
本稿が読者の皆様の診療の一助になれば幸いです.どうぞよろしくお願いします.

川村智行(Tomoyuki Kawamura)
大阪市立大学大学院医学研究科発達小児医学

第2章 外来診療の疑問

12. 欧米とのガイドラインの違いは？

松林泰弘，曽根博仁

Point

- 2型糖尿病は「インスリン分泌低下を主体とするものと，インスリン抵抗性が主体で，それにインスリンの相対的不足を伴うものなどがある」と定義される．インスリン分泌不全とインスリン抵抗性それぞれの関与の程度は症例により異なる（これには人種差を含めた遺伝的背景も大きく関与する）
- 併存疾患や，患者さんがおかれている社会環境，治療介入に伴う副作用リスク等を包括的に判断し，治療目標を立てる必要がある
- したがって，目標とする血糖管理値や治療方法は，個々の症例の病態を考慮し，個別化する必要がある（これは血圧，脂質にも共通するところがある）
- 日常診療における，欧米とわが国のおかれている状況との相違や，人種差，文化（食生活を含む）の相違，また，それらを背景とした疾病構造の相違等から，欧米のガイドラインをそのまま適用するのは決して望ましいとは言えない．ガイドラインを参照する際も，以上を踏まえたうえで解釈する必要がある

研修医：日本と欧米のガイドラインの違いは何ですか？

1. 欧米のガイドラインにおけるアルゴリズム

ADA/EASD（American Diabetes Association，米国糖尿病学会/European Association for the Study of Diabetes，欧州糖尿病学会）のコンセンサスガイドラインでは2型糖尿病治療に用いる第一選択薬として，診断と同時に，または診断後早期にビグアナイド薬であるメトホルミンを開始することを推奨している（図1）[1]．

■ ADA/EASDのガイドラインにおけるビグアナイド薬の位置づけ

ビグアナイド薬の主な作用は肝臓における糖新生の抑制であるとされている．SU薬・チアゾリ

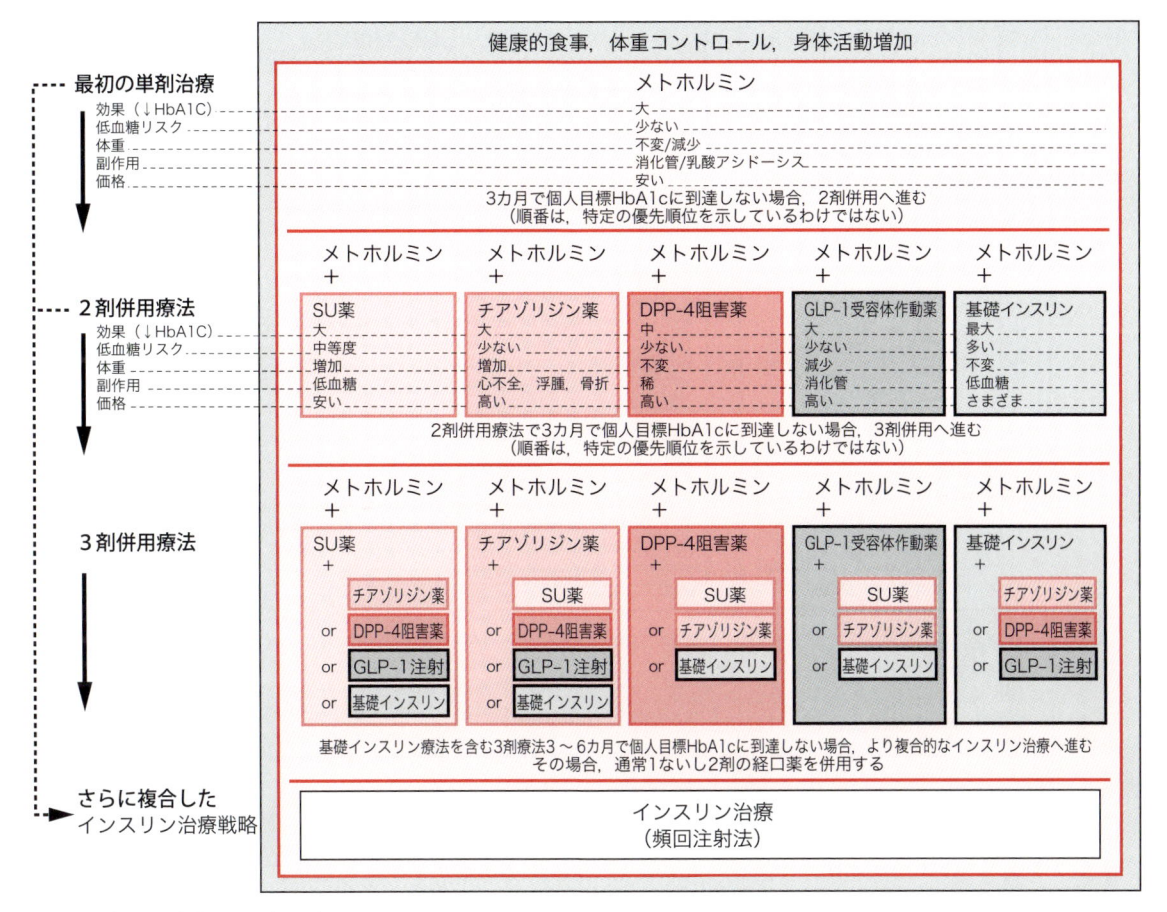

図1 欧米の治療アルゴリズム
文献1より引用

ジン薬，GLP-1受容体作動薬とほぼ同等の，高い血糖降下作用を有する薬剤と位置付けられており，HbA1c 1.0〜1.5％程度の低下が期待できるとされている．また，安価であることから費用対効果が高く，コストの面においても評価されている．副作用については，消化器症状が認められることがあるが，糖尿病治療において留意すべき点である体重増加・低血糖に関しては，体重は不変〜やや減少が期待でき，低血糖のリスクも低く安全性の高い薬剤とされている．以上の点から，第一選択薬として最も適している薬剤とされており，糖尿病の診断早期からの使用が推奨されている．また，インスリン使用時も極力併用することが勧められている．他の欧米のガイドライン〔AACE/ACE（American Association of Clinical Endocrinologists/American College of Endocrinology）からのガイドラインや，アメリカ内科学会からのガイドライン〕でも，メトホルミンを第一選択薬としてあげている[2,3]．

2. 本邦のガイドラインにおけるアルゴリズム

わが国の「科学的根拠に基づく糖尿病診療ガイドライン2013」では，経口血糖降下薬の第一選

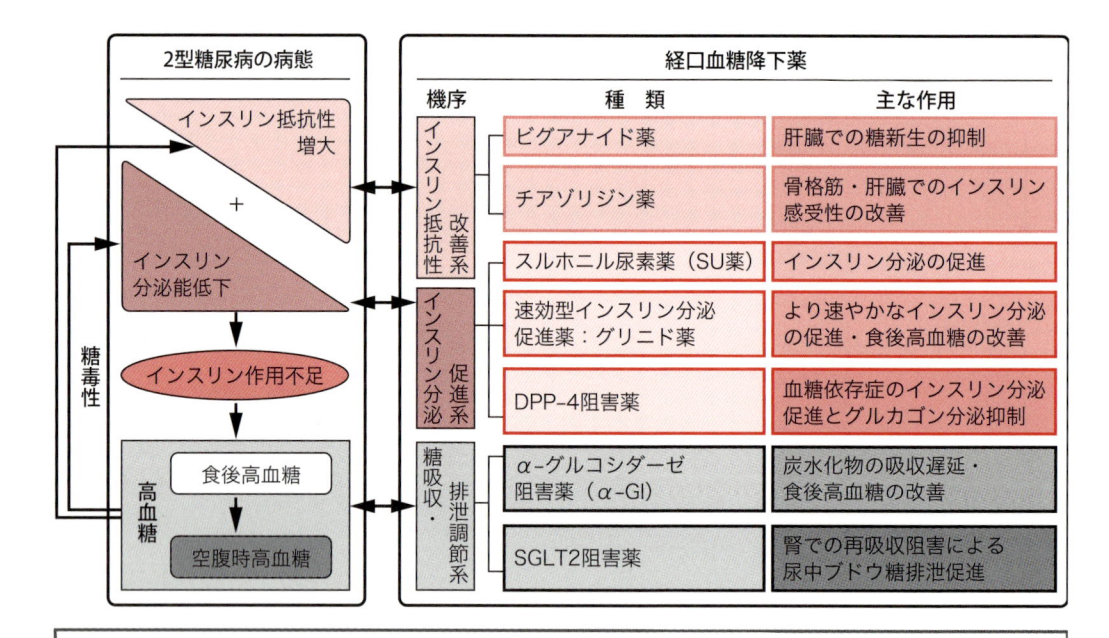

2型糖尿病の病態		経口血糖降下薬		
		機序	種類	主な作用
インスリン抵抗性増大		インスリン抵抗性改善系	ビグアナイド薬	肝臓での糖新生の抑制
			チアゾリジン薬	骨格筋・肝臓でのインスリン感受性の改善
インスリン分泌能低下		インスリン分泌促進系	スルホニル尿素薬（SU薬）	インスリン分泌の促進
インスリン作用不足	糖毒性		速効型インスリン分泌促進薬：グリニド薬	より速やかなインスリン分泌の促進・食後高血糖の改善
			DPP-4阻害薬	血糖依存症のインスリン分泌促進とグルカゴン分泌抑制
食後高血糖	高血糖	糖吸収・排泄調節系	α-グルコシダーゼ阻害薬（α-GI）	炭水化物の吸収遅延・食後高血糖の改善
空腹時高血糖			SGLT2阻害薬	腎での再吸収阻害による尿中ブドウ糖排泄促進

食事，運動などの生活習慣改善と1種類の薬剤の組み合わせで効果が得られない場合，2種類以上の薬剤の併用を考慮する．
作用機序の異なる薬剤の組み合わせは有効と考えられるが，一部の薬剤では有効性および安全性が確立していない組み合わせもある．詳細は各薬剤の添付文書を参照のこと．

図2 病態に合わせた経口血糖降下薬の選択
「糖尿病治療ガイド2014-2015」（日本糖尿病学会／編・著），p29，文光堂，2014より転載

択薬として，"薬物の選択は，個々の薬物の作用の特性や副作用を考慮に入れながら，個々の患者の病態に応じて行う"とされており，特に明記はされていない（**図2**）[4,5]．

ビグアナイド薬を第一選択薬として明記していない点が欧米のガイドラインとの大きな相違点であろう．その理由としては，①一般に欧米人の2型糖尿病患者の患者像は肥満・インスリン抵抗性の増強が主体となっており，内因性インスリン分泌能は保持されているケースが多い　②一方，**日本人の2型糖尿病患者の場合，平均BMIは欧米と比較して低く，欧米人に比し，相対的なインスリン分泌不全が病態に寄与している割合が高い**，といったことがあげられる．また，食事・医療経済の背景の相違等の影響もあるだろう〔わが国においては，よく用いられているα-GI（α-グルコシダーゼ阻害薬）は，費用対効果が低いことから欧米の治療アルゴリズムには含まれていない〕．

以上のようなことを踏まえると，日本人の2型糖尿病患者の診療にあたるうえでは，個々の症例によっては，欧米の治療アルゴリズムをそのまま適用するのは不適切であるケースもあると考えられ，ビグアナイド薬を画一的に第一選択薬とするのは適当でない可能性もある．

■ 日本人におけるビグアナイド薬（メトホルミン）のエビデンス

メトホルミンは，わが国においても，日本人2型糖尿病患者1,197名を対象とした観察研究であるMORE study[6]で有効性は確認されている．このstudyでは，メトホルミンの最高用量は750mg/日までであるものの，全体では約0.9％のHbA1cの改善効果が認められ，特に，BMI

20 kg/m²未満の38 kg/m²例でHbA1cを1.4％低下，BMI 20〜25 kg/m²未満の265例ではHbA1c 0.8％の低下が確認されており，非肥満患者においてもメトホルミンの有効性が示された．また，体重に関しても12カ月で約0.4 kg程度の有意な減少が確認されている．副作用では消化器症状が4.3％に認められたが，低血糖に関してはSU薬と併用された2例に軽度なものが認められたのみとなっており，安全性も示された．現在では，メトホルミンは2,250 mg/日まで本邦でも使用可能となっており，日本人においても用量依存的な血糖降下作用が認められ，ADA/EASD合同ステートメントで述べられているのとほぼ同程度の血糖降下作用が示されている．これらのことから，本邦においても，安全に投与可能な症例においては，メトホルミンが第一選択となる可能性も十分に考えられる部分もあり，今後の検討が待たれるところである．

なお，乳酸アシドーシスの危険性が高い症例に対するメトホルミン投与に関しては，慎重になるべきと考えられる〔1章2（pp20〜25）を参照〕．

3. patient-centered approach

日本のガイドライン，そして，2012年に改定されたADA/EASDのガイドライン双方において，このpatient-centered approachという考え方は，共通して重視されている．これには，糖尿病治療薬が非常に数多く開発され（今後さらに増加していくものと考えられる），治療が多様化してきたこと，ACCORD研究，ADVANCE研究，VADT研究[6〜8]において，血糖管理における，画一的なアプローチはともすれば低血糖の増加や体重増加等を招き，大血管障害を抑制できないどころか，総死亡を増加させることが懸念されることが明らかとなってきた背景がある．治療目標に関しても，画一的なゴールを設定するのではなく，患者背景（年齢や併存疾患，認知機能や，社会的背景等を含む）を十分考慮したうえで，目標を設定するとされている（図3，表1）[1]．

例えば，高齢者で，慢性腎不全等，基礎疾患も多く，認知機能もやや低下している患者に，強力な血糖降下治療を行い，重篤な低血糖をきたすようなことがあれば，心血管イベントをはじめとするさまざまな弊害を認め，デメリットの方が大きくなる可能性がある．

4. 食事療法における違い[9]

糖尿病ガイドラインの比較においては，どうしても薬物療法の話題が注目されがちであるが，実は，食事療法においてもちょっとした違いがあるので，簡単に少しご紹介させていただく．

1 欧米でのガイドラインにおける食事療法（歴史的推移も踏まえて）

そもそも，インスリンが発見される前の糖尿病治療は，必然的に食事療法が主体となっていた．当時の食事療法の主流は，糖質を食べなければ尿糖は出ないという観点から，low-carb（低炭水化物食），もしくは飢餓療法が主流であった．その後，極端な炭水化物制限は緩和され，1950年に米国で食品交換表が作成され，炭水化物40％，タンパク質20％，脂質40％が指導されるようになった（日本でも1965年に食品交換表が作成された）．その後，米国糖尿病学会（ADA）では，「炭水化物45％，タンパク質20％，脂質35％」（1971年）→「炭水化物60％，タンパク質12〜20％，脂質30％以下」（1986年）と徐々に炭水化物の増量（high-carb），脂質の減量へと

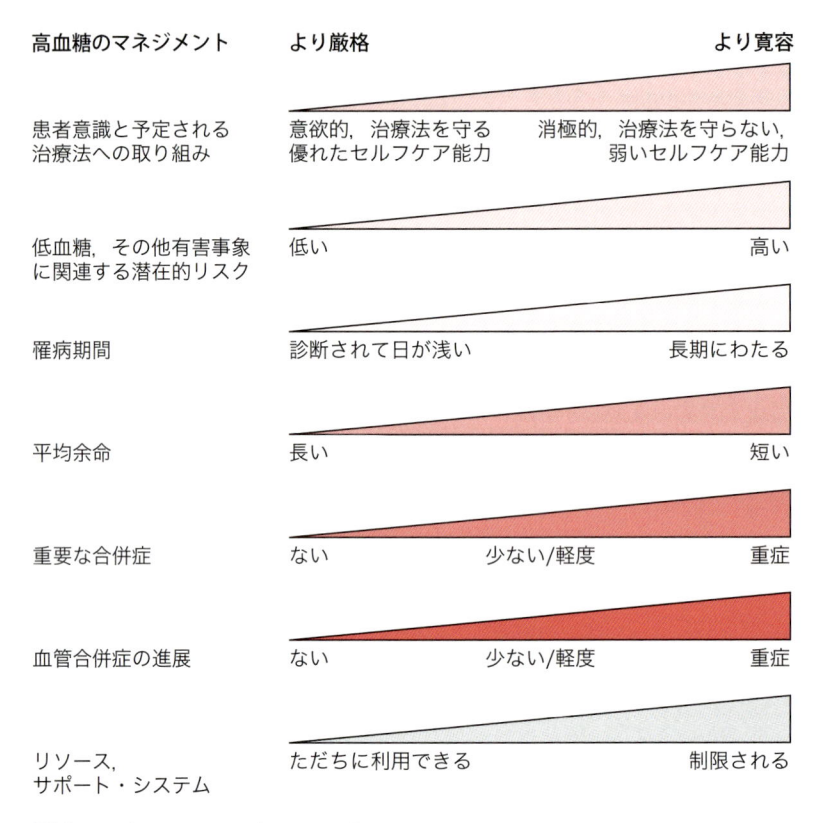

高血糖のマネジメント	より厳格	より寛容
患者意識と予定される治療法への取り組み	意欲的，治療法を守る優れたセルフケア能力	消極的，治療法を守らない，弱いセルフケア能力
低血糖，その他有害事象に関連する潜在的リスク	低い	高い
罹病期間	診断されて日が浅い	長期にわたる
平均余命	長い	短い
重要な合併症	ない　　　　少ない/軽度	重症
血管合併症の進展	ない　　　　少ない/軽度	重症
リソース，サポート・システム	ただちに利用できる	制限される

図3　patient-centered approach
文献1より引用

表1　ADA/EASDアルゴリズムのキーポイント

- 目標血糖と治療方法は個別化されなければならない
- 食事療法，運動療法，教育はあらゆる2型糖尿病治療プログラムの基本となる
- メトホルミン単剤で目標とするコントロールに達しない場合，メトホルミンに追加する薬剤に関してのデータは限られており不十分である．併用療法は1〜2剤の経口薬の追加や注射療法が理にかなっており，副作用を最小限に抑えるよう心掛ける
- 最終的には，多くの患者でインスリン単独，もしくはインスリンと他の薬剤の併用療法が血糖管理に必要となる
- 可能な限り，患者自身の希望，ニーズ，価値観に基づき，全ての治療法は患者とともに決定される必要がある
- 治療は，包括的な心血管リスクの軽減に焦点をあてる

文献1より引用

シフトした（尿から糖が失われるのだから，ある程度の糖は補充しようとする考えに基づく）．しかし，1994年からは，「炭水化物に規定なし，タンパク質10〜20％，脂肪も規定なし（ただし，飽和脂肪酸は10％以下）」となり，個々の患者に合わせて調整できる内容にシフトした．最も新しい先述したADA/EASDからのガイドラインでは，栄養バランスには具体的な数値を示してはおらず，飽和脂肪酸を総エネルギーの7％未満にすること，トランス脂肪酸を極力減らすこと，それから炭水化物の摂取量をモニターすること（少なくとも，1日130g炭水化物を摂取することは勧められている）が重要とされている[10]．近年では，high-carbからlow-carbへとやや戻りつつある傾向も見てとれる．

2 日本のガイドラインにおける2型糖尿病の食事療法

1）摂取エネルギー量について

摂取エネルギー量＝標準体重×身体活動量　　（グレードA，コンセンサス）
※標準体重（kg）＝［身長（m）］^{2}×22
※身体活動量（kcal/kg 標準体重）
　＝25〜30　軽い労作（デスクワークが多い職業など）
　　30〜35　普通の労作（立ち仕事が多い職業など）
　　35〜　　重い労作（力仕事が多い職業など）

（文献4より引用）

　上記，標準エネルギーについては，医学生時代の講義でも教わった記憶があるだろう．しかし，このような計算式が使用されているのは日本のガイドラインのみであり，海外のガイドラインでは摂取エネルギー量の画一的な計算式は存在しない（栄養士が個々に応じ設定）．確かに上記計算式で画一的に求めるとなると，同じ身長で同じ程度の活動量の人は，年齢・体格等に関係なく，同じエネルギーをとることになり，これにはやや疑問が生じる．また，近年，栄養サポートチーム（nutrition support team：NST）が活躍している医療機関は少なくないが，NSTでは，一般的に基礎代謝量から摂取エネルギーを求めることが多い傾向がある（Harris-Benedictの式）[11]．栄養不良状態と糖尿病患者とを単純に比較して，どちらかを優先することはできず，複数の摂取エネルギー計算式が存在することで混乱するケースもある（例：糖尿病患者が外科手術を受ける際の摂取エネルギーはどの計算式を用いて算出すればよいのか？等々…）．実際，この摂取エネルギー量の計算式に関しても，ガイドラインではグレードはAとなっている一方で，レベルとしては文献的な根拠よりもコンセンサスにとどまっている（食事療法の記載に関しては，レベルに関して言えば全般的に，コンセンサスがやや多い傾向にある）．

2）栄養バランスについて

　栄養バランスについては，「炭水化物は摂取エネルギー量の50〜60％，タンパク質は標準体重1kgあたり1.0〜1.2g，残りを脂質で摂取する（グレードA）」とされている[4]．また，「飽和脂肪酸と多価不飽和脂肪酸はそれぞれ摂取エネルギーの7％，10％以内におさめる（グレードB，コンセンサス）」とされている．昨今，炭水化物摂取量のバランスの件が注目されているが，炭水化物50〜60％の食事療法はしっかり実行されれば良好な成績が得られることはすでに知られている．しかしながら，食後の血糖上昇が糖質摂取量に依存するという事実から，ADA/EASDのガイドラインでは，短期間の体重減少を目的とした糖質制限食，脂質制限食，および地中海食は同等に有用であるとされている．すべての糖尿病患者に適した"one-size-fits-all（唯一無二の）"

表2 降圧目標の国際比較

	JSH2014	NICE	カナダ	ESH/ESC	AHA/ACC/CDC	ASH/ISH	JNC8
診察室血圧	＜75歳 ＜140/90 ≧75歳 ＜150/90*	＜80歳 ＜140/90 ≧80歳 ＜150/90	＜140/90 収縮期高血圧の ≧80歳 SBP＜150	＜140/90 SBP≧160の 高齢者 SBPは140台 を推奨	＜140/90	＜140/90 ≧80歳 ＜150/90 ＜50歳 DBP＜90	＜60歳 ＜140/90 ≧60歳 ＜150/90
ABP or 家庭血圧	(家庭血圧) ＜75歳 ＜135/85 ≧75歳 ＜145/85*	＜80歳 ＜135/85 ≧80歳 ＜145/85					
糖尿病	＜130/80		＜130/80	＜140/85 (DBPは80～ 85を推奨)		(エキスパート) ＜130/80	＜140/90
CKD	蛋白尿陽性 ＜130/80		非糖尿病 ＜140/90			アルブミン(＋) ＜130/80	＜140/90

単位はmmHg ＊忍容性があれば＜140/90 mmHg(診察室血圧)＜135/85 mmHg(家庭血圧)をめざす
文献13より引用

食事パターンは存在しないとし，患者ごとにさまざまな食事パターンが受容可能であるとされている．

以上を踏まえると，食事療法に関しても，まだまだ確固たるエビデンスは不足しているのが現状であり，今後，科学的検証の継続的な積み重ねが必要と言えるだろう．

以上，血糖管理における欧米とのガイドラインの相違点につき，概説してきたが，最後に，血圧，脂質に関しても，欧米のガイドラインと本邦のガイドラインについて簡単に述べたい．

5 血圧のガイドラインについて

■ 高血圧治療ガイドラインの国際比較（表2）[12]

糖尿病合併高血圧は，ACCORD-BP[13]の結果と，13の臨床試験のメタ解析[14]の結果で，130/80 mmHg未満で心血管疾患の発症に関し，有意な減少が認められないとされ，これを受け，表2にある通り，欧米諸国のガイドラインでは，いずれも降圧目標が140/85 mmHg，あるいは140/90 mmHgに緩和されている[15]．しかし，ACCORD-BP，メタ解析，いずれも脳卒中発症予防に関しては，130/80 mmHg未満で少ないことも明らかにしている．本邦では，心筋梗塞よりも脳卒中が多く，欧米のデータ，疾患構造から定められたガイドラインをそのまま踏襲するのは望ましいとは言えず，本邦における疾病構造，脳卒中予防の観点等から，本邦のガイドラインでは，130/80 mmHg未満が2014年度の改定でも維持されている背景がある[14]．

なお，欧州と米国では降圧薬の選択や考え方に大きな違いが存在し，民間保険や訴訟問題等も背景にあり，コスト面も重視する米国と，エビデンスにこだわる欧州とでは，高血圧治療のアルゴリズムに大きな相違点が存在していることも留意点の1つである．

6 脂質のガイドラインについて

　2013年11月に米国心臓病学会（ACC）と米国心臓病協会（AHA）が合同で，ガイドラインを発表した[16]．本邦におけるガイドラインと大きく異なり，40〜75歳の糖尿病患者にはLDL-Cの値にかかわらずスタチンの使用が推奨されている．"Fire-and forget（撃ってしまえばもう忘れても大丈夫）"という言葉に例えられることもあるように，対象に合わせたスタチンを投与すれば，あとはスタチンに任せておけばよいとされている．また，本邦のガイドライン[17]では中心におかれているLDL-Cやnon-HDL-Cの管理目標値の設定に関し，これを支持する明確なエビデンスが不足しているということからACC/AHAのガイドラインでは排除されていることが特徴となっている．質の高いランダム化比較試験（RCT）とメタ解析の結果のみが参考とされており，費用対効果を重要視する米国での有用性が重視されたことも懸念される．今後の動向を注視していく必要があるだろう．

　一方，本邦のガイドラインでは，"Treat-to-target"，すなわち目標値にできるだけ近づくように，きめ細かく知慮を続けることが望ましいという考え方が根本にある．これに関してもエビデンスはまだ不足しており，あくまで努力目標値として考えるべきであると思われ，今後も科学的検証の蓄積が必要とされている．

おわりに

　血糖，血圧，脂質管理における，本邦と欧米のガイドラインの相違点につき，概説した．日常診療においては，わが国の置かれている状況との相違や，人種差，文化（食生活を含む）の相違，また，それらを背景とした疾病構造の相違等から，欧米のガイドラインをそのまま適用するのは決して望ましいとは言えず，本邦でのガイドラインをベースに，確固たるエビデンスの蓄積が必要だろう．

文献・参考文献

1) Inzucchi SE, et al：Management of hyperglycemia in type 2 diabetes：a patient-centered approach：position statement of the American Diabetes Association（ADA）and the European Association for the Study of Diabetes（EASD）. Diabetes Care, 35：1364-1379, 2012
2) Rodbard HW, et al：Statement by an American Association of Clinical Endocrinologists/American College of Endocrinology consensus panel on type 2 diabetes mellitus：an algorithm for glycemic control. Endocr Pract, 15：540-559, 2009
3) Qaseem A, et al：Oral pharmacologic treatment of type 2 diabetes mellitus：a clinical practice guideline from the American College of Physicians. Ann Intern Med, 156：218-231, 2012
4) 「科学的根拠に基づく糖尿病診療ガイドライン2013」（日本糖尿病学会／編），南江堂，2013
5) 「糖尿病治療ガイド（2014-2015）」（日本糖尿病学会／編），文光堂，2014
6) Gerstein HC, et al：Effects of intensive glucose lowering in type 2 diabetes. N Engl J Med, 358：2545-2559, 2008
7) Patel A, et al：Intensive blood glucose control and vascular outcomes in patients with type 2 diabetes. N Engl J Med, 358：2560-2572, 2008
8) Duckworth W, et al：Glucose control and vascular complications in veterans with type 2 diabetes. N Engl J Med, 360：129-139, 2009
9) 松本一成：2型糖尿病の食事療法．糖尿病ケア2013春季増刊，14-17，2013

10) American Diabetes Association：Standards of medical care in diaetes-2012. Diabetes Care, 35：S11-S63, 2012
11)「全科に必要な栄養管理Q＆A.改訂版」(東口高志／著), p235, 総合医学社, 2008
12) 脇谷友宏, ほか：高血圧治療ガイドラインの国際比較. 血圧, 21：322-328, 2014
13) ACCORD Study Group：Effects of intensive blood-pressure control in type 2 diabetes mellitus. N Engl J Med, 362：1575-1585, 2010
14) Bangalore S, et al：Blood pressure targets in subjects with type 2 diabetes mellitus/impaired fasting glucose：observations from traditional and bayesian random-effects meta-analyses of randomized trials. Circulation, 123：2799-2810, 2011
15)「高血圧治療ガイドライン2014」(日本高血圧学会高血圧治療ガイドライン作成委員会／編), 日本高血圧学会, 2014
16) Arai, et al：Comment on the new guidelines in USA by the JAS guidelines committee. J Atheroscler Thromb, 21：79-81, 2014
17)「動脈硬化性疾患予防ガイドライン2012年版」(日本動脈硬化学会／編), p42, 2012
18) Desouza CV, et al：Hypoglycemia, diabetes, and cardiovascular events. Diabetes Care, 33：1389-1394, 2010

プロフィール

松林泰弘（Yasuhiro Matsubayashi）
新潟大学医歯学総合病院血液・内分泌・代謝内科
2006年　新潟大学医学部卒業
　　　　新潟市民病院で初期臨床研修を実施.
2008年　新潟大学医歯学総合病院　血液・内分泌・代謝内科　入局.
　　　　現在に至る.
生活習慣病における医療では, 食事・運動療法, 薬物療法などを丁寧に組み合わせて治療・指導することにより, 健康長寿を実現することが目的となります. 幅広い現場で活躍でき, やりがいのある分野です.

曽根博仁（Hirohito Sone）
新潟大学医歯学総合病院血液・内分泌・代謝内科　教授

第3章　入院診療の疑問

1. 手術前の高血糖患者に対し，スライディングスケールで対処してよいのか？

松田昌文

Point

- SU薬に対して手術前は周術期の使用は禁忌とされており，SU薬を用いている患者に対して手術前は強化インスリン療法にしておく
- 食事が摂れない場合にはブドウ糖を含む輸液にインスリンを混注する
- 皮下注射のレギュラーインスリンにて補正量の追加投与を行う

はじめに

　高血糖を放置し手術を実施することはしない．術直前，術中，術直後は麻酔科が血糖を管理することが一般的である．人工膵臓は限られた状態での有効性しか示されておらずコストや運用中のトラブルから使用する症例は限られる．血糖が上昇していれば空腹時は140 mg/dL未満をまず目標とする．その際，基本的にインスリンをうまく使用することを会得すべきである．

症例

　56歳，男性．42歳のときに糖尿病と診断され，以後服薬にて治療を受けていた．狭心症があり，冠動脈狭窄が分岐部に存在することが判明し，バイパス手術を行うことになった．身長162 cm，体重79 kg，BMI 30.1 kg/m^2，血圧146/82 mmHg．服薬は1日にグリメピリド（アマリール® 1 mg錠）1回3錠 1日1回（朝後），メトホルミン（メトグルコ® 500 mg錠）1回1錠 1日2回（朝夕後），シタグリプチン（ジャヌビア® 50 mg錠）1回1錠 1日1回（朝後），ピタバスタチン（リバロ® 2 mg錠）1回1錠 1日1回（夕後），イルベサルタン（アバプロ® 100 mg錠）1回1錠 1日1回（朝後），アムロジピン（ノルバスク® 5 mg錠）1回1錠 1日1回（夕後）．HbA1c 8.2％，LDL-C 108 mg/dL．手術の1週間前に入院し血糖管理することとなった．食事は1,800 kcalで塩分6 gとした．血糖は4検（毎食前と眠前）とし血糖上昇についてはインスリンスライディングスケールを以下のように指示，低血糖についても指示を出した．

毎食前と眠前に血糖値に応じ以下の表によりレギュラーインスリンを皮下注射.

〜149 mg/dL	0単位
150〜199 mg/dL	2単位
200〜249 mg/dL	3単位
250〜299 mg/dL	4単位
300〜349 mg/dL	6単位
350〜399 mg/dL	8単位
400〜 mg/dL	ドクターコール

ワシントンマニュアル（原著30版），2001より引用

低血糖時（69 mg/dL以下）にはブドウ糖を10 g服用させ30分後に再検し80 mg/dL以上を確認.

朝，昼，夕，眠前血糖（mg/dL）は以下のようになった.

	朝	昼	夕	眠前血糖
入院2日目	173	221	139	198
入院3日目	162	167	163	231

しかし，3日目の夜11時に低血糖症状が出現し血糖が56 mg/dLであった.

研修医：手術前の高血糖患者にスライディングスケールを導入したら夜間に低血糖が起きました．スライディングスケールはいけないのでしょうか？

問題　このような患者にどのように対応するか？

以下①〜⑤について○×で答えよ
① グリメピリド，メトホルミン，シタグリプチンを中止しインスリン強化療法とする
② 低血糖を起こしやすい患者であり0時，3時に血糖測定を追加する
③ 眠前の血糖測定を止める
④ 食事の設定カロリーを減らす
⑤ 糖尿病教室に参加してもらう

解答は稿末

■ 食事が摂取できる場合にインスリンスライディングスケールは行わない

症例では糖毒性を解除するために食事療法を主とし，高血糖は血糖をみてインスリンで対処することという方針と推測できる．食事は性別・年齢から単純計算すると1,400 kcal程度であろうが，普段はもっと食事量が多いと思われるので若干高めの設定としているようである．

症例中のインスリンスライディングスケールの表は2001年に刊行された「ワシントンマニュアル第30版」に掲載されているものである．しかし2004年の31版以降，最新の34版までこの表は**削除**されている．

夜間に低血糖が起こったのは，食事をしない場合と食事をした場合のインスリン設定が同じだから当然ではある．しかし，血糖が高い場合に血糖だけ見てインスリン量を設定するのがそもそもインスリンスライディングスケールの考え方である．「血糖が高くてインスリンを打つ」．このどこが間違っているのだ？ と思う方もいるのではないだろうか．

■ 周術期におけるインスリン補充療法の基本的理解

血糖が高ければインスリンは若干増やし，低ければ減らす．これは血糖を測定してしまうとどうしても避けて通れない考え方である．強化インスリン療法ではこのような血糖値の上下に応じたインスリン投与は「補正量」として考え，血糖のみでインスリン投与量を決めるものではない．

1）基礎インスリン補充の必要性

"血糖のみでインスリン投与量を決める"という考えの誤りは，「血糖が高くなければインスリンは打たない」という点である．1型糖尿病や膵全摘後のようにインスリンが枯渇しているとインスリンが投与されない限り血糖上昇は避けられない．持効型インスリン〔インスリングラルギン（ランタス®）〕を基本的に朝に補うべきである．

2）追加インスリン補充の必要性

食事1食において，もしインスリン作用がなければどのくらい血糖が上昇するかを考える．75 gブドウ糖経口負荷試験（oral glucose tolerance taste：OGTT）というのがあるが，1食の食事の糖質を想定している．つまり75,000 mgが体内のブドウ糖分布スペースである体重の1/4に吸収され分布するとどのくらいの濃度になるかというと，60 kgのヒトを想定し比重1とするとブドウ糖分布容積は15 Lつまり150 dLであり，75,000 ÷ 150 = 500 mg/dLとなる．少々の血糖の変化よりも食事の影響が大きいのである．

高カロリー輸液は血糖が200 mg/dL以上で行うのは禁忌とされる．基本的にブドウ糖5〜10 gあたり速効型インスリン1単位を混注する．その場合には基礎インスリン補充は必要なくなるので注意が必要である．

3）補正量インスリン補充の必要性

しかし，血糖でも補正を若干行うこと自体は可能である．これは補正量の追加量投与という．日本人では1単位の速効型インスリンで50 mg/dL程度低下すると考えるのが一般的である．速効型は6時間作用，超速効型は4時間作用であり，作用時間の間は追加をせず作用時間が終わると次の補正を行う．もしスケール表を自分で作成していたら，これにあてはまるかチェックしてみるとよい．前述より少ない血糖降下作用を想定していると容易に低血糖が起こる可能性がある．術後などで食事ができるまでは，インスリン抵抗性が増大しており，1単位で25 mg/dL程度血糖低下としている場合も多いが，状態が安定してくると低血糖を起こしやすくなるので注意が必要である．

● **ここがピットフォール：眠前にインスリンは打たせない！**
なぜ眠前に血糖測定を漫然と行っているかというと，過去に眠前にインスリンを打つ習慣があったからである．眠前に血糖測定するのは無駄で看護師の負担も大きく，患者も迷惑である．妊婦であれば毎食前後の1日6検である．もし1日血糖変動が知りたければリアルタイムCGM（continuous glucose monitoring：持続血糖モニター）を行う時代である．眠前にインスリンを注射する習慣がなければ，血糖測定を行う理由はなくなり病棟が平和になる．

● **ここがポイント：スケールは食事量スライディングスケールで！**
インスリンスライディングスケールは米国ではSSI（sling scale of insulin）というが，最近では行うことのメリットはなく1型糖尿病では「禁忌」とされる．食前の血糖よりも食事量が大きく血糖変化に影響するので食直後に主食摂取量に応じて超速効型インスリンを用いるのが妥当であろう．

●処方例：（入院中は注射オーダーから行い，自己注射は退院処方からとしてもよい）
　①超速効型インスリン：ノボラピッド®注フレックスタッチ®　1本　毎食前　4単位ずつ
　　食欲がない場合には摂取主食量に応じて食直後に使用
　　　ほとんど食べない（0〜3割）　　0単位
　　　半分食べられた（3〜7割）　　　2単位
　　　ほとんど食べられた（7〜10割）　4単位
　②持効型インスリン：ランタス®ソロスター®　1本　朝食前　12単位
　③（①②で用いる注射針として）ナノパス®ニードル34G　70本
　④ブドウ糖　1回10g　10回分　頓用　低血糖時
　　〔SMBG（血糖自己測定）についても処方が必要な施設では退院時に行う〕

おわりに

　強化インスリン療法の導入に躊躇しないようにしたい．ちなみに初回導入であればインスリンを退院処方する際に初回導入の算定を行う．これは外来に移行後，3カ月内に導入初期加算として算定される．

Column

人工膵臓について

「臨床に役立つ最新 血糖管理マニュアル」（医学図書出版，2012）という本がある．拙著に「病棟血糖管理マニュアル—理論と実践—」（金原出版，2014）があるが，おそらく入院設定や病棟での血糖管理についての単行本はこの2つしか日本にはないようである．前者は主に人工膵臓を用いる解説書である．人工膵臓は人工膵島ともいい500万円くらいの機械である．ちゃんと保険診療で認められ1回5万円のコストも算定できる．現状では有用性は限られているが，糖尿病の専門医が2名いてDPCでない施設であれば採算もとれるであろう．

文献・参考文献

1)「病棟血糖管理マニュアル—理論と実践—第2版」（松田昌文／著），金原出版，2014
　↑拙著であるが一度は読んでいただきたい

問題の解答

①○　②×　③○　④○　⑤○

プロフィール

松田昌文（Masafumi Matsuda）
埼玉医科大学総合医療センター内分泌・糖尿病内科
1982年　東京大学医学部医学科卒業
1984年　山口大学医学部第3内科入局
1996年　Assistant Professor of Medicine, University of Texas Health Science Center at San Antonio
1999年　川崎医科大学講師（糖尿病内科）
2006年　亀田総合病院糖尿病内分泌内科部長
2009年　埼玉医科大学総合医療センター内分泌・糖尿病内科教授（現職）
USMLE Step 1,2,3合格　（ECFMG standard certificate valid permanently）
日本内科学会専門医，日本糖尿病学会専門医，日本内分泌学会専門医

第3章　入院診療の疑問

2. 周術期の血糖管理のコツや注意点は？

花﨑和弘

Point

- 周術期の高血糖の本態は手術侵襲に伴うストレス誘導性高血糖である
- 周術期の高血糖は好中球の機能低下をもたらし，術後感染症の誘発危険因子である
- 感染症制御をめざした高血糖対策が重要であり，栄養管理との両立が求められる

はじめに

　周術期管理の新しい概念としてenhanced recovery after surgery（ERAS）が注目されている．すなわちエビデンスに基づく周術期管理を行い，患者の術後早期回復を促し，早期退院を実現するという考え方である[1]．ERAS促進のために必要な喫緊の研究課題は血糖管理と栄養管理の両立である．また周術期の高血糖の是正だけでなく，インスリン抵抗性の改善も重要な視点といえる．本稿では感染症制御をめざした周術期血糖管理のコツについて臨床例を介して解説したい．

症例

　78歳，女性．生来健康であったが，糖尿病（HbA1c 7.1％）が発症したため，腹部CTを施行したところ，膵頭部に大きさ約4 cmの乏血性腫瘍が指摘された．消化器内科で精査を行い，十二指腸にも浸潤のみられる膵頭部癌と診断された．手術を目的に当科に紹介され，入院．手術は膵頭十二指腸切除術および門脈への癌浸潤を認めたため，門脈合併切除＋門脈再建術が施行された．

【研修医】糖尿病が専門ではありませんが，自分で周術期の血糖コントロールができるようになりたいです．注意する点やコツを教えてください

問題 このような患者にどのような周術期血糖管理をすればよいか？

以下①〜⑤について○×で答えよ
① 低血糖発作になってもよいから，できるだけ正常血糖値に近い，厳格な血糖管理を心がける
② 多少の高血糖には目をつぶって，低血糖発作を回避するような血糖管理を心がける
③ 高血糖発作を誘発しないように，糖分のない低栄養の輸液管理を心がける
④ 低血糖発作のない厳格な血糖管理と十分な栄養管理との両立を心がける
⑤ 正常血糖値に近い厳格な血糖管理の方が高血糖寄りの緩やかな血糖管理よりも術後感染症制御に優れている

解答は稿末

1. 周術期血糖管理の要点

1 高血糖時間の短縮

本症例は新たな2型糖尿病の発症により，その原因となった膵癌が膵頭部に発見され，膵頭十二指腸切除術が施行されている．**糖尿病症例は非糖尿病症例に比べて，高血糖の時間が長くなりやすく，術後感染症に陥りやすい．高血糖（140 mg/dL以上）の時間をいかに少なくするかが，術後感染性合併症対策として有用**である．

2 低血糖発作の回避

本症例は2型糖尿病だけでなく，膵切除後の膵性糖尿病の発症も考慮する必要がある．膵性糖尿病はbrittle diabetesと呼称されており，高血糖だけでなく，低血糖（70 mg/dL以下）にも陥りやすい．低血糖発作はしばしば脳神経障害をきたし，重篤な場合は命取りになる．したがって低血糖発作をいかに回避するかが，手術成績向上に求められる[2]．

3 血糖変動の少ない安定した血糖管理

糖尿病患者は非糖尿病患者に比べて血糖変動が激しく，HbA1cが高い糖尿病患者ほど，血糖変動が激しいとされる．本症例では膵性糖尿病も加味されて，さらに血糖変動が激しくなりやすい．血糖変動は高血糖，低血糖発作以上に術後の致死率増悪に強く関連するとの報告もある[3]．血糖変動の少ない安定した血糖管理が重要である．

2. 血糖管理と栄養管理を両立するための工夫

1 血糖管理と栄養管理はなぜ両立が難しいのか？

周術期の厳格な血糖管理と十分な栄養管理の両立は手術侵襲が大きいほど難しい．糖尿病患者ではなおさら困難である．その理由は，厳格な血糖管理は低血糖発作を惹起しやすく，十分な栄養管理は高血糖を引き起こしやすいからである[1]．すなわち感染症制御のための上手な周術期血糖管理は，栄養管理との両立をめざして実施しなければならない点がコツといえる．

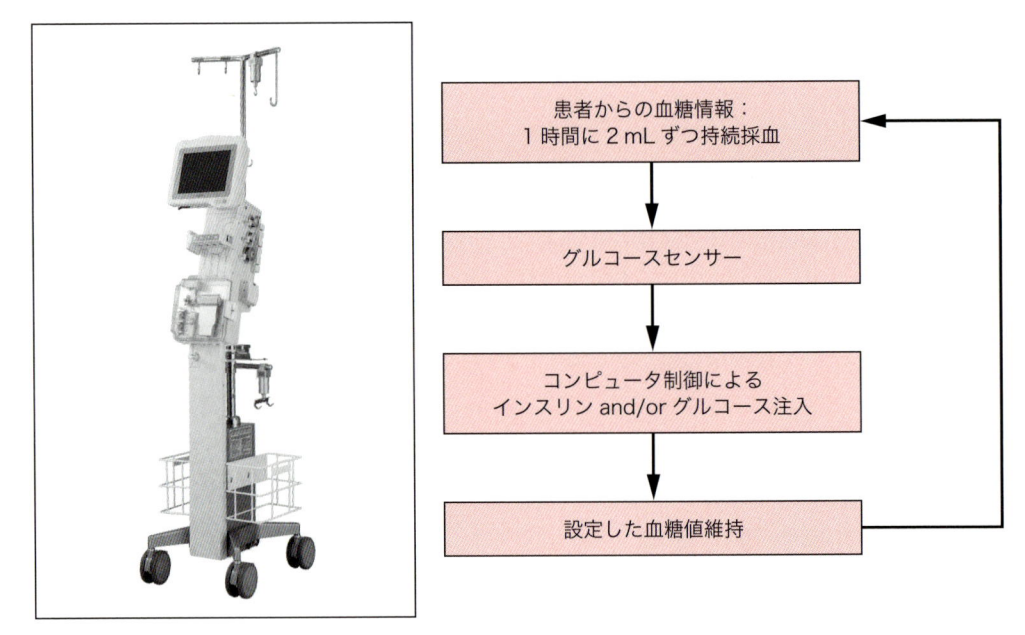

図1　人工膵臓（STG-55,日機装）の基本原理
経静脈からの連続採血（1時間に計2 mLずつ）によって血糖値を連続測定し，あらかじめ設定された目標血糖値に自動的に調整されるようにインスリンやグルコースが適宜静脈注入され，これがclosed-loopにくり返される
（Color Atlas④参照）

2 血糖管理と栄養管理を両立させるための工夫とは？

われわれは肝切除，膵切除，食道切除等の手術侵襲が大きいとされる手術を主な適応としてベッドサイド型新型人工膵臓（STG-55，日機装：図1）を用いた厳格な血糖管理[2]を2006年から開始し，これまでに目標血糖値を80〜110 mg/dLに設定した強化インスリン療法（closed-loop式）を300例以上に施行した[3]．その結果，手術直後からHarris-Benedict式に基づいた十分な栄養管理を行っても，約90％の目標血糖達成率を得ることが可能であり，低血糖発作は皆無であった（図2）[3]．残念ながら，従来のスライディングスケール法に代表されるマニュアル式血糖管理法では術後surgical site infection（SSI，手術部位感染）の発生頻度が高い．その原因として低血糖を恐れて高血糖にならざるを得ない血糖管理だけでなく，高血糖を恐れて低カロリーにならざるを得ない不適切な栄養管理もあげられる[1, 3]．

3 代表的な血糖管理法の長所と短所

表1に代表的な血糖管理法の長所と短所を示した．従来のスライディングスケール法では正常血糖値に近い厳格な血糖管理法を持続的に実施することは困難である．また人工膵臓を用いないopen-loop式の強化インスリン療法（目標血糖値：80〜110 mg/dL）では，未だに低血糖発作の危険が回避できていない．closed-loop式の人工膵臓を用いた周術期血糖管理の最大の長所は，従来のマニュアル式の血糖管理法では解決できなかった低血糖発作のない安全な血糖管理が容易にできることである．また人工膵臓は，低血糖発作を恐れて，頻回に行われてきた血糖測定に伴う労働負担とインシデントの減少にも寄与する．短所は装置の販売価格が高く（約550万円），消耗品や維持費に伴うコストも無視できない点である[2]．

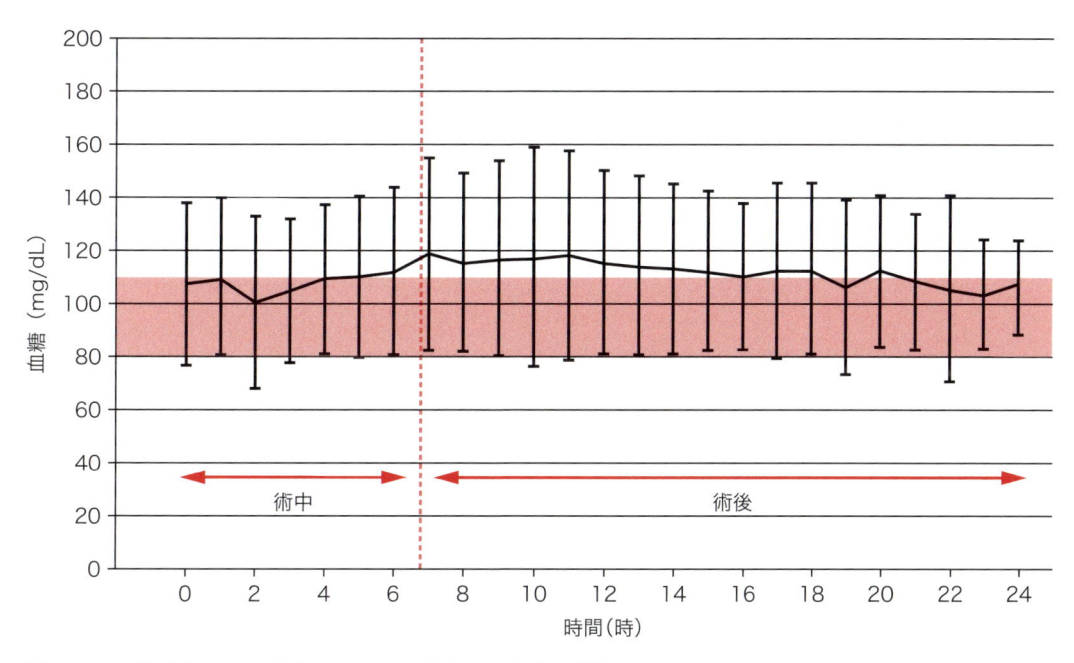

図2 人工膵臓を用いた強化インスリン療法の周術期血糖管理
平均血糖値101 mg/dL, 低血糖発作0%, 目標血糖達成率88%であり, 血糖変動の少ない安定した血糖管理が可能である
文献3より引用

表1 代表的な外科周術期血糖管理法の長所と短所

血糖管理法	長所	短所
1. スライディングスケール法	・低血糖発作が少ない ・労働負担が少ない ・コストが安い	・厳格な血糖管理は困難 ・高血糖になりやすい ・血糖変動が激しい
2. 強化インスリン療法（open-loop式）	・厳格な血糖管理ができる	・低血糖発作の危険が回避できない ・目標血糖値の達成率が低い ・頻回の血糖測定に伴う労働負担とインシデント発生の増加
3. 人工膵臓を用いた血糖管理法（closed-loop式）	・厳密かつ安定した血糖管理ができる ・低血糖の危険を回避できる ・自動的に採血されるため, 労働負担は少なく, インシデントが減少 ・目標血糖値に沿った血糖変動の少ない, 安定した血糖管理が可能である	・コストが高い：新型装置（STG-55）で改善された ・装置の準備に時間と手間を取られる：新型装置（STG-55）で改善された

第3章 入院診療の疑問

● **ここがピットフォール：インスリンは血糖を下げるだけでなく，抗炎症作用・抗酸化作用もある！**

インスリンは高血糖を是正するだけでなく，抗炎症作用や抗酸化作用を有する．筆者は短期間の大量使用であれば，少なくとも感受性の低い抗菌薬よりは，はるかに感染制御に優れた薬剤ではないかと期待している．

● **ここがポイント：周術期では 140 mg/dL 以上を高血糖と考える！**

外科周術期の高血糖対策は必須であり，140 mg/dL 以上が致死率の危険が増加する高血糖閾値と報告されている[1]．筆者らは人工膵臓によって低血糖を回避できる状況下では，できるだけ正常血糖値に近い厳格な血糖管理（目標血糖値80〜110 mg/dL）を行った方が，従来の血糖管理法に比べて術後感染症制御にも優れていることを明らかにした[2]．ただし，感染症対策としての周術期の至適血糖濃度域に関しては，さまざまな病態や術式で今後さらなる研究が必要である．

Advanced Lecture

周術期血糖管理のコツは以下の3点である．

① 血糖値 140 mg/dL 以上の高血糖時間を短縮させる
② 血糖値 70 mg/dL 以下の低血糖発作を回避させる
③ 高血糖と低血糖をくり返すような血糖変動を少なくする

こうした厳格な周術期血糖管理を安全かつ容易に実施できる理想的なデバイスが日本発の新型人工膵臓（STG-55，日機装）である．人工膵臓を用いた周術期血糖管理法は新型人工膵臓（STG-55）の登場で今後ますます汎用されるものと期待される[2,3]．

おわりに

「感染症を制する者が周術期管理を制する」と言っても過言ではない．なかでも周術期の高血糖対策は感染症対策の主軸である．特に術中から術後12〜16時間以内の血糖管理が勝敗を決する．すなわち周術期血糖管理は短期決戦である．幸いにも日本には新型人工膵臓（STG-55）がある．筆者らが産学協同研究を経て，開発，商品化したSTG-55は短期間の周術期血糖管理において栄養管理との両立も可能な最適のデバイスである．

Column

失敗から学ぶこと

　人生は失敗から学ぶことが多い．筆者が周術期血糖管理に本気で取り組む契機となった症例を紹介する．今から20年以上前に，80歳女性の膵全体に散在する膵癌に対し，膵全摘術を施行した．術後スライディングスケール法（一日4回血糖測定を行い，適宜インスリンを皮下注）を用いたマニュアル式血糖管理を行ったが，200〜300 mg/dL以上の高血糖が持続し，まさに"焼け石に水"の状態であった．その後，大きな肝膿瘍を併発し，術後管理に大変難渋した．われわれが確立した人工膵臓を用いた周術期血糖管理法は膵全摘術等の重篤な糖尿病症例ほどその威力を発揮する．本法を用いて筆者らはこれまで10例の膵全摘術症例に対し，目標血糖値80〜110 mg/dLの厳格な血糖管理を安全かつ容易に実施できている．

文献・参考文献

1) 花﨑和弘, ほか：外科周術期の血糖管理の意義．「臨床に役立つ最新血糖管理マニュアル」（花﨑和弘/編），pp89-95, 医学図書出版，2012
2) 花﨑和弘, ほか：人工膵臓を用いた外科周術期血糖管理．「臨床に役立つ最新血糖管理マニュアル」（花﨑和弘/編），pp163-169, 医学図書出版，2012
3) Hanazaki K, et al：Perioperative intensive insulin therapy using an artificial endocrine pancreas with closed-loop glycemic control system：the effect of no hypoglycemia. Am J Surg, 207：935-941, 2014

問題の解答

①×　②×　③×　④○　⑤○

プロフィール

花﨑和弘（Kazuhiro Hanazaki）
高知大学医学部外科学講座外科1
次世代を担う若手外科医師の育成に最も力を入れている．専門の肝胆膵外科は体力と集中力を要する長時間手術が多い．趣味と実益を兼ねて，野菜中心の食生活を心がけ，スロージョギング，サイクリング，登山などのアウトドアスポーツを楽しんでいる．

第3章 入院診療の疑問

3. 白内障術前の血糖コントロールは？

大野　敦

Point

- 白内障手術後の網膜症の進展を考慮に入れた術前の血糖管理が必要である
- 術前の急速な血糖コントロールの是正は，網膜症の進展リスクを高める可能性がある
- 眼科医と内科医の白内障手術可能な血糖コントロール基準には差があり，両科のより一層のコミュニケーションが必要である
- 白内障手術前の患者が最も意欲的な時期を逃さずに，糖尿病の自己管理に関する十分な再教育を行うべきである

はじめに

　日本糖尿病眼学会に毎年参加しているが，1995年に学会が発足してしばらくの間，今回のテーマである白内障の手術前の血糖コントロールはどうすべきかについて，白内障手術後の糖尿病網膜症（以下網膜症）進展の有無や急速な血糖コントロールの是非と絡ませた討論がなされていた記憶がある．最近は，糖尿病眼手帳を含めた眼科・内科連携に関する演題が散見されるものの，白内障術前の血糖コントロールの話題は影を潜めている．

　この背景としては，**最近の白内障手術の術式や手技の進歩，**手術器械の改良により，**短時間で低侵襲の手術が可能となり，たとえ血糖コントロールの不良な状況で手術を行っても，網膜症の進展を含めた術後の眼科的トラブルが少なくなっている**ことが考えられる．しかしながら，網膜症の進展がなくなったわけではないことも事実である．このような歴史的な流れも踏まえて，本稿では白内障術前の血糖コントロールの必要性について考えていきたい．

症例1

　58歳，男性．10年前に近医で糖尿病を指摘され，当初は少量のSU薬でHbA1cは6～7％台であったが，ここ数年HbA1cは8％以上を示すことが増えていた．かかりつけの眼科では単純網膜症を指摘されているが，今回は白内障の進行のために視力が急激に低下して仕事ができなくなり，どうしてもすぐに手術をしてもらいたいとの希望で当センターの眼科に紹介受診となる．眼科での採血で，昼食前血糖値250 mg/dL，HbA1c 10％と高値のため，当科に紹介となる．

　現在の血糖コントロール状況下での手術では，術後の網膜症の進行リスクも考えられるため，少し時間をかけて血糖値を改善させてからの手術を勧めた．しかしながら，すでに手術

に合わせて仕事のスケジュール調整をしており，現状で手術を強行したために手術後に網膜症の悪化を認めたとしても構わないとのこと，しかも今日から2週間以内にどうしても仕事に復帰したいとの強い希望をおもちであった．

> **研修医**：どのくらいの血糖コントロールにしておけばよいですか？

問題 上記の症例のような患者にどのように対応すればよいか？

以下①〜④について○×で答えよ

① すぐに内科に入院してもらい，インスリン療法でなるべく良好な血糖値にして希望通りの日程で手術をする
② 自院では希望に合わせられないことを伝えて，紹介先に戻す
③ 現状のコントロールのまま手術を行い，術後に十分な眼科フォローで網膜症の推移をみる
④ 手術の1週間前に入院してもらい，食事療法を含めた糖尿病への取り組みを少しでも見直してもらう

解答は稿末

1. 白内障手術後の網膜症の進展と血糖コントロールの関係

1 白内障手術前のHbA1cレベルの許容範囲は？

　白内障手術後の網膜症の進展に関する報告は数多くみられるが，1995〜1997年頃までは，術後に網膜症が悪化する危険因子として血糖コントロールが不良であることをあげる報告が少なくなかった[1〜4]．しかしその多くは，水晶体嚢外摘出術例を含んだ術後の網膜症の進行についての検討であり，現在の超音波水晶体乳化吸引術（phacoemulsification and aspiration，以下PEA）を主流とする手術状況での成績と必ずしも一致しない印象をもつ医師も多いと思われる．

　1998年頃よりPEAに限定し，術後の網膜症の進行を検討した報告が増えてきたが，手術眼と非手術眼の比較で術後の網膜症の進行に差がなかったとの報告において，手術眼，非手術眼とも網膜症の進行群は非進行群よりも術前のHbA1cの平均値が有意に高値であった[5]．この報告では非手術眼の網膜症も同等に悪化しており，網膜症の進行は手術侵襲の影響よりも，不良な血糖コントロールによる自然経過と考えられるが，日常臨床ではその判断が困難なことも少なくない．

　この点を少しでも明らかにするには，同一患者の非手術眼を対照とした検討が有用である．PEA＋眼内レンズ（intraocular lens，以下IOL）挿入術施行後1年間の経過観察において，手術眼のみの網膜症の悪化や非手術眼以上の悪化を認めたA群16例（24％）と手術眼，非手術眼とも網膜症の悪化に差がなかったB群50例（76％）の術前・術後の血糖コントロールを比較した検討では，術前6カ月，術直前，術後3カ月，6カ月，9カ月，12カ月のHbA1c（NGSP値）の

目標	コントロール目標値 注4)		
	血糖正常化を目指す際の目標 注1)	合併症予防のための目標 注2)	治療強化が困難な際の目標 注3)
HbA1c(%)	6.0未満	7.0未満	8.0未満

治療目標は年齢,罹病期間,臓器障害,低血糖の危険性,サポート体制などを考慮して個別に設定する.

注1)適切な食事療法や運動療法だけで達成可能な場合,または薬物療法中でも低血糖などの副作用なく達成可能な場合の目標とする.
注2)合併症予防の観点からHbA1cの目標値を7%未満とする.対応する血糖値としては,空腹時血糖値130 mg/dL未満,食後2時間血糖値180 mg/dL未満をおおよその目安とする.
注3)低血糖などの副作用,その他の理由で治療の強化が難しい場合の目標とする.
注4)いずれも成人に対しての目標値であり,また妊娠例は除くものとする.

図1 血糖コントロール目標
「糖尿病治療ガイド2014-2015」(日本糖尿病学会/編・著),p25,文光堂,2014より転載

表 糖尿病患者の白内障手術における血糖コントロール状況からみた手術適否基準

HbA1c	随時血糖値200 mg/dL未満	随時血糖値200 mg/dL以上
7.4%未満	可	総合判定待ち
7.4〜8.3%	総合判定待ち	総合判定待ち
8.4〜9.3%	総合判定待ち	不可
9.4%以上	不可	不可

随時血糖値:食事に関係なく採血された血糖値
総合判定待ち:罹病期間,網膜症レベルを含めた糖尿病合併症の有無,1日血糖パターン,治療方法などを踏まえて,総合的判断が必要と思われますので,糖尿病・内分泌・代謝内科にコンサルトしてください.
不可:血糖のコントロールを必要とします.原則として手術の延期が望ましく,当科もしくは現在の主治医に血糖コントロールをご依頼ください.
HbA1cはNGSP値に改変
※上記を当糖尿症・内分泌代謝内科で作成し,当院眼科との連携に活かしている

平均値は8.0〜8.3%が大多数を占め,各時期とも両群間に有意差を認めなかった[6,7].この報告におけるHbA1c 8%台前半という数値は,新しく提示された「血糖コントロール目標」(図1)[8]における「合併症予防のための目標」を1%ほど超えるが,これはあくまで網膜症を含めた合併症の予防のための目標であることに,注意が必要である.

表に東京医科大学八王子医療センター糖尿病・内分泌・代謝内科(以下当科)において1995年に作成した「**糖尿病患者の白内障手術における血糖コントロールの状況からみた手術適否基準**」を示す.お互いの外来の混雑度を考慮し,網膜症が軽度の場合には各眼科医の判断で当科に対診依頼せずに手術を行うこともあるが,判断に迷う場合にはこの基準を参考にしてもらっている.この基準に当てはめると,先のHbA1c 8%台前半の場合「総合判定待ち」となり当科にコンサル

トしていただくことになるが，対診依頼のあったほとんどのケースで手術はそのまま許可している．

しかしながら，HbA1cが高値，特に10％を超える場合に，白内障手術前の血糖コントロールをどうすべきか．糖尿病患者にも積極的にPEA＋IOL挿入術が行われる時代において，眼科医より上記のようなコントロール状況の患者の術前管理を依頼された場合，待機的手術が可能で，かつほぼ100％の成功率が期待される手術であるだけに，表に示した手術適否基準に基づいて患者の同意が得られれば手術を延期することが少なくない．この場合，眼科医や患者の立場からすると，本当に血糖コントロールがこのままの状況で手術を行うと，不都合があるのかと疑問に感じることも少なくない．

❷ 白内障手術前の急速血糖コントロールの是非

仮に10％台のHbA1cを8％未満まである期間内に改善させようとすれば，常に急速血糖コントロールの問題が付きまとう．網膜症を有する患者に対する急速血糖コントロールの可否については，比較的短期的な検討に基づいた報告が多いためか，否定的な意見が多い．一方，The Diabetes Control and Complications Trial Research Group（DCCT）[9]においては，正常血糖をめざしてコントロールした場合，すでに網膜症の存在する患者において6～12カ月に悪化が認められたが，長期的にはインスリン療法の強化群の方が網膜症の進展が抑制されており，対象や調査期間により一定の見解が得られていないのが現状である．しかしながら，**急速血糖コントロールに関してはインスリン使用例や低血糖を起こした場合のみならず，たとえ食事療法のみであってもHbA1cが短期間に低下した場合には網膜症悪化の可能性があること，治療前のHbA1cが高い場合に強化インスリン療法を行う場合は特に網膜症に注意が必要なこと，さらに増殖網膜症など視力障害のハイリスク患者の場合には，まず汎網膜光凝固術を完了させてから強化療法を行うことが重要**と考えられる[10]．

白内障手術前の急速血糖コントロールと術後網膜症の関係については，筆者らの報告も含めて散見される[11, 12]が，片眼のみPEA＋IOL挿入術を施行した症例で，同一患者の非手術眼を対照とした論文[13]では，まず対象を術前3カ月間にHbA1cの平均10.8％から7.8％まで急速に是正したR群，手術前後ともHbA1cの平均9.7～10.5％で放置したP群，手術前からHbA1cを平均7.8～8.1％で維持したG群に分けた．各群の非手術眼と比較した場合の手術侵襲による網膜症の進行例は，R群29.6％，P群16.7％，G群13.3％で，3群間で有意差を認めなかった（$p = 0.27$）．しかし術前に中等度～高度な非増殖糖尿病網膜症がある場合，R群は網膜症の進行が多く認められた（$p = 0.002$）．この結果からは，HbA1cが10％程度の血糖コントロールの不良な糖尿病患者をみた場合に，内科医の立場からは十分に時間をかけて血糖コントロールを行ってから手術してもらいたいが，もしできない場合には，とくに中等度以上の非増殖網膜症を認める症例においては，血糖コントロールが不良のまま手術を行うよりも，急速な血糖コントロールの是正を行う方が網膜症の進行にとっては望ましくない．

したがって，冒頭の症例1に対する選択肢において①×，③○になるが，③においても術後に十分な眼科フォローで網膜症の推移をみる必要があることは言うまでもない．

2. 白内障手術が可能と考える血糖コントロール基準に関する内科医と眼科医の意識の比較

糖尿病患者の白内障手術の可否を術者である眼科医が自ら判断することも増えているが，手術の可否の判断結果において，内科医との感覚のずれを感じる眼科医も少なくないと思われる．そこで筆者らは，白内障手術が可能と考える血糖コントロール基準について，内科医（糖尿病専門医）30名と眼科医30名を対象にアンケート調査を行い，両者の考え方の相違を検討した[14]．

■ 白内障手術を希望し来院された糖尿病患者の対処法

症例2
随時血糖値170 mg/dL，HbA1c 6.9％，網膜症の有無：不明

そのまま手術を許可するとの回答が両群とも最多であり，表で示した手術適否基準とも一致した．眼科の術前の検査では必ずしも空腹時の採血とは限らず，よって随時血糖が高めの場合にはHbA1cの値が問題となってくるが，このレベルならば血糖のコントロールに関しては問題なしとの判断が多数を占めた．

症例3
随時血糖値150 mg/dL，HbA1c 8.9％，網膜症の有無：不明

両群とも1日血糖をみてから許可する者が多かった．この結果はHbA1cが8.4％を超える場合，網膜症の有無や他の合併症の程度ならびに詳細なコントロール状態の把握を行ってから，手術の可否を決定するとの筆者らの方針[12]と一致をみた．

症例4
随時血糖値150 mg/dL，HbA1c 11％，網膜症なし

手術は不可能との回答が内科医の9名に対し眼科医は4名にとどまり，一方，手術をそのまま許可するが内科医4名，眼科医7名であったことより，**眼科医にとっては少々高いHbA1cよりも網膜症がないとの情報の方が，手術の可否を決定する際には大きなウエイトを占めている**と考えられる．

症例5
空腹時血糖値250 mg/dL，HbA1c 9.9％，単純網膜症をもつ患者が，白内障のために視力が急激に低下して仕事ができなくなり，どうしてもすぐに手術をしてもらいたいとの希望で来院．もし，現状で手術を強行したために手術後に網膜症の悪化を認めたとしてもかまわないとの条件付きで，しかも今日から2週間以内にどうしても仕事に復帰したいとの強い希望をおもちの患者の場合

冒頭の症例1とほぼ一致したケースであるが，内科医が少しでも血糖を改善させてから手術を

しようと考えているのに対し，眼科医では現状のまま手術をするという回答が目立った．これは血糖が悪い状態で手術しても，実際には内科医が心配するほど術後の網膜症の進展例は多くないという眼科医の経験に基づく考え方を反映していると思われる．

今回のアンケート結果では，内科医と眼科医の白内障手術可能な血糖コントロール基準には差がみられ，これが手術の可否を決定する際に意見の食い違いを生み出していると思われる．したがって，よりよい血糖コントロール状態で手術を行うためには，両者によるより一層のコミュニケーションが必要であり，そこに研修医が関与する機会も少なくないと思われる．

Advanced Lecture

■ 内科・眼科はどう連携するのがよいか？

白内障手術前に血糖コントロールについて悩むことがなくなるような内科・眼科連携のあり方を考えてみたい．

白内障手術患者にとって，術後の予後が重要であることは間違いないが，網膜症以外の合併症を含めた長期予後はさらに重要である．そのためには，内科医・眼科医とも糖尿病診療に熱意があり，両科の連携に熱心なパートナーをみつけることが重要である．そうすれば，白内障手術前に血糖コントロールで悩む回数は減少する．

内科医の場合は糖尿病連携手帳を，眼科医の場合は糖尿病眼手帳を，まずは積極的に患者に渡しているか，さらにその内容を患者に説明しているかをみれば，連携への熱意は判断できる．したがって，**各手帳の配布の姿勢（積極性）や記載状況をみることにより，糖尿病診療に熱心なパートナーをお互いに見つけ出すことができる**[15]．

また情報交換の媒体として，眼科医の要望を考慮しながら，両科で診療情報提供料を保険請求可能な「糖尿病診療情報提供書」（以下提供書）を作成した（図2）[16]．情報量の豊富さを考慮すれば，初診時や病状の変動時には十分に情報交換の可能な提供書を利用すべきであり，眼科医の記入欄には「白内障手術予定」を設け，内科医への事前通知が可能である．

一方，定期フォローの際には情報交換の簡便さを考慮し，内科医は血糖コントロール状況を「糖尿病連携手帳」を媒体にして眼科医に伝え，眼科医は眼底所見を「糖尿病眼手帳」を介して内科医に伝える方式が望まれる．**特に糖尿病連携手帳の記載には，研修医にも積極的にかかわってもらいたい．**また，提供書が原則として医師間の情報交換で終わるのに対し，2つの手帳には糖尿病に関する内科と眼科の状況を患者に正しく理解してもらう目的があり，眼手帳を通じて白内障の状況を患者は理解することができる．

そして**提供書と2つの手帳を個々の医療機関の状況に合わせて併用することにより，外来での時間的負担は軽減したうえで，より細やかな連携が可能となり**[17]，**血糖コントロールに悩むことなく白内障手術を施行することができるようになる**と思われる．

おわりに

PEA＋IOL挿入術の恩恵により，たとえ血糖コントロールが不良のまま手術を行っても，術後の網膜症の進展に大きな影響を与えることがなくなった．しかし**白内障患者は，術前には手術が**

糖尿病診療情報提供書

紹介先 医療機関名 ＿＿＿＿＿＿＿＿＿＿＿＿＿＿＿＿＿
＿＿＿＿＿＿＿＿＿＿＿＿＿＿＿＿＿ 先生 御机下

患者氏名　　　　　　　　　　　様　（男・女）M・T・S・H　　年　　月　　日生（　　）才

診断名	糖尿病（1型, 2型, その他）	**コントロール状態**	優・良・可・不良
高血圧	（あり・なし）	**最近の変化**	改善・不変・悪化・不安定
	服薬（あり・なし）	**眼科通院歴**	（あり・なし）
合併症	1. 糖尿病腎症　（あり・なし）	**特記事項**	（家族歴・既往歴・経過・治療・処方など）
	透析　（あり・なし）		
	2. 糖尿病神経障害　（あり・なし）		
	3.		
その他	1.		
	2.		
推定罹病期間	約　　　　年		
当院初診日	年　　月　　日		
治療法	1. 未治療　2. 食事療法のみ		
	3. 経口剤　4. インスリン注射		

検査所見

日　付	／	／	／
HbA1c(%)			

その他：

　　　　年　　月　　日　　　医療機関名
　　　　　　　　　　　　　　医師名

	右	左	今後の治療方針
視　力	＿＿＿＿（　）	＿＿＿＿（　）	1. 経過観察
眼　圧	＿＿＿＿ mmHg	＿＿＿＿ mmHg	2. 網膜光凝固予定
緑内障	あり・なし	あり・なし	（右・左）
網膜症	あり・なし	あり・なし	3. 白内障手術予定
Davis分類	単純・前増殖・増殖	単純・前増殖・増殖	（右・左）
福田分類	＿＿＿＿	＿＿＿＿	手術までの期間：
網膜光凝固後	前　後（中途・不安定・沈静化）	前　後（中途・不安定・沈静化）	＿＿＿＿＿
変　化	悪化・不変・改善	悪化・不変・改善	次回眼底検査予定：
黄斑症	あり・なし	あり・なし	＿＿＿＿ヶ月後
硝子体手術	前・後	前・後	特記事項：
白内障	高度・中等度・軽度・なし	高度・中等度・軽度・なし	
白内障手術	前・後	前・後	

　　　　年　　月　　日　　　医療機関名
　　　　　　　　　　　　　　眼科医師名

図2　糖尿病治療多摩懇話会作成の糖尿病診療情報提供書
　両科の情報を1枚に併記（上半分が内科医，下半分が眼科医の記入する部分）し，いずれの科でも発信元になることができ，かつ両科で診療情報提供料を保険請求できる形式とした．情報の提供を主目的としたが，使いやすさを考慮したため情報項目は必要最小限にとどめ，忙しい外来を想定して社交辞令は省略した．
　3枚複写になっており，自科のデータを記載後は上の2枚を紹介状として患者に渡し，3枚目（青色の紙）を発信元の控えとして手元に残す．情報提供料を保険請求している以上，仮に2枚複写で2枚とも紹介先に渡した場合，返事が戻ってこない場合に手元に何も残らない点が問題となる．1枚を手元に残しておけば，仮に返事が戻ってこない場合でも提供書を発行した事実を残すことができるわけである．一方着信側の方は，患者から受け取った提供書に自科のデータを記載し，1枚を控え，残りの1枚を返書として患者に渡す形になる．
文献16, 17より引用

成功してほしいとの気持ちから，食事療法を含めて糖尿病治療に対して積極的なことが少なくない．よって糖尿病の教育を担当する者は，術後も良好な血糖コントロールが続けられるように，術前の患者が最も意欲的な時期を逃さずに十分な再教育を行うべきである[14]．

上記の方針を踏まえると，冒頭の症例1に対する選択肢の②は自己管理の見直しへの介入の機会を失い，責任を果たせないので×になる．一方④は，短期間でも再教育が可能と思われるので○になる．

Column

患者の話を"本気"で聞く

電子カルテ時代だからこそ，初期研修ではまず「患者の話を聞く」ことが糖尿病診療の原点である．指導医は忙しくなると，要領よく仕事をこなそうとするが，その姿勢を患者は見透かしている．本気で話を聞いてくれる研修医には，たとえ技術的に未熟な点があっても，本音で話をしてくれる．そこから，時間を惜しんだ指導医の医療面接では得られなかった情報も得られる．

文献・参考文献

1) 岩瀬 光，ほか：糖尿病患者に対する後房レンズ移植—糖尿病患者の術前因子と術後網膜症悪化との関係—．眼紀，43：699-704，1992
2) 伊藤 暁，ほか：糖尿病患者に対する眼内レンズ挿入術．眼紀，45：240-244，1994
3) 辻川明孝，ほか：糖尿病症例に対する眼内レンズ移植術の長期予後．日眼会誌，99：200-203，1995
4) 松橋英昭，ほか：白内障手術後における糖尿病網膜症の推移．眼紀，46：813-816，1995
5) Squirrell D, et al：A prospective, case controlled study of the natural history of diabetic retinopathy and maculopathy after uncomplicated phacoemulsification cataract surgery in patients with type 2 diabetes. Br J Ophthalmol, 86：565-671, 2002
6) 深田祐加，ほか：糖尿病症例の白内障手術に対する超音波乳化吸引術の網膜症への影響．眼臨，92：895-898，1998
7) Kato S, et al：Influence of phacoemulsification and intraocular lens implantation on the course of diabetic retinopathy. J Cataract Refract Surg, 25：788-793, 1999
8) 「糖尿病治療ガイド2014-2015」（日本糖尿病学会/編・著），p25，文光堂，2014
   ↑糖尿病診療におけるエッセンスをコンパクトにまとめてあり，忙しい研修期間においても1週間あれば十分に読み切れる
9) The Diabetes Control and Complications Trial Research Group：Early worsening of diabetic retinopathy in the diabetes control and complications trial. Arch Ophthalmol, 116：874-886, 1998
10) 島田 朗：糖尿病網膜症を有する患者に対する急速血糖コントロールの可否について．眼紀，54：105-108，2003
11) 土屋寛芳，ほか：白内障手術前の血糖コントロールと術後網膜症との関係．眼臨，85：116-121，1991
12) Ohno A, et al：Effects of rapid blood glucose control on progression of diabetic retinopathy after cataract surgery.「Recent Progress of Diabetes Mellitus in East Asia」（Mimura G & Zhisheng C, eds），pp303-306, Excerpta Medica, 1992
13) Suto C, et al：Effect of perioperative glycemic control in progression of diabetic retinopathy and maculopathy. Arch Ophthalmol, 124：38-45, 2006
14) 大野 敦，ほか：糖尿病患者で白内障手術を可能と考える血糖コントロール基準—糖尿病専門医と眼科医の意見の比較—．プラクティス，10：536-540，1993
15) 大野 敦：Ⅳ.病診連携 2．内科・眼科の連携．「眼科プラクティス7，糖尿病眼合併症の診療指針」（樋田哲夫/編），pp214-219，文光堂，2006
    ↑地域で展開してきた内科・眼科連携の試みを紹介．
16) 大野 敦：糖尿病診療情報提供書作成までの経過と利用上の問題点・改善点．眼紀，53：12-15，2002

17) 大野 敦：クリニックでできる内科・眼科連携―「日本糖尿病眼学会編：糖尿病眼手帳」を活用しよう．糖尿病診療マスター，1：143-149，2003
↑通院しやすい眼科に紹介することで，眼科受診率を高め，中断・放置を防ぐ工夫を！

問題の解答

①× ②× ③〇 ④〇

プロフィール

大野　敦（Atsushi Ohno）
東京医科大学八王子医療センター 糖尿病・内分泌・代謝内科
①糖尿病腎症・網膜症の臨床，②糖尿病患者の診療連携，③糖尿病透析患者の血糖管理といったテーマで仕事をしている．現在は，糖尿病眼手帳ならびに糖尿病透析患者におけるグリコアルブミンの普及に努めているが，2014年4月に改訂された糖尿病眼手帳〈第3版〉の作成にも携わった．さらに内科・眼科連携の推進に努力したい．

第3章 入院診療の疑問

4. 退院時に糖尿病患者に言っておくべきことは？

八幡和明

● Point ●

・今回の入院の目的を再確認し，それが達成できたかどうかを自己評価してもらう

・患者が自分の病態を正しく理解しているかを確認する
　　自分の病型，罹病期間，インスリン分泌能力，インスリン抵抗性の有無，合併症の程度などを正しく理解できている人は意外に多くない．糖尿病の自然史のなかで自分がどの位置にいるのか，今後の合併症の進行予測とリスクについて患者自身は認識しているだろうか．わかりやすい図式にして説明する方がいい（見える化）

・今までの生活習慣の良くない点をどのように修正していくつもりなのか確認する
　　医療者側の理想を押し付けるのではなく，本人の生活のなかでできることは何か考えてもらい，そのなかで必要な部分は修正していくようにする

・現在の治療方法とシックデイ対応を説明する
　　血糖を見ながら入院中に薬剤を次々と変更していくと，何が何だかわからなくなる人もいるので，退院時に治療方法の最終確認をしておく．さらにシックデイや緊急時の対応について説明する

はじめに

　入院治療というのは誰にとっても大きなイベントである．その経験を忘れないうちに，自分の糖尿病をもう一度見つめ直して，患者自身にしっかり病気と向き合う気構えをもってもらいたい．そのために患者と家族に伝えるべき大切なメッセージとは何だろう．

症例

　49歳，男性．会社役員で仕事はきわめて多忙．車で県内を走り回って営業している．
　10年前から糖尿病，高血圧にて糖尿病専門クリニックで治療．複数の経口血糖降下薬に持効型インスリンを併用することによって一時HbA1c 6.9％まで改善したのだが，最近急速に悪化しHbA1c 12.1％となったため当科紹介入院となった．
　身長172.5 cm，体重80.6 kg，BMI 27.2 kg/m^2，血圧115/73 mmHg，随時血糖468 mg/dL，HbA1c 12.4％，AST 64 U/L，ALT 94 U/L，γ-GT 84 U/L，TC 181 mg/dL，TG 434 mg/dL，HDL-C 30 mg/dL，LDL-C 102 mg/dL，BUN 21.5 mg/dL，Cre 1.14 mg/dL，UA 4.8 mg/dL，eGFR 55 mL/分/1.73 m^2，尿アルブミン 315.59 mg/g・Cre，

蓄尿CPR 220.3μg/日，HOMA-R 4.07，単純網膜症，腎症3期，軽度神経障害あり，頸動脈エコーで軽度動脈硬化を認める，腹部エコー，CTで脂肪肝を認める．

嗜好：煙草；60本/日，酒；ウィスキーダブル6杯/日

1,700 kcal塩分6gの食事療法を開始するとともに，著しい高血糖を認めたため1日4回の強化インスリン療法〔QQQG（Q：超速効型，G：持効型）〕に変更し漸増していった．しだいに糖毒性が解除するとともに急速に血糖値も改善し，インスリン量も漸減し朝食前1回のインスリン（Q3単位，G10単位）として退院となった．

研修医：退院するにあたってどのように指導したらいいのでしょうか？

問題 このような患者にどのように対応すればよいか？

以下①〜⑤について○×で答えよ
① 「退院後は食事療法に気をつけなるべく体を動かし薬はきちんと飲んでください」と言う
② 「1日3食きちんと食べて酒とタバコはやめましょう」と言う
③ 現在の患者さんの病態を説明し，今後の合併症の進展予測を伝えて注意を喚起する
④ 薬剤量の再確認を行いシックデイ対策について説明する
⑤ 今までの生活習慣を見つめ直し今後の生活をどのようにしていくつもりか患者さんの思いを聞き出す

解答は稿末

✗ 失敗するコミュニケーション

医師 入院してこんなによくなりましたね．血糖はよくなったし，合併症も大したことなかったし．もう大丈夫ですね．（安心感を与えてしまう）

患者 ありがとうございます．たいしたことなくてよかったです．全くあの医者は脅かしてばかりいるんだから．（前医を中傷誹謗している）

医師 いやそうではなくて，あのままコントロールが悪いと大変なことになっていたんですよ．次は心筋梗塞か脳梗塞になって入院するかもしれませんよ．（根拠のはっきりしない脅し）

患者 先生大丈夫だって．こんなによくなったじゃない．やればできるんだよ．

医師 それは入院したからでしょ．家に帰ってからもちゃんとできますか？
お酒，タバコはやめてくださいよ．

| 患者 | 俺は男だから約束は守る．（男だから？？ 本当か？）

NGワードや行動

- 「合併症も大したことない」という言葉はあいまいな安心感を与えてしまう
- 次は心筋梗塞，脳梗塞がでるという意味のない脅かし
- 「お酒，タバコはやめてください」そんな言葉でやめられるなら苦労はしない

■ 糖尿病の教育入院

　糖尿病患者を取り巻く環境は多種多様であり，それぞれ糖尿病の病型も違うし，罹病期間，合併症の程度，ほかの併発疾患の有無など1人として同じ糖尿病ではない．生活背景として独身か結婚しているか，家族との関係，仕事の内容，就労時間などが治療に大きく影響している．そのようにさまざまな背景を抱えている人たちが入院生活を送ることになる．決められた食事を規則正しく食べ，仕事のストレスからも解放され，運動する時間もたっぷりある．もちろん間食や飲酒をしたくてもできない．そのような生活を1〜2週間も送れば，外来であんなに血糖が高かったはずの人が驚くほど簡単にコントロールできてしまう．入院中しか見ない初期研修医や後期研修医からすれば「糖尿病の治療なんて簡単じゃない」と思うかもしれない．問題は退院してからなのだ．家に帰ってもとの生活に戻って半年もすれば，またいつの間にか悪化してしまう患者も少なくない．そのとき外来主治医は頭を抱えてしまう，「一体何のための入院だったのか」と．まさか「もう1回入院しましょう」なんて言えるわけがない．誰だって入院なんかしたくはないのだから．だったらせっかくの入院を無駄にしないような患者指導が大切だ．単なるクリニカルパスにのせて検査をし，注射手技の指導をし，血糖を見てインスリンや薬の調節をして，血糖が100 mg/dLになったら一丁上がりというわけではない．**患者自身がどうやって糖尿病に向き合っていけばいいのか気づくことが大切な課題なのだ**．

　入院中に1人1人の患者にどのくらい真剣にかかわるかが入院の成否を分けるといってもいい．徹底的にその人をよく見て話して問題点を探り，個人の考え方，生き方を尊重しつつどうやって解決していくかを，患者とともに考えていくことに入院治療成功の秘訣がある．

🅾 成功するコミュニケーション

| 医師 | 入院したら血糖も下がりましたね．どうしてよくなったんでしょうね．

| 患者 | ありがとうございます．先生のおかげです．1日4回の注射になったときにはどうなるかと思ったけど回数も1回に減ったし本当によかったよ．

| 医師 | 入院生活は，いままでの生活とどこが違いますか．

| 患者 | 違うところだらけですよ．今までは大して食べてないのにやせないし血糖が高いって怒られてばかりでさ，今は出てきた食事を食べているだけで体重も落ちたしね．ストレスはないし，酒を飲まなくても夜も眠れるし，久しぶりに楽になりました．

| 医師 | 今までは不規則な食事とアルコール，さらに運動不足も加わり脂肪肝になってインスリン抵抗性の状態でした．だからインスリンを打っても効かなかったんですね．これから

　　　　頑張ってもっとやせれば自分の膵臓の力だけでコントロールが効いてインスリン注射はやめられるかもしれませんよ．合併症も出はじめているようですが今なら気をつければもとに戻れるかもしれません．どうしますか？

患者 えっ，そうなの．退院したら仕事が待っているし，忙しいから，また前と同じようになるかなと思っていたけれど元に戻れるなら頑張ってみようかな．

医師 そうですよ．今が頑張りどきです．規則正しく食事を摂ることは難しいですか？

患者 そうなんだよね．毎日仕事仕事で忙しくてさ．運転しながら5分でおにぎり食べるくらいで，走り回っていたからね．それで頑張って会社を大きくしてこられたんだ．自分でも大したもんだと思うよ．まぁやることはやってきたっていう自信もあるしさ．

医師 そうですね．ずいぶん頑張ってきたんですね．でも，からだを壊しちゃ何にもなりませんよ．これからは，自分の時間も大切じゃないかしら？

患者 ホントにそうだよね．今まで何から何まで全部自分で指示を出さなきゃダメだと思い込んでいて…．でも今回入院してみて，俺がいなくても何とかなるってわかった．これからは，部下に少しはまかせようと思う．そうすれば糖尿病のことにもっと自分の時間をまわせるような気がする．

医師 それはいいですね．自分のことを見つめる時間をとれそうですか？

患者 今度はそうするよ．先生，今までの無理はたたっているのかなぁ？

医師 そうですね．合併症が出てきていますよね．腎臓は腎症3期で少し進みましたが，頑張ればよくすることはできるでしょう．動脈硬化もあります．（合併症の図をみせる）これ以上悪くしないためにも禁煙しましょう．

患者 わかった．頑張ればよくなるんだね．だったら頑張る．俺は自分で決めたことはちゃんとやれるんだ．タバコも缶コーヒーももうやめるよ．昼は弁当持っていくことにしたし，夜も早く帰って家で食べようと話してたんだ．今まで仕事中心で家族のことは後回しだったけど，これからは，家族と一緒に頑張ることにしたよ．

医師 それはよかった．奥様も一緒に頑張っていきましょうね．

説明のポイント

・今までの生活を振り返ってその間違いをきちんと認識しているか確認する
・そしてこれからどこを修正していくつもりなのか意志表明してもらう
・自分の病態の確認，合併症の程度について図にして示す（見える化，図）
・家族内での協力についても依頼する

問題の解答

①×　②×　③○　④○　⑤○　（①②は不正解ではないが不十分）

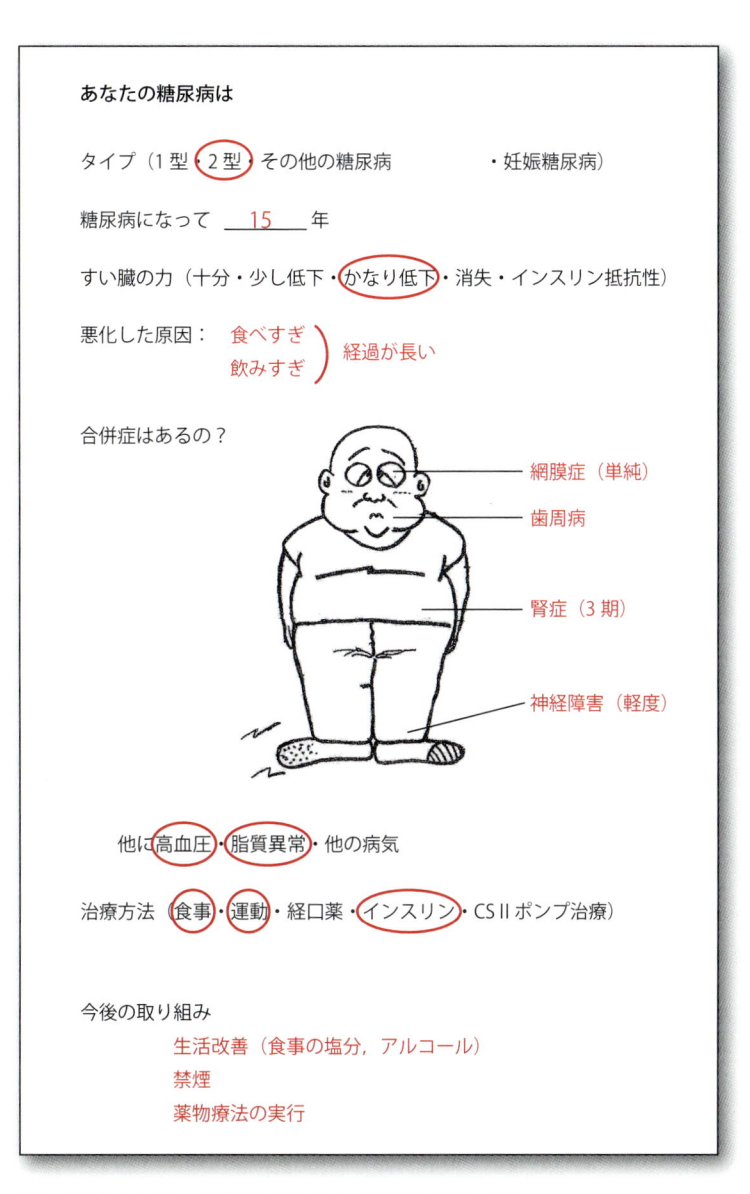

```
あなたの糖尿病は

タイプ（1型・(2型) その他の糖尿病        ・妊娠糖尿病）

糖尿病になって ___15___ 年

すい臓の力（十分・少し低下・(かなり低下)・消失・インスリン抵抗性）

悪化した原因：  食べすぎ
              飲みすぎ  ) 経過が長い

合併症はあるの？
                                    網膜症（単純）
                                    歯周病

                                    腎症（3期）

                                    神経障害（軽度）

他に (高血圧)・(脂質異常)・他の病気

治療方法 ((食事)・(運動)・経口薬・(インスリン)・CS II ポンプ治療）

今後の取り組み
    生活改善（食事の塩分，アルコール）
    禁煙
    薬物療法の実行
```

図　患者の病態，合併症の程度を"見える化"する

プロフィール

八幡和明（Kazuaki Yahata）
新潟県厚生連長岡中央綜合病院糖尿病センター
過去に入院治療をしたことのある患者に，そのときの主治医の名前を聞くことがある．ところが驚くことに主治医の名前を覚えていない人が多い．糖尿病の入院治療の成果はその人の将来を左右するといってもいいほど大切なことなのになぜ主治医を覚えていないのか．あなたが真剣にかかわることによってその人の人生が変わるかもしれないと思って患者としっかり向き合っていきましょう．

第3章　入院診療の疑問

5. 退院時のSMBG指導は？

清水一紀

> **Point**
> ・目的のある血糖測定を行う
> ・測定したポイントの責任インスリンを考える
> ・持効型インスリンのtitration point（調整点）は朝食前と夕食前である
> ・超速効型インスリンのtitration pointは食後4時間以内である
> ・血糖値のみならずいろんなイベントも書き込んで血糖日記にする

はじめに

　SMBG（self monitoring of blood glucose：血糖自己測定）の保険適用は，インスリン治療患者とGLP-1受容体作動薬治療患者である．ハイリスクGDM（gestational diabetes mellitus，妊娠糖尿病）および糖尿病合併妊娠ではインスリン治療をしていなくても適用がある．保険診療では2型糖尿病では1日3回まで，1型糖尿病では1日6回の測定まで認められている．限られた範囲内で効率よく，意味のある測定を行えるかがポイントである

症例

　68歳，男性，2型糖尿病．
　間欠性跛行を主訴として来院．当院血管外科でASO（arteriosclerosis obliterans，閉塞性動脈硬化症）と診断．その際高血糖（随時血糖253 mg/dL，HbA1c 11.4 %）を指摘され，当科紹介．身長162 cm，体重47.5 kg，最大既往体重55 kg（33歳時），家族歴：母が2型糖尿病，44年前から禁煙
　夜間の頻尿あり，清涼飲料水は最近飲んでいない．
　尿糖（4＋），尿ケトン（2＋），尿蛋白（±），尿アルブミン72.2 mg/g・Cr，血中インスリン3.1 mU/mL，血中CPR 0.79 ng/mL，抗GAD抗体0.7 U/mL（正常値0～1.5），総ケトン2,807 μmol/L，アセト酢酸684 μmol/L，3-OHBA 2,123 μmol/L
　以上の検査データより，2型糖尿病であるがインスリン分泌低下しており，インスリン治療を進め同時にSMBGも開始．当初，入院を勧めたが外来での治療を強く希望されたため外来でのインスリン治療を開始した．

2週間後来院時，夜間の頻尿は改善していたが，炭水化物の制限をしており46 kgと体重減少を認めたため，栄養状態をよくするために炭水化物が必要なことを指導した．眼底に単純網膜症を認めた．虚血性心疾患が疑われ，冠動脈造影のため入院，3枝病変を認めたが血管性状（LAD，D1，OM）が悪いため冠動脈バイパス術は困難と判断，運動負荷シンチグラフィにて心筋虚血を示すfill-inは認められず保存的治療となった．

　入院中は各食前に血糖チェックを行った．その結果次のようになった．

	インスリン投与	朝食前血糖(mg/dL)	インスリン投与	昼食前血糖(mg/dL)	インスリン投与	夕食前血糖(mg/dL)	インスリン投与
1日め		80			L6	89	
2日め	Q4	77		237	L6	182	
3日め	Q4	88		203	L6Q4	135	
4日め	Q6	72		101	L6Q4	206	

Q：超速効型，L：持効型

退院後インスリン治療の結果，HbA1cは以下のごとく軽快した．

[HbA1c（%）]

初回	1カ月後	2カ月後	3カ月後	4カ月後	5カ月後
11.4	9.2	7.4	6.4	6.5	6.3

研修医：退院後はどんなスケジュールで血糖測定を指示したらいいですか？

問題 このようなときにどのように血糖測定を指示すればよいか？

以下①〜⑤について○×で答えよ
　① 入院中と同様に各食前に毎日行う
　② 毎朝，朝食前に行う
　③ 毎日でなくてもよいが，朝食前と朝食2時間後に測定する
　④ 週に1回，1日各食前，各食後2時間後を測定する
　⑤ 下記のような測定を行う

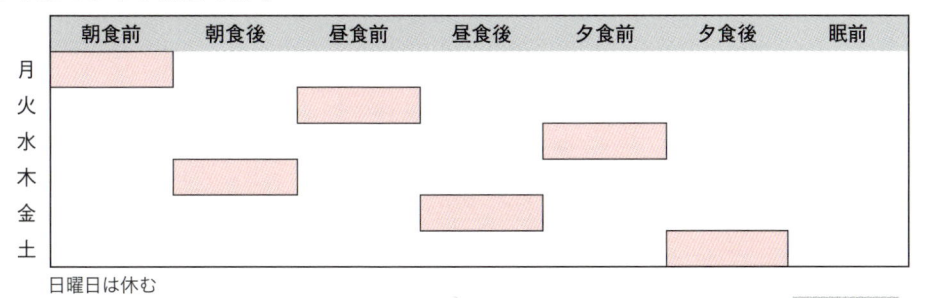

	朝食前	朝食後	昼食前	昼食後	夕食前	夕食後	眠前
月	■	■					
火			■				
水					■		
木		■	■				
金				■			
土						■	

日曜日は休む

解答は稿末

> **❌ 失敗するコミュニケーション**
>
> 医師 血糖を測ってもらわないとインスリンの調整ができません．（医師のために測定をするものと思ってしまう）
> 患者 1日何回測ればよいのですか？
> 医師 あなたは2型糖尿病なので月90回測定できますので，1日3回測りましょう．（1日の測定回数を決める必要はない）
> 患者 でも昼は外出しているので測れません．
> 医師 毎日外出していますか？
> 患者 いえ，休みの日には家にいます．
> 医師 ではそのときに測ってください．（この会話では，各食前に測定すると思わせている）
> 患者 わかりました．
>
> **NGワードや行動**
>
> ・血糖測定は医師に見せるためのものと思い込むような言葉は慎む
> ・測定回数の強制や具体的な測定方法を最初は提示しない
> ・患者自身がどのように思っているか聞かずに，血糖測定そのものをよいものと押し付ける言動や行動は慎む

1. 責任インスリンをきちんと理解し，説明する

　すべての患者さんが同じように血糖測定をする必要はない．不安で血糖を測定するようになる患者さんも少なくない．反対に，血糖を測ればそれでよいと思う患者さんもいる．negativeな目的で血糖測定を行うより，できるだけpositiveに血糖測定を行えるように前向きにとらえてもらえる指導が理想である．インスリン調整を行う際には，患者と医療者が共通の責任インスリンの考え方をもっているとうまくいく．

■ ある例から考える

　下表は1日4回持効型を12単位，超速効型を3回（4-4-4単位）を打っている方のSMBG結果である．各食前3回の血糖測定を行っているが夕食前の血糖が低くなっているときがある．このようなときどのようにインスリン調整をしたらよいと考えるだろうか？

朝食前	朝食後	昼食前	昼食後	夕食前	夕食後	眠前
121		174		67		
117		206		212		
146		193		201		
132		187		87		
84		213		116		
110		184		203		

（単位mg/dL）

超速効型のインスリン効果時間は最大で4時間までである．通常昼食と夕食の間は少なくとも6時間はある．つまり夕食前は空腹時と同じである．そのため朝食前および夕食前は持効型インスリン（基礎インスリン）が責任インスリンとなる．そのため基礎インスリンの調整は朝食前，夕食前の最も低い値を見て，調整する．例えば上の表では朝の値の84 mg/dL，夕食前の67 mg/dL，87 mg/dLという血糖値に注目する．この場合，持効型12単位では使用量が多いと判断し，8単位くらいに減量することが賢明である．これはSU薬を併用しているときも同様である．

　では夕食前に高いときがあるのはなぜだろうか？　朝食前は下がっているが，夕食前の血糖値が高い場合は，間食をしている可能性がある．このようなとき，「インスリンを減量して低血糖を抑え間食をやめましょう」と話すとよく理解してもらえる．

　では2型糖尿病で朝食前の血糖がときどき高いのはなぜだろうか？　たいていの場合夕食が遅い，または脂質の多い食事が早朝空腹時の高値の原因と思われる．1型糖尿病の場合はsomogyi現象にも注意を払う必要がある．ちなみに速効型インスリン（レギュラーインスリン）の場合は，単位を増やすとインスリン効果時間が最大8時間くらいまで延長するので，夕食前も責任インスリンとなる可能性はある．超速効型と速効型インスリンの違いによる責任インスリン時間の違いも要注意である．

2. 意味のある血糖測定になるよう提案する

　前述した「失敗するコミュニケーション」のNGワードの項に「具体的な測定方法を最初から提示しない」と書かれてあることに疑問をもたれた方も多いだろう．決していけないわけではないが，まず患者本人がどの程度血糖測定に興味をもっているのか，SMBGに対する思いを聴き，患者の都合を知り1日のスケジュールを聴くことが賢明である．「なぜここで血糖測定をしたのですか？」「その結果どのように感じましたか？」「食事量や食事内容，運動量など変えてみましたか？」という会話をしながら，SMBGノートを一緒にみてみるとよい．どのタイミングで血糖測定をするとよいのか，患者自身が自己の体に興味をもち意味のある血糖測定を行っているのか，最小限の回数で効率のよい測定法を行っているのか一緒に考えてみよう．

　冒頭の症例では入院当初夕に持効型と朝だけ超速効型のインスリンを打っていた．夕食時の責任インスリンを知るために夕食後2時間の血糖を測定すると，夕食後が高かったため，夕食前の超速効型を追加した．また朝食前の追加インスリンを増量すると昼前の血糖が低下した（下表参照）．

	インスリン投与	朝食前血糖(mg/dL)	インスリン投与	昼食前血糖(mg/dL)	インスリン投与	夕食前血糖(mg/dL)	夕食後血糖(mg/dL)
1日め		80		検査（CAG）	L6	89	221
2日め	Q4	77		237	L6	182	246
3日め	Q4	88		203	L6Q4	135	112
4日め	Q6	72		101	L6Q4	106	124

成功するコミュニケーション

- 医師 血糖をどんなふうに測ってみますか．（自分のために測定をすることを感じてもらう）
- 患者 1日何回測ればよいですか？
- 医師 何回でも結構です．毎日測らなくてもよいですよ．どのような血糖値になっているか知りたいところを測定してみましょう．どんなところが気になりますか（1日の測定回数を決める必要はない）
- 患者 昼は外出しているので測れません．
- 医師 そうですね．無理に測る必要はありません．夕食前後なら測れますか？
- 患者 ええ，毎日しないといけないですか．
- 医師 いえ測れるときだけでよいです．何を食べたらどのくらい血糖が上がるのか，一緒にメニューも書いてみてください．（食事と血糖の関係を知る必要性を教えている）
- 患者 わかりました．それならできそうなのでやってみます．

説明のポイント

- 自分の体に興味をもってもらう（モチベーションを上げる）
- 食事により血糖値が違うことを体験してもらう（測定してわかる体験）
- 薬の効果を感じてもらう（現在の治療に対する自己評価）
- 血糖以外の行動や食事，体重，運動などを書き込んでもらう（血糖日記をつける）

その他，患者教育のコツ

- 上手に測定しているモデルのSMBGノートを見せる
- どんなものを間食したいか，そのときに血糖がどうなるのか，次に食べる量を変えたらどうなるかを知るために間食して血糖測定することを勧める
- 血糖が高いときの症状があるか，低血糖のとき症状があるか，そのようなときに症状がないことを感じてもらう（血糖は測らないとわからないことの理解）
- CGM（continuous glucose monitoring，持続血糖モニター）を行う．そのことで血糖に興味をもちSMBGをするようになることも多い

Column

SMBGに影響する因子

貧血や脱水，酸素吸入，点滴内のビタミンC，腹膜透析液，PAM（プラリドキシム，血糖測定試薬の添加剤），室温，検体量不足などはSMBG機器に影響を及ぼします．特に，透析患者において血糖はSMBGでは高めにHbA1cは低めに示されるため，注意が必要です．測定機器の特性によってもさまざまな差はあるので，使い慣れたSMBG機器の特性を知ることは重要です．

文献・参考文献

1) 「SMBGで血糖管理・指導の達人になる―血糖日記のススメ―」（清水一紀/著），南江堂，2011
2) 平塚京子，ほか：簡易血糖測定器7機種の機器温度による比較―糖尿病療養指導士の立場から―．医学検査，59：804-810，2010
3) 小林知子，ほか：簡易血糖測定器の影響因子についての検討．日本先進糖尿病治療研究会雑誌，6：7～13，2009
4) 小林知子，ほか：簡易血糖測定器の基本的性能についての検討．日本先進糖尿病治療研究会雑誌，5：1～7，2008
5) In vitro diagnostic test system-requirements for blood glucose monitoring systems for self-testing in managing diabetes mellitus. ISO15197, 2013
6) 日本臨床検査薬協会：血糖測定値に影響を及ぼすプラリドキシムヨウ化メチル（PAM）の試験成績．平成19年9月7日
   http://jacr.or.jp/osirase/kyo-ren/doc/090106protocol.pdf
7) 佐野俊一，ほか：血糖自己測定器10機種の比較検討―ヘマトクリットと溶存酸素―．機器・試薬，28：349-356，2005
8) 渡辺美加，ほか：血糖自己測定器における溶存酸素濃度の影響について．糖尿病，49（Suppl）：S110，2006
9) 村田晃，ほか：健康成人男子にビタミンC製剤を経口投与した後のビタミンCの血漿濃度および尿中排泄．ビタミン，63：133-139，1989
10) 佐野俊一，ほか：わが国で使用される血糖自己測定器に及ぼすマルトース類の影響について．プラクティス，21：91-96，2004
11) 厚生労働省医薬食品局通知：自己検査用グルコース測定機器および自己検査用グルコースキット等における血糖測定値に対するプラリドキシムヨウ化メチルの影響について．薬食安発第0907001号及び第0907003号：平成19年9月7日付に基づく改訂
12) 吉川康弘，ほか：簡易血糖測定装置における干渉物質・血液量不足の検討，および院内使用における注意点について．機器・試薬，29：573-581，2006
13) 小川英伸，ほか：血糖自己測定機器の測定値に対する検体量の影響について．プラクティス，21：318-324，2004
14) International Diabetes Federation：Self-Monitoring of blood glucose in non-insulin treated type 2 diabetes
    http://www.idf.org/webdata/docs/SMBG_EN2.pdf

問題の解答

①×　②×　③◎　④○　⑤○　（①と②は不正解ではないが不十分．③が最も望ましい）

プロフィール

清水一紀（Ikki Shimizu）
心臓病センター榊原病院糖尿病内科
自分でSMBGを行ってみると見方が変わってきます．

第3章 入院診療の疑問

6. 神経障害（しびれ）がある人への薬の使い方は？

中村二郎，近藤正樹

Point

- 糖尿病歴5年以上で血糖コントロール不良な患者においては合併症の発症頻度が高く，糖尿病発症早期より厳格な血糖コントロールに加え，神経障害を含めた合併症のチェックを定期的に行う
- 他の原因による神経障害の有無を鑑別する
- 糖尿病性多発神経障害（diabetic polyneuropathy：DPN）の病期分類に基づいた診察と治療方針の決定を行う

はじめに

　糖尿病性神経障害は，網膜症および腎症とともに糖尿病性細小血管合併症の1つである．

　罹病期間5年以上の糖尿病患者には，神経障害だけでなく他の合併症を併発していることがある．糖尿病患者の診察においては，細小血管合併症に加え，大血管合併症（虚血性心疾患，脳血管障害，末梢動脈疾患など）の把握が重要となる．早期から，合併症を含めた病態診断をしておくことは，その後の糖尿病治療方針の決定に重要な意味をもち，合併症の重症化を防止する効果がある．

　本稿では，糖尿病性神経障害の診断と治療に関する専門医の診療の一例を紹介する．

1. 糖尿病性神経障害の疾患概念を理解する

　糖尿病神経障害とは，糖尿病に特有の代謝障害と細小血管障害が関与して生じる末梢神経障害である．神経障害は，糖尿病合併症のなかでも最も頻度が高く，その発症頻度は一般的に30〜40％である．糖尿病性神経障害の分類にはいくつかのものが提唱されているが，**表1**に示された分類が最も理解しやすい．**広汎性左右対称性神経障害（多発神経障害）**と単神経障害に大別されるが，一般的に糖尿病性神経障害といえば前者を意味し，さらに感覚運動神経障害と自律神経障害に分けられる．

表1　糖尿病性神経障害の分類と徴候

広汎性左右対称性神経障害（多発神経障害）	
感覚・運動神経障害	異常知覚，自発痛，知覚鈍麻，脱力，こむらがえり
自律神経障害	起立性低血圧，胃無力症，便秘，下痢，排尿障害，発汗異常，勃起障害，無自覚性低血糖
単神経障害	
脳神経障害	動眼神経麻痺，外転神経麻痺，顔面神経麻痺
体幹・四肢の神経障害	尺骨神経麻痺，腓骨神経麻痺
糖尿病性筋萎縮	大腿四頭筋，腸腰筋，内転筋群の筋力低下・筋萎縮・筋痛

症例

65歳，女性．約10年前に糖尿病と診断され，近くの診療所での食事・運動療法の指導により，初診時HbA1c 9.5％から6.4％に改善していた．最近，食事制限が守れずHbA1cが上昇したために，DPP-4阻害薬の内服治療を開始されていた．身長154 cm，体重67 kg，血圧165/96 mmHg，貧血（−），黄疸（−）．四肢筋力の低下（−），両下腿浮腫（−）．空腹時血糖208 mg/dL，HbA1c 8.4％．尿糖（3＋），尿蛋白定性（−）．糖尿病性合併症の精査は行われていない．

約1年前から両足底の感覚低下としびれ感が出現し，ほかの糖尿病性合併症も心配して受診した．

患者： 最近よく両方の足にしびれがあるのですが，先生，何とかなりませんか？

問題 このような患者に，行うべき検査は？

以下①〜⑤について○×で答えよ
① 頭部CT検査
② 心電図検査
③ 眼底検査
④ 糖尿病性多発神経障害（DPN）簡易診断検査
⑤ 神経伝導検査

解答は稿末

本症例は糖尿病外来でよく目にする症例である．合併症を有するコントロール不良な患者の場合，専門医にコンサルテーションし，糖尿病教育入院等による精査と治療を進めることが多い．しびれの所見1つだけでも丁寧に診察することで，**患者さんの反応・信頼感に変化が起こり，その後の信頼関係（ラポール）形成につながる**ことを覚えておくべきである．多忙な外来では，十分な時間をかけて神経所見をとり診断・治療をすることが困難な現実もあり，④の糖尿病性神経

表2　糖尿病性多発神経障害の簡易診断基準案

必須項目（以下の2項目を満たす）
1. 糖尿病が存在する
2. 糖尿病性神経障害以外の末梢神経障害を否定しうる

条件項目（以下の3項目のうち2項目を満たす場合神経障害ありとする）
1. 糖尿病性神経障害に基づくと思われる自覚症状
2. 両側アキレス腱反射の低下あるいは消失
3. 両側内踝振動覚低下（C128音叉にて10秒以下）

注意事項
　糖尿病性神経障害に基づくと思われる自覚症状とは
　①両側性
　②足趾先および足裏の「しびれ」、「疼痛」、「異常感覚」
　③上肢のみの症状は取らない

参考項目（以下のいずれかを満たす場合は条件項目を満たさなくても神経障害ありとする）
1. 神経伝導で2つ以上の神経でそれぞれ1項目以上の検査項目
　（伝導速度，振幅，潜時）の異常を認める
2. 臨床的に明らかな糖尿病性自律神経障害がある
　（自律神経機能検査で異常を確認することが望ましい）

文献1より引用

表3　糖尿病性多発神経障害の病期分類

病期			簡易診断基準条件項目		感覚障害	自律神経障害	運動障害	備考1	備考2
			自覚症状	アキレス腱反射低下・消失と振動覚低下	表在感覚低下	起立性低血圧・発汗異常・頑固な便秘・下痢のいずれか	下肢の筋力低下・筋萎縮のいずれか	QOLの障害	簡易診断基準
I	前症候期（神経障害なし）		なし〜1つあり		なし	なし	なし	なし	満たさない
II	症候期	無症状期	なし	あり	なし	なし	なし	なし	満たす
III		症状期 前期	あり	あり	あり	なし	なし	なし〜軽度	
IV		中期	あり	あり	あり	あり	なし	軽度〜中等度	
V		後期	あり	あり	あり	あり	あり	高度	

この病期分類は，糖尿病性多発神経障害が進行性の神経線維脱落を臨床病理的な基盤とし，症候学的に感覚，自律，さらには運動障害へと進展するその自然史の概念のもとに作成されている

文献2より引用

障害の簡易診断検査は，外来診療中に行える手技の1つである．

2. 診断基準に基づいて診断し病期に基づいた治療指針を立てる

　糖尿病性神経障害の診断において，診断基準を用いるべきか，検査所見に客観性と再現性があるか，などにより糖尿病専門医の間でも国際的コンセンサスの確立が待ち望まれているが，本邦において汎用されている診断基準（表2）と病期分類（表3）を用いて評価し治療方針を立てる．
　「しびれ」感を訴える糖尿病患者は実際に大変多く，患者の6割以上が手足の「しびれ」を訴えていたとの報告もあるが，腰痛症，脳血管障害あるいは圧迫性神経障害など他の原因によるもの

が多数含まれており，自覚症状だけで糖尿病性神経障害が診断ができるわけではない．
冒頭の症例では，

①しびれなどの自覚症状があり
②アキレス腱反射は両側で軽度低下しており
③振動覚の低下（C128音叉で右内踝5秒，左内踝5秒）が認められた

表2条件項目のうち，2項目を満たしているため「神経障害あり」と診断できる．
表在感覚の低下を認めたものの，自律神経障害および筋力低下は認められなかったためDPN病期Ⅲとなる（表3）．
この簡易診断基準を用いることで，簡単かつ正確に糖尿病性神経障害を診断することができる（感度68％，特異度74％）[3]．
1年に1回チェックするなど，定期的な実施が望ましい．

3. 治療の基本は厳格な血糖コントロールにある

血糖コントロールを改善すること（目標HbA1c 7％未満）は神経障害の治療にもつながる．DCCT/EDIC StudyおよびKumamoto Studyによって，厳格な血糖コントロールを行えば神経障害の進展を阻止できることが立証されている[4, 5]．

また，神経障害は血糖コントロールが良好になった後に遅れて改善してくることを認識すべきであり，初期から中期の神経障害であれば，良好な血糖コントロールのみでも改善することもある．一方，高血糖が長年続いた場合には血糖改善にもかかわらず神経障害の進行がみられることもある．血糖改善後，数週間から数カ月後に自覚症状が改善されない「しびれ」には薬物療法を開始する．

4. 薬物療法は成因に基づく治療と対症療法に分けて考える

高血糖に起因する代謝異常に対しては，アルドース還元酵素阻害薬（キネダック® 1日1錠/毎食前 or 1錠/食前1日3回）の有用性が明らかとなり本邦においては日常診療において汎用されている．抗酸化薬，糖化阻害薬，プロテインキナーゼC阻害薬などの効果も検討されたが，臨床応用には至っていない．

血流障害に対しては，プロスタグランジン製剤〔リマプロスト（オパルモン®，プロレナール®），ベラプロスト（ドルナー®，プロサイリン®）〕や血小板凝集抑制薬〔シロスタゾール（プレタール®）〕などが，神経内血流を改善するために処方される．

神経再生不良に対しては，動物モデルでの検討ではあるが，DPP-4阻害薬やGLP-1受容体作動薬の有効性が報告されている．

神経因性疼痛に対する対症療法薬として，以前はクラスⅠb抗不整脈薬でもあるメキシチレン塩酸塩（メキシチール®），三環系抗うつ薬〔アミトリプチン塩酸塩（トリプタノール®）〕あるいは抗けいれん薬（テグレトール®）が使用されていた．近年，カルシウムチャネルα2δサブ

ユニットのリガンドであるプレガバリン（リリカ®25 mg 1錠/夕食後1日1回から開始，症状に合わせて増量）および，選択的セロトニン・ノルアドレナリン再取込阻害薬（SNRI）であるデュロキセチン塩酸塩（サインバルタ®20 mg 1錠/朝食後1日1回から開始，60 mgまで増量可）が登場し，有痛性糖尿病性神経障害の治療が大きく変貌した．

まとめ

DPNの診断・治療において重要な点は

- 患者さんからDPNに関する情報を得て，診断基準および病期分類に基づいた診断をすること
- 各症例の病因，症状に応じて治療法を選択すること．基本は血糖コントロールの改善と血流回復であるが，疼痛があれば対症療法も念頭におく
- 治療効果を確認し，食事・運動療法，禁煙，フットケア，理学療法などを含めた症状改善への取り組みを再検討すること

Advanced Lecture

■ 専門医のコツ

あらかじめ患者さんには，以下の説明をすることで長く信頼関係を保つ診療ができる．

- DPNの症状改善には，治療後数週間～数カ月の時間がかかり，根治が困難なこともある
- これまでの高血糖の悪影響（metabolic memory）が残るため，しびれは治療開始後も進行する可能性がある
- 糖尿病から生ずる「しびれ」治療には血糖コントロールを良好に保つことが必須条件である

加えて
外来初診時から定期的にDPNの診断的検査を行うことにより，「早期発見・早期治療」を実践することが重要である

文献・参考文献

1) 糖尿病性神経障害を考える会：糖尿病性多発神経障害の簡易診断基準（小改訂版）．末梢神経，12：225-227, 2001
2) 糖尿病性神経障害を考える会：糖尿病性多発神経障害の病期分類．末梢神経，17：102-103, 2006
3) Yasuda H, et al：Rationale and usefulness of newly devised abbreviated diagnostic criteria and staging for diabetic polyneuropathy. Diabetes Res Clin Pract, 77：S178-183, 2007
4) Diabetes Control and Complications Trial/Epidemiology of Diabetes Interventions and Complication Research Group.：Effect of Prior Intensive Insulin Treatment During the Diabetes Control and Complications Trial (DCCT) on Peripheral Neuropathy in Type 1 Diabetes During the Epidemiology of Diabetes Interventions and Complications (EDIC) Study. Diabetes Care, 33：1090-1096, 2010
5) Ohkubo Y, et al：Intensive insulin therapy prevents the progression of diabetic microvascular complications in Japanese patients with non-insulin-dependent diabetes mellitus：a randomized prospective 6-year study. Diabetes Res Clin Pract, 28：103-117, 1995

問題の解答

①×　②×　③×　④○　⑤×

①は，患者の不安の原因となった，「ふらつき」に対する検査項目．緊急性のない症例においては，他の疾患を鑑別するために予約して行えば十分である．

②は不整脈や無痛性の虚血性心疾患等を疑うときに施行．糖尿病教育入院時にも行うが，当症例における第一選択ではない．③による眼底所見の定期フォローは糖尿病性合併症検査で重要な項目の1つ．この症例では後日，眼科に精査を依頼する．⑤の神経伝導検査は，正確なDPNの診断に有用であるが特定の施設に限定される．

いずれの選択肢も糖尿病性合併症の鑑別に必要となる検査項目として重要であるが，緊急性がない「両側性下肢のしびれ」の訴えには，DPN簡易診断検査を最初に行うべきである．

プロフィール

中村二郎（Jiro Nakamura）
愛知医科大学内科学講座糖尿病内科
糖尿病性神経障害をはじめとした合併症の発症メカニズムの解明と治療法の確立をメインテーマとして，これまで研究を重ねてきた．新たな治療法の臨床応用に向けた研究を今後も継続していきたい．

近藤正樹（Masaki Kondo）
愛知医科大学内科学講座糖尿病内科
糖尿病性神経障害の再生医療実現のため日々臨床・研究に励んでいる．現在，さまざまな分野で臨床応用研究が進行中ですが，末梢神経の再生は神経障害だけでなく，他の合併症の治療にも応用できるものであると自負しています．

第3章 入院診療の疑問

7. 減量手術の適応は？

橋本健吉，笠間和典

> **Point**
> - 高度肥満症に対してはまず内科的治療が原則だが，長期の減量維持は容易ではない
> - 内科治療抵抗性の高度肥満・肥満関連疾患に対して，減量手術は高い効果を示す
> - バイパス術式の糖尿病改善効果は高く，消化管ホルモンの関与が示唆されている
> - アジア人の減量手術の適応は
>   ① BMI35 kg/m^2 以上の肥満，
>   ② BMI27.5 kg/m^2 以上（日本肥満症治療学会では 32 kg/m^2 以上）のコントロール不良な併存疾患をもつもの
> - 減量手術にはリスクはあるが，経験豊富な外科医が行えば比較的安全である

症例1

39歳，男性．身長175 cm，体重151 kg，BMI 49.3 kg/m^2．4年前に糖尿病と診断され，経口血糖降下薬にてHbA1c 6.4％にコントロールされていた．血中Cペプチド（CPR）4.0 ng/mL．そのほか，高血圧，脂質異常症，睡眠時無呼吸症候群，腰・膝の関節炎を合併．糖尿病，腰痛を治したいと外科治療を希望し，当科を受診した．
→ 腹腔鏡下スリーブ状胃切除術施行し，1年後，体重87 kg，BMI 33.0 kg/m^2．糖尿病治療薬なしでHbA1c 5.7％.

症例2

56歳，男性．身長163 cm，体重96 kg，BMI 36.2 kg/m^2．11年前に糖尿病と診断された．5年前よりインスリン導入され，40単位/日を使用していたが，HbA1c 11.4％，血中Cペプチド（CPR）2.0 ng/mL．糖尿病性腎症3期，網膜症にてレーザー治療，神経症なし．糖尿病，特に腎症をよくしたいと外科治療を希望し，当科を受診した．
→ 腹腔鏡下スリーブ・バイパス術施行し，1年後，体重69 kg，BMI 26.0 kg/m^2．糖尿病治療薬なしでHbA1c 6.9％，腎機能正常.

【研修医】食事療法を指導しても体重が減りません．外科手術があると聞きましたが，その適応について教えてください

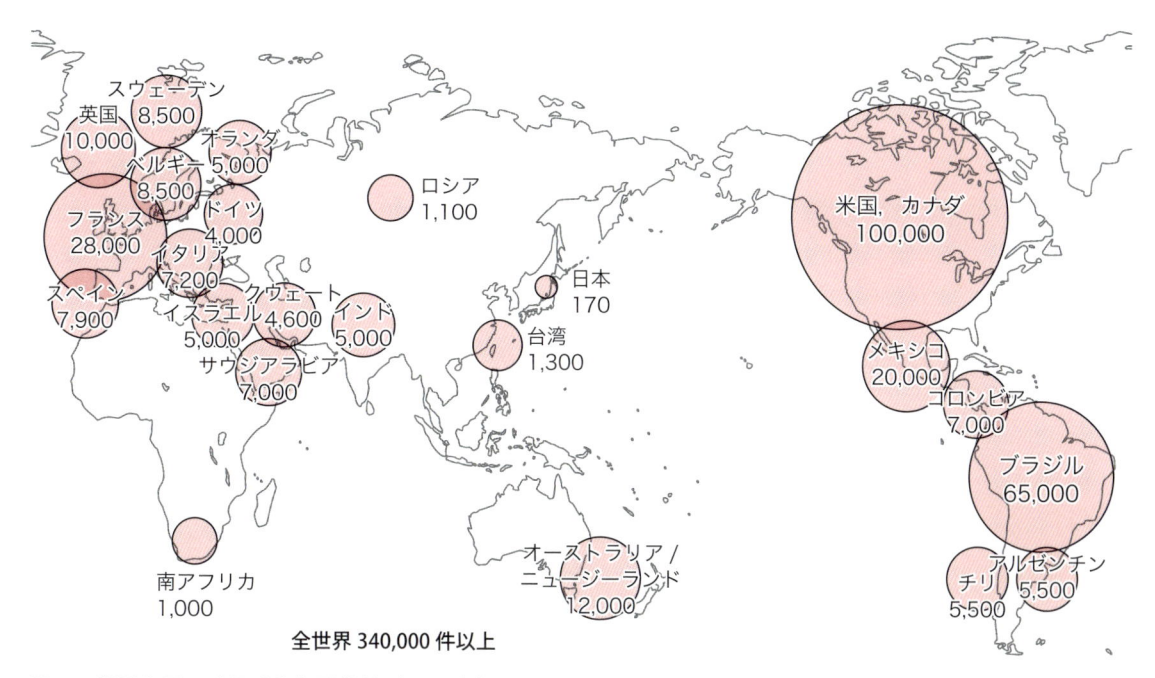

図1　世界各国の減量手術年間件数（2011年）
文献4より引用

国別件数：
- 英国 10,000
- スウェーデン 8,500
- オランダ 5,000
- ベルギー 8,500
- ドイツ 4,000
- フランス 28,000
- イタリア 7,200
- スペイン 7,900
- イスラエル 5,000
- サウジアラビア 7,000
- クウェート 4,600
- インド 5,000
- ロシア 1,100
- 日本 170
- 台湾 1,300
- 米国，カナダ 100,000
- メキシコ 20,000
- コロンビア 7,000
- ブラジル 65,000
- チリ 5,500
- アルゼンチン 5,500
- 南アフリカ 1,000
- オーストラリア／ニュージーランド 12,000

全世界 340,000件以上

問題　このような患者にどのような対応すればよいか？

以下①〜⑤について○×で答えよ

① まずは内科的減量，糖尿病コントロールを試みる
② 内科的減量が困難な場合，多くの場合患者の努力が足りないので，減量はあきらめる
③ 糖尿病のコントロールが困難な場合でも，漫然と今の治療を継続する
④ 内科治療抵抗性の肥満・糖尿病は，減量手術の適応である可能性があるので，経験豊富な減量外科医に紹介する
⑤ 患者が減量手術を希望した場合，エビデンスもなく，保険も認めていない怪しい治療なので，やめるように説得する

解答は稿末

1. 減量手術のこれまでと現状

「近代世界の疫病」といわれ，世界中で増え続けている肥満は，日本でも急増している．さらに日本人は，欧米人に比べ低い肥満度で肥満関連疾患を合併しやすく[1]，治療対象は少なくない．肥満症に対してはまず内科的治療が行われるが，長期の減量維持は容易ではない[2]．治療抵抗性の高度肥満に対して，欧米では1950年代から，**減量手術**（bariatric surgery）が行われてきた．1990年代に腹腔鏡手術が発達すると，減量手術は急速に普及した．現在世界で約34万件が行われ[3]，一般的な治療として確立している（図1）．

減量手術は肥満関連疾患，特に2型糖尿病に対して高い効果を示す．その効果は減量によるものだけでなく，直接糖代謝に影響を与えることが明らかになってきた．最近では糖尿病治療を主目的とする，「metabolic surgery」という概念が注目されている．

　本邦では症例数も少なく，限られた施設で行われているが，2014年からは「腹腔鏡下スリーブ状胃切除術」が保険収載され，徐々に増加してきている．

2. 減量手術の適応

　米国国立衛生研究所（National Institutes of Health：NIH）や国際学会が，減量手術の適応について声明を出し，徐々に適応が拡大されてきた．また，**アジア人は低い肥満度で肥満関連疾患を合併しやすいため**[1]，欧米人の適応からBMI 2.5 kg/m^{2}引いた数値で考えるべきとされている．

　国際肥満連盟アジア太平洋部会は，アジア人の手術適応を，「①BMI 35 kg/m^{2}以上の肥満，②BMI 30〜35 kg/m^{2}でコントロール不良な糖尿病などの代謝性疾患をもつもの，③BMI 27.5 kg/m^{2}以上の場合でも手術はオプションとなり得る」としており[5]，国際糖尿病連合のアジア人の適応[6]と一致している．また，日本肥満症治療学会の声明では，「①**減量が主目的の場合BMI 35 kg/m^{2}以上**，②**併存疾患の治療が主目的の場合BMI 32 kg/m^{2}以上**」としている[7]．

3. 減量手術の術式

　減量手術は，肥満関連疾患の改善・QOLの向上・延命を目的としており，脂肪吸引などの美容手術は含まない．そのコンセプトは，①**胃を小さく形成し，食事摂取量を少なくする**（restriction），②**小腸をバイパスし吸収効率を下げる**（malabsorption），の2つである．歴史的変遷を経て，現在世界で主に行われている術式は4種類である（図2）．また，肥満患者の開腹手術の困難性，鏡視下手術の低侵襲性・良好な視野展開などの理由から，92％は鏡視下手術である[3]．

　胃バイパス術は，胃を約20〜30 mLの小さな袋（胃嚢）と，それ以外の部分（空置胃）に切り離し，胃嚢と空腸（トライツ靭帯より50〜100 cmの部位）を吻合するものである．世界の約50％を占める術式であり，関連疾患の改善効果もきわめて高い．しかし，胃癌の多い日本では，術後に検査が困難となる空置胃の存在が問題視され，あまり普及していない．

　現在日本の減量手術の約70％を占める**スリーブ状胃切除術**は，胃の大弯側を切除し，バナナ状に形成するもので，胃の容量は約1/10となる．世界でも3年で5.3％から27.8％と急増している．良好な体重減少効果と，消化管吻合がなく導入しやすいためであろう．症例を選べば良好な結果を得られるが，比較的新しい術式のため長期成績の報告が少ない，重症糖尿病に対する効果は限定的，リークが生じると難治性，などの問題点がある．revision surgery（修正手術）となる率は約20％と高く，原因として，体重減少や合併疾患改善が不十分，逆流性食道炎・胃管狭窄などの合併症，があげられる．現在日本で唯一**保険収載**されている術式であり，今後も増加すると思われるが，行う場合にはrevision surgeryの準備が必要だろう．

　また，アジア人に適した空置胃をつくらないバイパス術として，**スリーブ・バイパス術**（図3）が行われており，特に重症糖尿病に対して良好な結果を得ている[5]．この術式は，スリーブ状胃

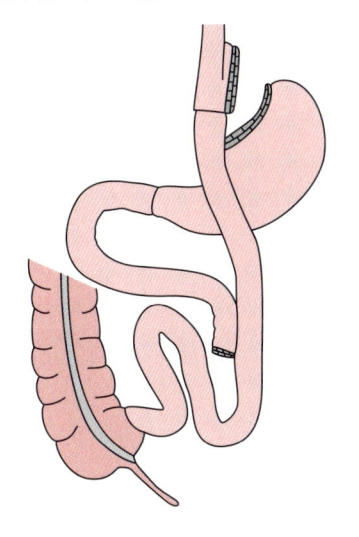

A 腹腔鏡下胃バイパス術　　B 腹腔鏡下 BPD/DS 術

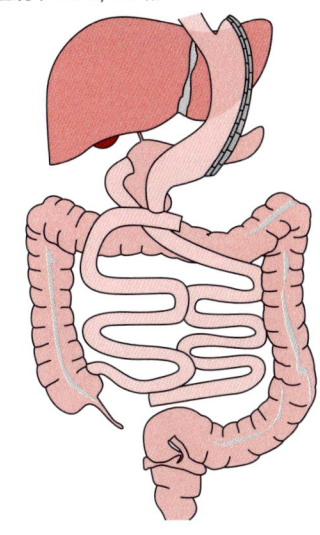

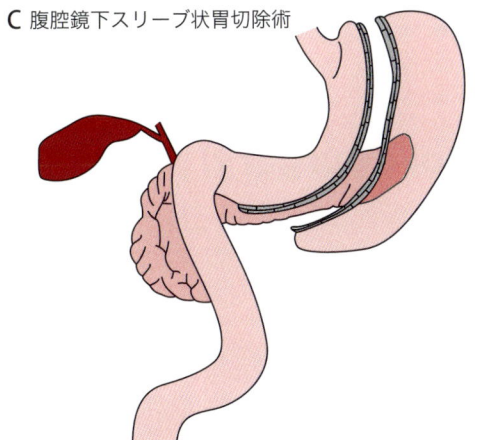

C 腹腔鏡下スリーブ状胃切除術　　D 腹腔鏡下胃バンディング術

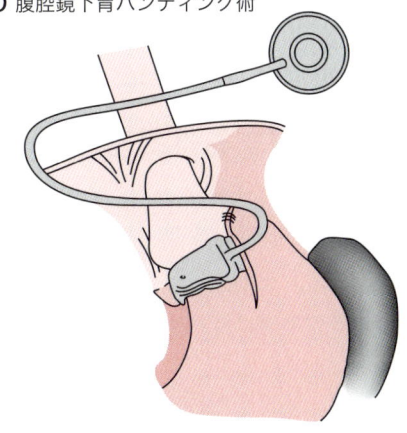

図2　減量手術の主な術式

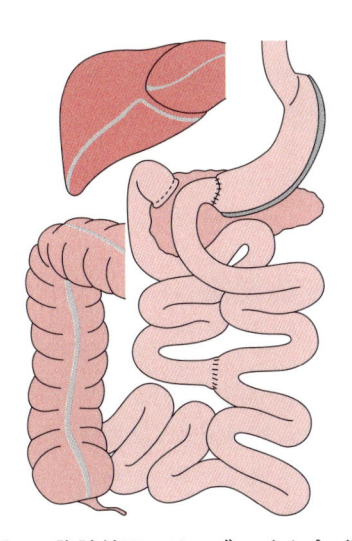

図3　腹腔鏡下スリーブ・バイパス術

切除を行った後，幽門より遠位の十二指腸にて切断し，十二指腸と空腸（トライツ靱帯より100 cmの部位）を吻合するもので，最も高度な技術が要求される術式である．

4. 減量手術の効果

内科治療群は長期の体重減少が困難な一方で，手術群はすべての術式で長期の体重減少が得られたと，複数の研究が報告している[2, 9]．ある研究では，手術群の死亡率が，非手術群の1/9であったことが示された[10]．別の研究では胃バイパス術は非手術と比べ死亡率を全体で40％減らし，糖尿病によるものを92％，冠動脈疾患によるものを56％，癌によるものを60％減らすと報告している[11]．

また，肥満関連疾患に対しても，高い臨床効果を有する．メタ解析では，各疾患の寛解（薬物なしでも検査値が正常化）する率は，2型糖尿病は76.8％，高血圧は61.7％，睡眠時無呼吸症候群は85.7％，脂質異常症は70％以上と報告されている[9]．これらの改善に伴い，QOL改善効果や，医療経済に与える正の効果なども示されている[12]．

5. 糖尿病に対する外科治療（metabolic surgery）

減量手術，特にバイパス術式の糖尿病改善効果はきわめて高い．ある報告では，糖尿病の寛解率は，胃バイパス術で87.3％，スリーブ状胃切除術で66.2％，胃バンディング術で47.9％であり，胃バイパス術は糖尿病による死亡率を92％減らす[11]．アジア人のRCTでも，手術1年後の糖尿病の寛解率は胃バイパス群93％，スリーブ状胃切除群47％であり，バイパス術の効果が高いことが示された[13]．最近では，内科的治療との3つのRCT（米国クリーブランドクリニック，イタリア，米国ミネソタ大学）が相次いで発表され[14〜16]，有意に外科治療の効果が高いことが，高いエビデンスレベルで証明された．

バイパス術後には，多くの患者で数日以内に血糖値が安定化し，治療薬が不要となる[17]．この現象は体重減少前から認められ，そのメカニズムは十分に解明されていない．複数の仮説が提唱されているが，**GLP-1**（glucagon-like peptide 1）をはじめとする**消化管ホルモン**の関与が示唆されている[18]．GLP-1は膵β細胞に作用してインスリン分泌を促進し，耐糖能の改善に寄与すると言われている．

6. 日本人2型糖尿病に対する効果

糖尿病に対する外科治療を考えるうえで，個々の糖尿病の病態把握は重要である．

症例1のように，インスリン分泌能が保たれ，過剰な脂肪蓄積によるインスリン抵抗性が病態の本質である場合，非バイパス系の術式でも，体重減少による十分な効果が期待できる．

症例2のように，インスリン分泌障害が病態の本質である場合，体重減少に加え，インスリン分泌に直接働きかけるバイパス系の手術が効果的である．

日本人の2型糖尿病は，インスリン分泌能が低い，非肥満者が多いなど，欧米人とは異なる特

徴がある．われわれは，重症糖尿病合併例を中心に腹腔鏡下スリーブ・バイパス術を施行し，糖尿病寛解率84％，インスリン離脱率は97％と良好な成績を得ている．**生理的インスリン分泌を促すバイパス術式のコンセプトは，インスリン分泌能が低い日本人の2型糖尿病に対して効果的**である．

7. 減量手術の合併症・リスク

a．早期合併症：一般消化管手術同様，出血・縫合不全・吻合部狭窄・肺塞栓など
b．晩期合併症：栄養障害（鉄，鉛，ビタミンB_{12}など）・貧血・ダンピング症候群など

栄養指導の介入は必須である．特に栄養吸収効率を落とすバイパス術式は，サプリメントによる補充療法が必須である．

減量手術は，肥満患者というハイリスクな集団を治療対象としており，リスクは当然ある．しかし，米国での手術死亡率は，0.1〜0.3％にとどまり[19]，腹部手術としては高くない．これは，内視鏡外科技術の向上，外科医の経験の増加によるものと推測される．最近の報告では，減量外科医のスキルと合併症率が逆相関することが示された[20]．本邦でも熟練した施設であれば，治療成績は欧米に匹敵する[21]．**減量手術は決して容易ではないが，経験豊富な外科医が行えば，安全な治療**となり得るといえよう．

一方，内科治療抵抗症例は年2〜8％の死亡率があるといわれ，**コントロール不良のまま漫然と内科治療継続するのにもリスクがある**．リスクとベネフィットを考え，治療を選択することが重要である．

おわりに

減量外科，特にバイパス系の手術の糖尿病に対する効果は驚くべきものである．日本ではまだ一般的ではないが，世界中からメカニズムに言及する報告や，臨床効果を示すエビデンスが数多く出されている．日本でも内科医と外科医がタッグを組んで糖尿病に取り組む時代が来つつある．

文献・参考文献

1) WHO expert consultation：Appropriate body-mass index for Asian populations and its implications for policy and intervention strategies. Lancet, 363：157-163, 2004
2) Sjöström L, et al：Effects of bariatric surgery on mortality in Swedish obese subjects. N Engl J Med, 357：741-752, 2007
3) Buchwald H, et al：Metabolic/bariatric surgery worldwide 2008. Obes Surg, 19：1605-1611, 2009
4) Buchwald H, et al：Matabolic/Bariatric surgery worldwide 2011. Obes Surg, 23：427-436, 2013
5) Kasama K, et al：IFSO-APC consensus statements 2011. Obes Surg, 22：677-684, 2012
6) Dixon JB, et al：Bariatric surgery：an IDF statement for obese Type 2 diabetes.Diabet Med, 28：628-642, 2011
7) 日本肥満症治療学会：日本における高度肥満症に対する安全で卓越した外科治療のためのステートメント2010
http://plaza.umin.ac.jp/~jsto/gakujyutsu/updata/statement_2010.pdf

8) Kasama K, et al：Laparoscopic sleeve gastrectomy with duodenojejunal bypass：technique and preliminary results. Obes Surg, 19：1341-1345, 2009
9) Buchwald H, et al：Bariatric surgery：a systematic review and meta-analysis. JAMA, 292：1724-1737, 2004
10) Christou NV, et al：Surgery decreases long-term mortality, morbidity, and health care use in morbidly obese patients. Ann Surg, 240：416-423, 2004
11) Adams TD, et al：Long-term mortality after gastric bypass surgery. N Engl J Med, 357：753-761, 2007
12) Seki Y, et al：Current status of laparoscopic bariatric surgery. Surg Technol Int, 20：139-144, 2010
13) Lee WJ, et al：Gastric bypass vs sleeve gastrectomy for type 2 diabetes mellitus：a randomized controlled trial. Arch Surg, 146：143-148, 2011
14) Schauer PR, et al：Bariatricsurgery versus intensive medical therapy in obese patients with diabetes. N Engl J Med, 366：1567-1576, 2012
15) Mingrone G, et al：Bariatric surgery versus conventional medical therapy for type 2 diabetes. N Engl J Med, 366：1577-1585, 2012
16) Ikramuddin S, et al：Roux-en-Y gastric bypass vs intensive medical management for the control of type 2 diabetes, hypertension, and hyperlipidemia：the Diabetes Surgery Study randomized clinical trial. JAMA 309：2240-2249, 2013
17) Rubino F：Is type 2 diabetes an operable intestinal disease？ A provocative yet reasonable hypothesis. Diabetes Care, 31 Suppl2：S290-296, 2008
18) Laferrère B, et al：Effect of weight loss by gastric bypass surgery versus hypocaloric diet on glucose and incretin levels in patients with type 2 diabetes. J Clin Endocrinol Metab, 93：2479-2485, 2008
19) Buchwald H, et al：Trends in mortality in bariatric surgery：a systematic review and meta-analysis. Surgery, 142：621-632, 2007
20) Birkmeyer JD, et al：Surgical skill and complication rates after bariatric surgery. N Engl J Med, 369：1434-1442, 2013
21) Ohta M, et al：Results of a national survey on laparoscopic bariatric surgery in Japan：2000-2009：Asian J of Endosc Surg, 4：138-142, 2011

問題の解答

① ○　② ×　③ ×　④ ○　⑤ ×

プロフィール

橋本健吉（Kenkichi Hashimoto）
四谷メディカルキューブ減量・糖尿病外科センター
専門：減量外科・消化器外科・内視鏡外科
一般消化器外科医であった私は，肥満・糖尿病という「完治しない」疾患が手術で治ると知り，衝撃を受けました．また，腹腔鏡のテクニックを駆使する手術法にも魅了され，この領域を学ぶこととなりました．

笠間和典（Kazunori Kasama）
四谷メディカルキューブ減量・糖尿病外科センター（センター長）

第4章 糖尿病教育

1. 治療を中断する人への対応は？

仲　元司

●Point●

- 糖尿病は自覚症状が少ない疾患なので中断するケースが多い
- 最近は経済的な理由で中断する例が増えてきている
- 透析導入など重篤な合併症に至る症例には治療中断の糖尿病既往者が多い
- 予約に来ない人には必ず当日の外来終了時に電話連絡をして理由を尋ねる
- 医師だけでなくメディカルスタッフを含めたチームで中断防止に取り組み，患者には「皆があなたを心配している」というメッセージを送り続ける

はじめに

　2005年度から日本医師会の協力を得て行われた糖尿病患者の受診中断抑制を目的としたJ-DOIT2の成果が第57回日本糖尿病学会年次学術集会（大阪，2014年）において発表された．厚生労働科学研究「患者データベースに基づく糖尿病の新規合併症マーカーの探索と均てん化に関する研究―合併症予防と受診中断抑止の視点から」（研究代表者：野田光彦）によると受診中断率は年8％程度と推定され，治療中断の理由として，「仕事が忙しくて時間をとれない，糖尿病は自覚症状が乏しいために治療の必要を感じない，医療費の経済的な負担が重いと感じるケースが多い」などをあげている（図1，2）．
　この結果に基づき同研究班は「糖尿病受診中断対策包括ガイド」[1]およびかかりつけ医に向けた「糖尿病受診中断対策マニュアル」[2]を公表し，治療中断防止策を提示した．それによると治療中断者には次のような特徴がある．

- 受診中断は男性で仕事を持っている人に多い傾向がある
- 高齢者に比べ，若年者（50歳未満，とくに20〜30歳代）で受診中断が多い
- 血糖コントロールの悪い人（HbA1c値が8％以上），または，かなりよい人にも多い
- 過去に受診中断をした人の受診中断率は高い

「糖尿病受診中断対策マニュアル」[2]より転載

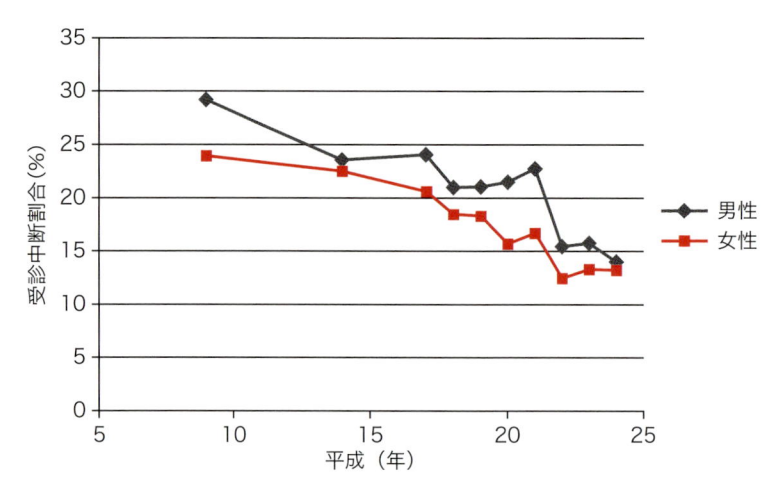

図1 糖尿病実態調査・国民健康栄養調査における糖尿病の受診中断者割合
文献1, p2より転載

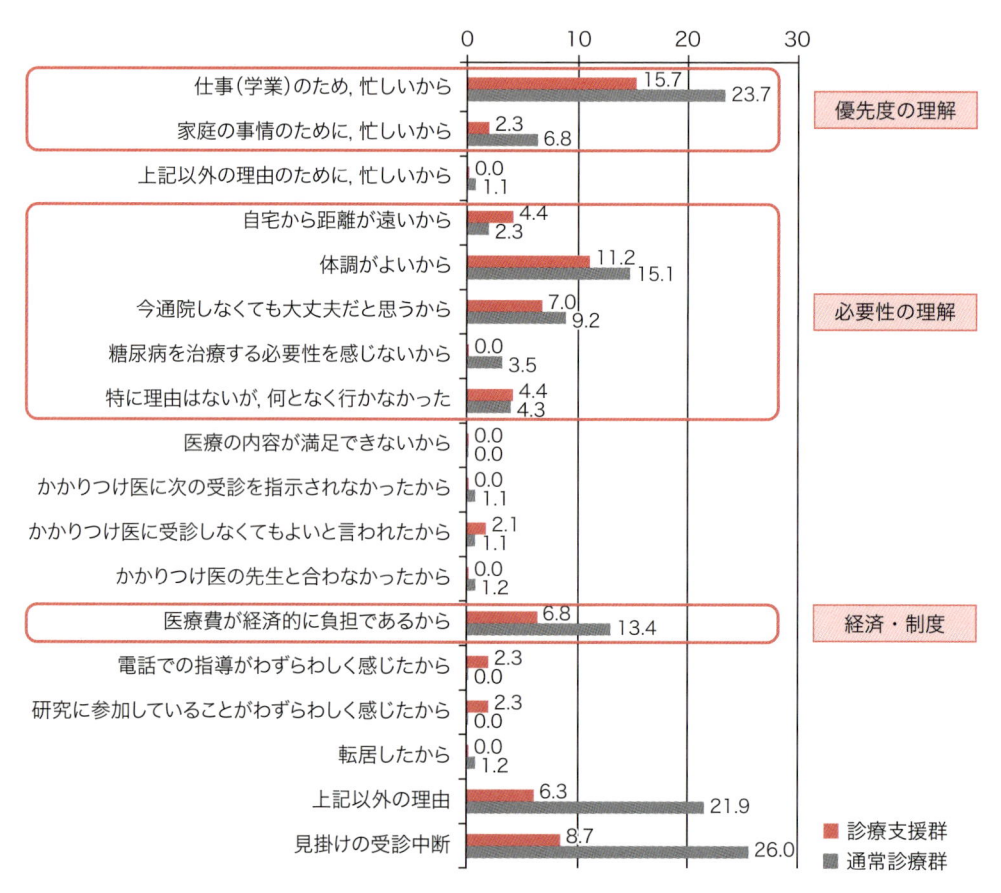

図2 1,000人年当たりの受診中断理由数（J-DOIT2全体＊，複数回答可）
＊パイロット研究＋大規模研究，回答率：87/225 ＝ 38.7 %
文献1, p2より転載

症例

55歳，女性，2型糖尿病．

36歳時，妊娠糖尿病と診断され出産前に他院でインスリン導入．出産後は内服薬を処方されたが中断．52歳時，目がぼやけると眼科受診，眼底出血を認めた．空腹時血糖383 mg/dL，HbA1c 14.0％にて糖尿病科を紹介・初診．

身長162 cm，体重48 kg（BMI 18.3 kg/m^2），既往最大体重65 kg（26歳）．糖尿病の家族歴なし，飲酒歴なし，喫煙20本（20歳から）．入院のうえ強化インスリン療法開始．

合併症：網膜症あり（増殖網膜症，眼科にて光凝固療法後）．腎症あり（顕性蛋白尿，eGFR 75.2 mL/分/1.73 m^2），神経障害あり（1年前から下肢の感覚鈍麻，アキレス腱反射消失，自律神経機能（心電図R-R間隔変動係数：CVR-R）低下，動脈硬化あり（両側ABI低下，頸動脈エコーにて両側球部にプラーク）

併発症：高血圧あり，脂質異常症あり（LDL-C 131 mg/dL，HDL-C 43 mg/dL，TG 180 mg/dL）

退院後は外来にて強化インスリン療法，高血圧・脂質異常症の内服継続．HbA1cは6.5〜7.5％で経過したが蛋白尿減少せず，eGFR＜60 mL/分/1.73 m^{2}となってきた．糖尿病科初診から半年後，眼科で白内障の手術施行．

初診の1年半後から経済的に苦しいという相談があり医療ケースワーカー（medical social worker：MSW）も介入，自己血糖測定の回数を減らしたり後発医薬品にしたりしたが強化インスリン療法については本人に継続の意志が強かった．来院が遠のくことはあったが1年間は中断せず．初診から2年半後，定期受診日に保険が切れるということでMSWと相談．その後来院せず，電話しても「この番号は現在使われておりません」と．

最後の来院から9カ月後，胸痛にて救急要請．CPA状態で救命救急センターへ搬送されたが死亡．診断は急性心筋梗塞．

予約に来ない患者や治療を中断する患者への対応法は？

問題 このような患者にどのように対応すればよいか？

以下①〜④について○×で答えよ

① 妊娠糖尿病から2型糖尿病になることは稀なので，毎年検診を受ける必要はない
② 経済的理由で治療中断する糖尿病患者は多くないので，生活保護などの福祉的手段によって防ぐことができる
③ 頸動脈エコーの所見は冠動脈の動脈硬化を反映するので，本例は心筋梗塞のリスクが高いと判断できる
④ 本例の動脈硬化のリスクファクターは喫煙，糖尿病，高血圧であるが，脂質については女性なので男性よりも低リスクと判断される

解答は稿末

糖尿病外来患者の中断率(N＝1,314人)

63人
(4.8％)

62人
(4.7％)

99人
(7.5％)

凡例：
- 通院中
- 他院へ紹介
- 死亡
- 中断

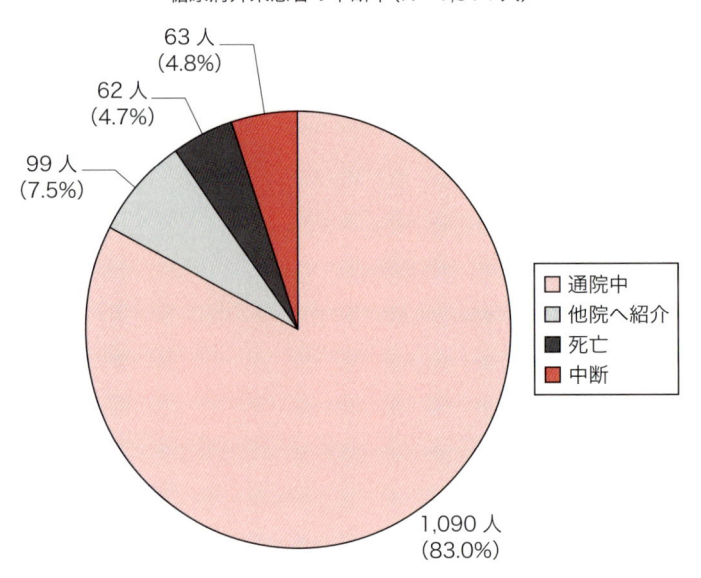

1,090人
(83.0％)

図3　当院における糖尿病外来患者の治療中断率（2008〜2010年）

■ 中断には理由がある

　どうすればこのような症例を救えたか，非常に難しい問題である．

　先ほど厚生労働科学研究班による調査結果に触れたが，2010年に当院の糖尿病外来でも中断率の調査を行ったので以下に示す．2008年1月から2010年12月までの過去3年間に糖尿病外来を受診した患者はカルテベースで1,314名．このうち調査時点も通院している人は1,091名（83.0％），他院へ紹介した人99名（7.5％），死亡した人62名（4.7％）を除くと中断した人は63名（4.8％）と考えられる．これは先述した研究班の調査結果（8％）と比較すると少ないように見える．だが研究班のデータは地域の医師会に所属する診療所におけるものであり，当院のような糖尿病専門外来を持つ公立病院のデータとは患者層が異なり直接比較はできない（図3）．

　また中断率は男性5.7％，女性3.5％と男性の方が高く，治療別では内服薬のみの症例が約半数と最も多かったがインスリン使用例も全体の1/3あった．インスリン治療にかかる経済的負担を理由に中断するケースは医療費の患者負担の増えた2002年頃から増加している．

　また同じ2008年1月〜2010年12月の3年間に糖尿病教室を受講した患者の中断率についても調べた．当院の糖尿病教室の対象は原則として初診の患者であるが初診患者の全員ではない．3年間の受講者数は延べ173名（入院147名85％，外来26名15％），このうち調査時点も通院している人は131名（75.7％），他院へ紹介・逆紹介した人26名（15.0％），死亡した人5名（2.9％）を除くと中断した人は11名（6.4％）．糖尿病教室受講者はほぼ全員薬物療法を受けており，通常の来院患者と比較すれば医療スタッフもより密接にかかわるうえに患者自身もモチベーションの高い人が多いと考えられる．それでも外来患者の中断率が4％を越えている事実には教育を担当した者としては失望・反省せざるを得ない．

　中断の理由を，他の医療機関への通院を中断して当院を受診した患者の話，中断歴のある通院患者からの話などをもとに列挙すると次のようになる．

①経済的な理由：特にインスリン療法では医療費の負担が大きい
②患者が高齢で通院困難だから：最近は身体的なADLの低下だけでなく認知症の進行によることが多い
③仕事が忙しいから：若い人に多い
④待ち時間が長かったから，医師あるいはスタッフが気に入らないから
⑤薬を飲むのが嫌だから，あるいは注射が嫌だから
⑥症状がないから，薬をもらっても変わらないから：糖尿病に関する基礎的な知識不足という面と通院が心理的な負担になっているという面がある
⑦民間療法をはじめたから：薬よりも民間療法の方が体によいと思ってしまう，知人が熱心に勧める，など

　民間療法については2009年当院の位置する東信地域で多施設共同アンケート調査を行い，民間療法を現在行っている患者は20％，過去に行ったことがある患者は16％，つまり通院中の患者でも約4割が病院の薬を飲みながら民間療法を行っているという結果であった．
　薬物療法の患者は，一方で経済的な負担から治療中断することもあるが，薬が患者を医療機関に引き止めておくという面も否定できない．

❌ 失敗するコミュニケーション

医師　あなた1年前に来院していたのに中断しましたね．そんなことじゃ目が見えなくなったり透析になったりしますよ（①）！

患者　すみません，予約の日にどうしても来られなくて．しばらく来ないとますます敷居が高くなって…．

医師　ここまで血糖コントロールを悪くしてしまったら，もうインスリンでないと改善しないと思いますよ（②）．

患者　でもインスリンって注射でしょ．面倒だし，痛そうだし，医療費もかかるそうじゃないですか．

医師　いや，痛くない痛くない．それに医療費とか言ってる場合じゃないですよ．お金より身体の方が大事でしょう（③）．

患者　そんなこと言っても私，いま仕事を探しているところなんですよ．

医師　栄養指導や療養指導も受けていってくださいね．

患者　指導って…病気のことならインターネットで調べるからいいですよ，時間がないんだから（④）．

医師　だめだめ，ちゃんと話聴いていって．それに血圧もコレステロールも高いからそっちの薬も必要です．タバコも止めてもらわないと．禁煙外来を紹介しましょう（⑤）．

患者　そんなにいっぺんに言われても．それに大体私どこも痛くないのに，何で指導とか薬とか言われなくちゃいけないんですか？

医師　だからね，そういうことをこれから聴いていってもらうの．

NGワードや行動

①おどし
おどしが有効な場合もあるが，医師患者関係が確立していない状態で用いるとただ「恐い先生，いつも怒ってばかりいる」という印象を与えるだけで逆効果

②中断の理由を訊いていない
なぜ予約の日に来られなかったのかを尋ねる．中断には患者の責任でない，やむを得ない事情の場合もある

③経済的な問題は大事
お金の問題を馬鹿にしてはいけない．医療費が払えなければ医療は受けられない．MSWや行政の福祉担当者などを巻き込んで，いい方策を一緒に考えることが大切

④栄養指導・療養指導
メディカルスタッフを巻き込むことは有効．しかし指導と名の付くものには管理料が発生する．あくまで患者の意思を確認しながら無理強いでなく「ちょっと看護師さんに話を聴いてもらったら？」というように勧めていく

⑤いっぺんに
確かにあれもこれも必要かもしれないが，患者の理解度や意欲を確認しながら少しずつ進めていくのがよい．例えば外来インスリン導入の場合，自己測定は同日でなくインスリン手技が確立して患者が自分の血糖に興味をもつようになってから導入すると言った具合に

おわりに

「糖尿病受診中断対策マニュアル」[2]には治療中断への対策として以下のことが提示されている．

- 初診の糖尿病の患者に，継続的に受診が必要であることを伝える
- 栄養指導，療養指導は受診中断の減少に有効である
- 若年者へは，可能な範囲で受診時間の融通性を高くする
- インスリンの自己注射が指示どおり行われず残っている，または，きちんと薬剤が内服されず残薬がある場合には，医療費が経済的に負担である可能性を考慮する
- 医療費が経済的に負担である場合は，より薬価の低い薬剤や後発医薬品を考慮する
- 薬剤を中止できそうな場合も，その後の受診中断の可能性を考慮して慎重に判断する
- 受診中断者への受診勧奨を行う．電話，郵便物はいずれも同程度に有効である
- 受診中断者への問い合わせと受診勧奨は，医療保険者や産業医等，直接に診療に当たらない第三者も実施しうる
- 過去に受診中断した人には受診中断した理由を尋ねる

「糖尿病受診中断対策マニュアル」[2]より転載

当院では予約した日時に来院しなかった患者へは外来担当者が電話で理由を聞き，来院を促す取り決めになっている．しかし何度電話しても応答がない場合や連絡がついても来院しない場合はそこで途切れてしまうこともある．

大切なのは医師だけでなくメディカルスタッフを含めたチームで中断防止に取り組み，患者に

は「皆があなたを心配している」というメッセージを送り続けることである．

また，予約を頻繁に変更したり薬の飲み忘れが多いなど中断のリスクの高い患者へは，電話や手紙だけでなくMSWや心理療法士も加わって悩みをじっくり聴き出したり，後発医薬品の活用や注射薬から内服薬への変更，予約時間の工夫（クリニックによっては働く人のために夕方から夜の外来を開いている施設もある），地域のかかりやすい医療機関への紹介など多方面からのアプローチを試みるべきであろう．

文献・参考文献

1) 「糖尿病受診中断対策包括ガイド」作成ワーキンググループ：糖尿病受診中断対策包括ガイド，2014
http://ncgm-dm.jp/renkeibu/dm_jushinchudan_guide.pdf
2) 「糖尿病受診中断対策包括ガイド」作成ワーキンググループ：糖尿病受診中断対策マニュアル，2014
http://ncgm-dm.jp/renkeibu/dm_jushinchudan_manual.pdf
3) 厚生労働省平成24年「国民栄養・健康調査」の結果
http://www.mhlw.go.jp/stf/houdou/0000032074.html

問題の解答

①×　②×　③○　④×

プロフィール

仲　元司（Motoji Naka）
佐久市立国保浅間総合病院糖尿病科
1983年3月　信州大学医学部卒業
1986年11月　浅間総合病院内科勤務
2005年　浅間総合病院地域医療部長
日本内科学会認定総合内科専門医，日本糖尿病学会認定専門医・研修指導医・学術評議員，日本糖尿病協会長野支部副会長兼東信地区会長，東北信地域糖尿病療養指導士育成会会長

現在，長野県の地域糖尿病療養指導士（LCDE）の育成に力を入れている．県内に4つあるLCDEの横のつながりや山梨，新潟のLCDEとの合同の研修会などメディカルスタッフ同士の連携を支えていきたい．

第4章　糖尿病教育

2. 自覚症状がなく，危機感が少ない患者への対応は？

坂根直樹

Point

- 糖尿病と診断されたときの気持ちや糖尿病歴を尋ね，現在，合併症が起こっていないかをチェックする
- 自覚症状がない頃から気をつけるか，自覚症状が出てから気をつけるタイプであるかを尋ねる
- どんな糖尿病合併症になりたくないかを尋ね，患者が気にしている合併症について詳しく説明する
- 今後，起こりうる高血糖や合併症の自覚症状について事前に説明しておく
- 次回の診察の際に，糖尿病に対する危機感の変化や行動変容を確認する

症例

53歳，男性．10年前より高血糖を指摘されていたが，放置．3年前に健康診断で再度高血糖を指摘され，近医を受診し，糖尿病と診断されている．身長168 cm，体重78 kg，BMI 27.6 kg/m^2，血圧138/88 mmHg，HbA1c 8.4％，LDL-C 142 mg/dL，TG 245 mg/dL，HDL-C 42 mg/dL，AST 36 U/L，ALT 56 U/L，γ-GT 77 U/L．腹部超音波で脂肪肝を認める．ビグアナイド〔メトホルミン（メトグルコ®）〕1回500 mg 1日2回，グリメピリド（アマリール®）1回1 mg 1日1回，シタグリプチン（ジャヌビア®，グラクティブ®）1回50 mg 1日1回．単純性網膜症，糖尿病性腎症は認めない．

【患者さんの言葉】
今は何も自覚症状がないし，どこか痛いとかあったらやる気も起こるけど，今は仕事が忙しいし，食事療法や運動療法はできない．今の仕事を辞めたらできるかもしれない．糖尿病の薬は半分くらいしか飲んでいない．

研修医：自覚症状のない患者さんが危機感をもってくれません

問題 このような患者にどのように対応すればよいか？

以下①〜⑤について○×で答えよ
① 「糖尿病は自覚症状のない病気である」と教科書的に説明する
② 糖尿病の自覚症状について簡単に説明する
③ 「かなり悪いですよ．放置しておくと大変なことになりますよ！」と医学的に脅す
④ 糖尿病歴と合併症の程度を確認し，近い将来合併症が出ないかと患者と一緒になって心配する
⑤ 糖尿病合併症の危機感を高めるアプローチを行う

解答は稿末

✗ 失敗するコミュニケーション

医師 ずっと血糖が高いですね．もっと危機感をもって，真剣に療養に取り組んでもらわないと….

患者 そうは言っても今は自覚症状も特にないし．

医師 糖尿病は「自覚症状がない病気」なんです．自覚症状がないからといって放置していいわけではありません．（頭から否定）

患者 はい….（小さな声で）

医師 こんなに血糖コントロールが悪いと，将来大変なことになりますよ．（医学的おどし）

患者 はい．けど，血糖もそんなに変わってないし….

医師 何を言っているんですか，こんなに血糖コントロールが悪いのに….（あいまいな説明）

患者 はい．

医師 薬もきちんと飲んでおくんですよ．

患者 はい．わかりました．（恐らくあまり実行しない）

NGワードや行動

・将来の合併症リスクを提示し，医学的おどしで行動変容をはかる
・合併症についてあいまいに説明する
・「もっとちゃんとやった方がいいですよ」と説明する

---

1. 糖尿病の自覚症状と誤った認知を修正

　糖尿病の自覚症状には**高血糖によるもの**と，**合併症によるもの**の，2種類がある（表1）．
　本症例のように，自覚症状がない患者において糖尿病合併症に対する危機感が少ないことはよく経験する．それに対し，眼底出血，心筋梗塞や脳梗塞などの発症を契機に糖尿病の療養指導に真剣に取り組む患者は多い．こういった症例に対して，ただ単に「糖尿病は自覚症状がない病気

表1　高血糖と糖尿病合併症による自覚症状と患者の誤解

	症状	患者の考え方
高血糖による症状	口渇	暑いから，汗をよくかくから
	水をよく飲む	暑いから
	多尿	水分をよくとっているから
	体重減少	ストレスがたまっているから
	全身倦怠感	仕事が忙しいから
合併症による症状	手足のしびれ	糖尿病以外の病気から
	こむら返り	運動不足だから
	視力低下	年だから
	傷が治りにくい	不潔にしていたから

である」と教科書的に説明するだけでは説得力にかける[1, 2]．口渇，多飲・多尿などの高血糖の自覚症状に気がついていない場合も多い．しかし，実際にはインスリン治療などにより高血糖状態が改善すると，それらの症状が改善することを経験する患者も多い．あとになって気づくわけだ．そういった患者に対しては，高血糖による自覚症状と誤解しやすい考え方について説明しておくとよい（表1）．そして，仕事や生活が多忙である人ほど，自覚症状が感じにくい可能性がある．逆に，高齢のために自覚症状がわかりにくく，脱水になりやすいことも考えられる．2型糖尿病1,137名を対象とした調査[3]では，89％が1つ以上の自覚症状を有しており，**異常な口渇，頻尿，体重減少，陰部のかゆみ，口内炎，視力障害，倦怠感，亀頭炎（男性）**については年齢，BMI，血圧，合併症，高血圧治療とかかわりなく，高血糖と関係していた．これらの症状は高血糖と結びつけて考えることが少ないので，患者の誤った認知を修正することが大切である．

2. 医学的おどしの限界と危機感を高めるアプローチ

　従来の療養指導では，「このまま放置しておくと大変になりますよ．あなたの面倒を誰がみるのですか！」といわゆる医学的おどしで患者を説得し，患者に治療の動機づけをようとしていた．これは「保健信念モデル」とよばれ，従来の医療現場ではよく用いられてきた．しかし，本モデルを活用するだけでは必ずしも動機づけされるわけではないことがわかってきた．なぜなら，患者は高血糖が日常生活や仕事にほとんど支障をきたしていないと思っているからである．また，遠い将来の糖尿病合併症のリスクについてくり返し説明したとしても，患者にはピンときていないと感じる場合も多い．

　人間は危機感が増すと，健康的な行動を行うメリットとデメリットを天秤にかける．そして，メリットがデメリットを上回ると，健康的な行動を開始する．まずは，いかに患者自身に糖尿病の合併症に対する危機感をもってもらうかが大切である．これには医師の言葉による説得だけでは限界がある．家族や知人が病気をしたり，有名人が同じ病気で倒れたりすることを耳にして，真剣に療養に取り組む人もいる．ただし，危機感はそれほど長くは持続しない．なぜなら，人は不安を早く消し去りたいという心理が働くからである．腎友会などの患者会があることを説明し，透析を実際に行っている患者から話を聞いてもらうのもよい．自分だけは合併症にならないと思っている患者には，実際に合併症が起こった人の話は説得力がある．逆に，頑張って療養してもよ

表2　危機感の少ない患者への有効な質問

項目	有効な質問	患者の回答	対処法
自覚症状の確認	現在，自覚症状はありますか？	あり，なし 自覚症状がわからない	自覚症状の説明 自覚症状の疑似体験
糖尿病の節目の確認	糖尿病になって何年くらいたちますか？	具体的な年数	節目の年数を意識させる（5年，10年，15年，20年など）
気になる合併症の確認	あなたの気になる合併症は？（合併症一覧を見せながら）	ひとつ，もしくは複数を選択	気になる合併症についてのみ，詳しく説明

くならないとあきらめている患者がいる．そういう患者にはうまく療養している人（成功モデル）の話を聞いてもらうとよい．

危機感の少ない患者の質問のしかたと対処を表2にまとめたので参考にしてほしい．

3. 糖尿病歴と合併症の程度の確認を行う

糖尿病歴が長くなるにしたがって，合併症を起こす頻度はだんだん高くなる[4]．自覚症状のない患者には必ず糖尿病歴と現在の合併症の程度を確認しておく．そして，近い将来，合併症が起きる可能性があることを患者と一緒になって心配する．3大合併症のなかでは，神経障害（発症から5年），網膜症（発症から7，8年），腎症（発症から10〜15年）の順に発症することが多い．まずは，神経障害の代表的な症状である「夜間のこむら返り」が起こっていないかを確認する．

成功するコミュニケーション

医師　現在の血糖コントロールについて本当のところどう思っておられますか？（本音の確認）

患者　特に，今は自覚症状もないし….

医師　確かに，糖尿病という病気は最初のうちは自覚症状はほとんどありませんからね．なかなかやる気も起きませんよね．（患者の気持ちに共感する）

患者　そうなんです．

医師　自覚症状には大きく分けると2種類あります．（前置きする）

患者　2種類？

医師　そうなんです．1つは<u>高血糖による症状</u>です．高血糖が続くと，「のどがよく渇く」，「疲れが抜けない」などの症状が出てきます．これらは，<u>暑いからとか仕事が忙しいからと勘違いされている人</u>もたくさんいます．（患者の表情をみながら）

患者　確かに，最近疲れがなかなかとれなくて….

医師　なるほど．仕事が忙しいことはもちろん，あるかもしれませんが，<u>血糖が高いことも関連しているかもしれませんね</u>．疲れやすいと仕事の効率も落ちているのかもしれませんね．（高血糖と仕事の効率とを関連づける）

患者	そういえば，最近，持続力が低下している気がして．
医師	そうでしたら，血糖を改善すると疲れやすさが改善するかもしれませんよ．
患者	けど，運動する時間はないし，食事を制限すると力が出ないし…．（抵抗）
医師	忙しいなかでもできることはいろいろありますよ．（患者の話を踏まえての提案）
患者	それはどんなことですか？（興味津々）
医師	それは…．（具体的な話に進む）

説明のポイント

- 自覚症状と高血糖を関連づける
- 自覚症状が仕事の多忙やストレスと勘違いされやすいことを説明する
- 将来起こり得る合併症について事前に説明しておく
- 他の人（別の医師や看護師，薬剤師など）からも説明してもらう

その他，患者教育のコツ

- 腎友会などの患者会があることを説明し，透析をしている人に話を聞くことを勧める
- 患者向けの透析室見学ツアーを行う
- 患者に自覚症状を疑似体験してもらう（下記コラム参照）

Column

自覚症状を疑似体験してもらうには？

「患者さんに自覚症状を疑似体験させることができれば，気づきが生まれるのでは？」と考える医療従事者も多いかもしれない．巷には，高齢者の疑似体験ができるグッズがあり，レンタルできる．他にも白内障を体験できたり，眼底出血を体験できたりする眼鏡などが開発されている．患者に糖尿病教室などで疑似体験してもらうことで，糖尿病合併症を予防しようという気づきになる．

文献・参考文献

1) 「質問力でみがく保健指導—特定健診・特定保健指導従事者必携」(坂根直樹，佐野喜子/編)，中央法規，2008
2) 「説明力で差がつく保健指導」(坂根直樹，佐野喜子/編)，中央法規，2011
3) Drivsholm T, et al：Symptoms, signs and complications in newly diagnosed type 2 diabetic patients, and their relationship to glycaemia, blood pressure and weight. Diabetologia, 48：210-214, 2005
4) Huang ES, et al：Rates of complications and mortality in older patients with diabetes mellitus：the diabetes and aging study. JAMA Intern Med, 174：251-258, 2014

問題の解答

①× ②× ③× ④○ ⑤○

プロフィール

坂根直樹(Naoki Sakane)
国立病院機構京都医療センター臨床研究センター予防医学研究室
糖尿病は自覚症状が少ない病気の1つです.われわれの研究室では「楽しくてためになる」をモットーに糖尿病予防と教育の研究に携わっています.皆さんも患者さんと上手にコミュニケーションできるスキルを身につけましょう.

第4章 糖尿病教育

3. 数値で説明するコツは？

栗林伸一

> **Point**
> ・患者に説明するときは，理解しやすい言葉を使い，できるだけ可視化（見える化）する
> ・数値化は可視化の第一歩である
> ・単に数値を伝えるだけでなく，意味や評価法も伝える．すると患者自身も積極的に療養上の指標とするようになる
> ・数値化した客観的指標で話が可能になると，医師・患者間で治療目標を共有化できる

はじめに

　糖尿病は無症状に進行するうえに，患者の日常生活に療養の場があり，医療者は直接手を出せない．十分理解してもらうには体感が最も確実だが，合併症をいったん体感（体験）したら逆戻りできない．そこで，「将来起こり得る合併症という現象」や「患者の体内で現に起こっている事象」を，いかに無自覚な患者に伝え，理解を得，その気にさせるかが医師の腕の見せどころである．前者については理解されやすい『言語化』や『可視化』を，後者に対しては『数値化』や，それを使っての『可視化』が必要である．

> **症例**
> 　40歳，男性．20歳頃から血糖が高めで，30歳頃から糖尿病と診断され治療．37歳頃より両下肢のしびれや痛みが出現した．2年ほど前にHbA1c 13.0％，空腹時血糖288 mg/dLにて経口薬を増量されたがコントロールつかず，インスリン治療を勧められた．しかし納得がいかず，当院に来院した．
> 　処方内容（初診医にて）：グリベンクラミド（ダオニール®）1回1.25 mg 1日3回，メトホルミン（メトグルコ®）1回250 mg 1日3回，ピオグリタゾン（アクトス®）1回15 mg 1日3回
> 　既往歴：肺炎，家族歴：糖尿病あり，飲酒＋，喫煙歴＋
> 　身長165.5 cm，体重82.7 kg（BMI：30.2 kg/m^2），腹囲107 cm，血圧128/78 mmHg，HbA1c 10.3％，随時血糖240 mg/dL，尿ケトン−，尿蛋白1＋，総コレステロール137 mg/dL，HDL-C 36 mg/dL，TG 308 mg/dL，ALT 19 U/L，γ-GT 14 U/L，血清Cr 0.35 mg/dL，食後血中CPR：6.4 ng/mL，尿中アルブミン指数359.4 mg/g・Cr，増殖網膜症，アキレス腱反射 消失，心電図 特記なし．

> 研修医：数値で説明するコツはありますか？
> 患者さんが危機感をもってくれません

問題 このような患者にどのように対応すればよいか？

上記症例について，以下①〜⑤が正しいかどうか○×で答えよ

① 高血糖であれば糖毒性を取り除くため直ちに強化インスリン療法を行うべきである
② 合併症が進行しているのでできるだけ早急にHbA1cを正常化させる必要がある
③ 合併症が進行していて予後不良であり，近いうちに透析も考慮せざるを得ないことを最初から厳しく伝えておく
④ ただ単に数値を伝えるのではなく，その意味や評価法も伝える
⑤ 数値を述べても患者には理解は難しいので，治療方針だけを伝え，指示に確実に従ってもらうようにする

解答は稿末

第4章 糖尿病教育

✗ 失敗するコミュニケーション

患者 前の医師からいきなりインスリンにしなさいと言われ，戸惑ってしまって….

医師 こんなに高血糖だったらインスリン注射するのは当たり前です．すぐインスリン注射しなければいけません．（膵機能評価の数値を示しての説明がない）

患者 どうしても必要だったらしますけど．やはり納得できないのですが….

医師 医師が必要だから必要だと言っているのです．早く血糖を改善しないと失明や透析，足を切断することになりますよ．（脅し，かつ，現在それぞれどの程度進行しているかの数値的説明がない）

患者 じゃあ，私はどうすればいいですか．

医師 私がすべて指示や治療をしますから，あなたはそれに従っていればいいんです．（本末転倒）

NGワードや行動

・「高血糖だったらインスリン注射」：ワンパターンで間違い
・脅し文句を並べる：脅しだけでは心理的悪影響が強く，患者の治療動機につながらない
・患者に起こっている状況について数値的な説明が一切ない：どの程度の深刻さか患者が理解できない
・「私が指示や治療をします」「従っていればいい」：本末転倒で，療養しようとする患者の前向きな気持ちを台無しにする

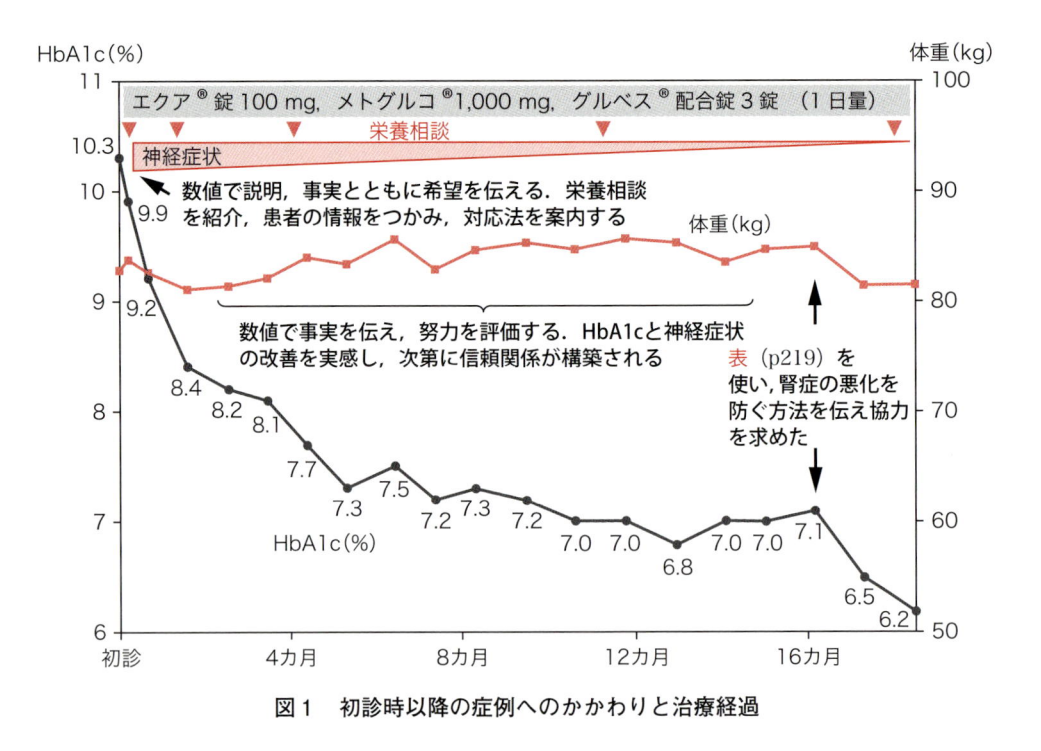

図1 初診時以降の症例へのかかわりと治療経過

1. まずは冒頭症例の経過を見てみよう（図1）

　当院での栄養相談でのやり取りから，他院で栄養指導を1回受けたが通り一辺倒な話だったので聞き流したこと，朝食は摂らず，昼と夜（22時）の1日2食であること，夜食後には菓子を食べて，夏場は炭酸飲料を1日10Lくらい飲んでいたこと，高血糖を指摘されてからは食事を抜かすか，ご飯だけ食べないようにしていること，が判明した．栄養士は毎食の主食と野菜の適量について話した．夜食を減らし，朝食を摂る必要性も理論的に説明した．食事の摂り方に問題があるうえにCペプチド（CPR）からみてインスリン分泌能は保たれていると判断されたため経口薬治療を継続した．ただし，網膜症や神経障害を悪化させないため，低血糖を起こしやすいSU薬を中止し，ビルダグリプチン（エクア®錠）1回50 mg 1日2回，メトホルミン（メトグルコ®錠）1回500 mg 1日2回，グルベス®配合錠（一般名：ミチグリニド・ボグリボース配合）1回1錠1日3回に変更した．

　その後，血糖改善に伴って神経症状が軽減し，網膜症が安定したことから，腎症を悪化させない手段について表を示しながら患者に提示した．神経障害が軽減できた実感から腎症もよくしようとする患者の意欲が高まり，さらに生活に気を遣い体重も減らそうと努力するようになった．

2. 数値化して説明するコツ

　合併症は「有」，「無」の2段階しかない．「有」になってしまっては困るので「無」の段階で患者に気づかせたいが，「有」の怖さを感情的に伝えてもなかなか理解されにくい．しかし，糖尿病患者の体内で現に起こっている事象については，血液結果など定量化された情報が多い．また，

表 冒頭症例の患者との信頼関係構築後に示した図表と説明

【コントロール状況】	〈良好〉	←			→	〈不良〉	評価
病状ランク	1	2	3	4	5		評価
① HbA1c値（%）	<6.2	<6.9	<7.4	<8.4	≧8.4		2
② 食後2時間血糖（mg/dL）	<140	<180	<200	<220	≧220		2
③ BMI（kg/m²）	<23	<25	<27.5	<30	≧30		4
④ 血圧（mmHg）	BPs<130 and BPd<80	BPs<140 or BPd<90	BPs<160 or BPd<100	BPs<180 or BPd<110	BPs≧180 or BPd≧110		2
⑤ LDL-C（mg/dL）	<120		<140	<160	≧160		3
nonHDL-C（mg/dL）	<130	<150	<170	<190	≧190		
HDL-CとTG（mg/dL）	HDL-C≧40 and TG<150		HDL-C<40 or TG≧150		HDL-C<40 and TG≧150		

【合併症進行状況】	〈無し〉	←			→	〈進行〉	
⑥ 蛋白尿	無し		微量アルブミン		顕性蛋白尿		5
⑦ GFR（mL/分/1.73m²）	≧90	≧60	≧45	≧30	<30		1
⑧ 網膜症	前網膜症		単純網膜症	前増殖網膜症	増殖網膜症		5
⑨ 神経障害	3項目正常	1項目異常	2項目異常	3項目異常	足壊疽既往		3
⑩ 動脈硬化症	無し		検査で異常	循環器検査で明確な異常	脳・心・足の血管障害の既往		3
						合計点⇒	30

【総合ランク】	1	2	3	4	5	評価
合計点	10〜14	15〜19	20〜24	25〜29	30〜	5

①〜⑩を点数化し，合計を出してそれをランクで示す．
合併症進行状況（中段）で現在の合併症状況を示す．当初と比較し，現状維持か改善傾向もみられること，コントロール状況（上段）は大きく改善したが，まだ改善の余地が残されていることを伝えた．

尿蛋白定性のように段階で示せる情報や，網膜症・腎症の病期分類のように進行段階を数値化しやすい情報もある．

　数値はそのまま伝えるのではなく，意味合いや評価法，数値が変化する理由も説明し，よりよい数値に向かわせる手段を患者と一緒に考える．表のように数値を段階評価するか，相対的に示すとイメージがもてるようになり，患者自身にもめざす目標がより明確化しやすくなる．そのとき，数値の改善法をできるだけ多く紹介すると患者はそのなかで可能なものを選択し，実行するようになる．

3. 数値を使い十分な説明をする効果

　この症例を含め，前医から十分な説明を受けていない，インスリンを勧められたが納得できない，コントロールが悪いままどんどん薬が増やされ心配だとの理由で転院される患者は実に多い．図2には他院で薬物治療中にもかかわらずHbA1cが来院時8％以上で，かつ，転院後に注射療法を行わずに経過した患者のHbA1cの推移を示した．多くの患者は十分な説明をすることで，意味を理解し，治療に積極的に参加するようになるが，本例はその一例である．

他院で薬物治療中にもかかわらずHbA1cが来院時8％以上で，かつ，当院転院後に注射療法（インスリン，GLP-1受容体作動薬）を使用せずに経過した全患者のHbA1cの1年間の推移

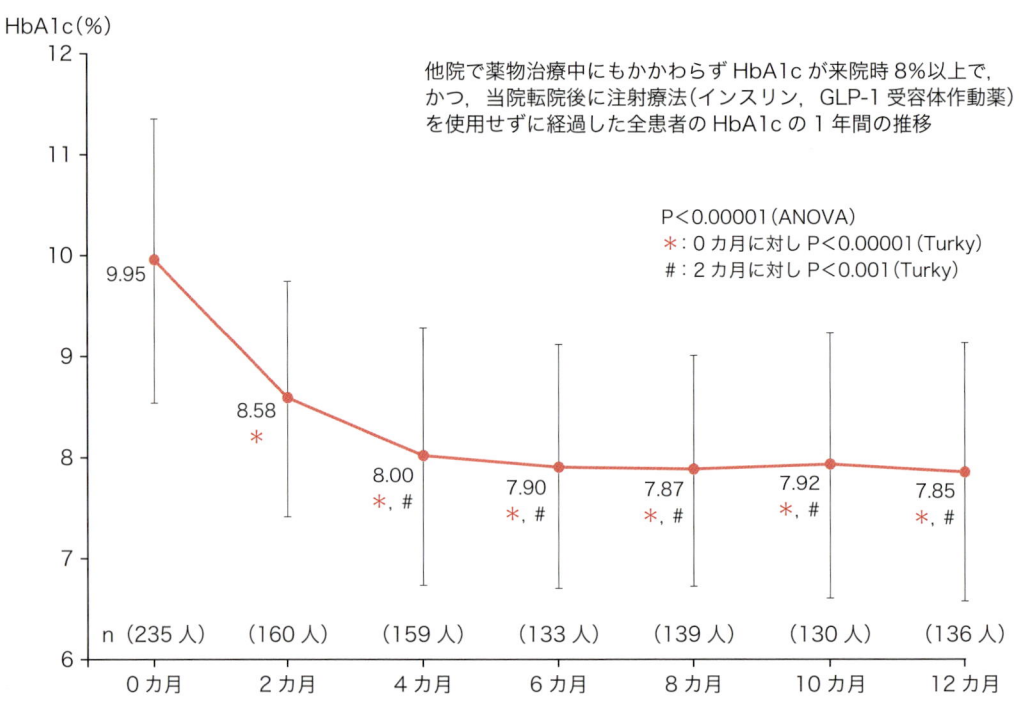

$P<0.00001$ (ANOVA)
＊：0カ月に対し $P<0.00001$ (Turky)
＃：2カ月に対し $P<0.001$ (Turky)

時期	0カ月	2カ月	4カ月	6カ月	8カ月	10カ月	12カ月
HbA1c(％)	9.95	8.58	8.00	7.90	7.87	7.92	7.85
n	235人	160人	159人	133人	139人	130人	136人

図2　コントロール不良患者で転院後に食事療法＋経口薬治療で経過した全患者のHbA1cの推移

成功するコミュニケーション

患者　前の医師からいきなりインスリンにしなさいと言われ，戸惑ってしまって…．

医師　病歴からあなたは一般的な2型糖尿病と考えられます．膵内分泌機能が低下しているか，生活改善と飲み薬でもHbA1cが7％未満に達成できなければ，インスリン注射が必要な場合がありますが，まずはインスリン分泌状況を確認してその結果で判断しましょうね．（数値を一緒に確認させるようにする）

患者　すぐにインスリンが必要というより，必要な場合もあるということですね．ところで私の合併症は深刻なのでしょうか？

医師　ある程度進行しています．蛋白尿が1＋ですし，網膜症もありますし，アキレス腱反射も消失しています．しかし，どんな状況になっていても手遅れということはありません．気がついたときが治療しどきです．まずは諦めないこと，どんなことがあっても治療中断しないことが重要です．（事実は正確に伝えるが，同時に手段があることも伝える）

患者　じゃあ，私はどうすればいいですか．

医師　生活改善が必要です．薬を変更して低血糖は起こしにくくしておきますので，食べ過ぎや甘い飲食物は控えておいてください．間違っても絶食はいけません．まずは栄養士とよく相談してみてください．（取り組めそうな内容の提示と相談という手段を伝える）

説明のポイントとコツ

・事実は正確に伝える．そのとき，患者でも理解できる言葉や数値を使う
・必ず，希望をもたせ，治療中断だけは避けるようにする（中断するとさらに合併症が深刻になっ

てしまう）
- 療養の主体である患者を協同作業に引き込むのがコツ
- 医師・患者間で共通に評価できるよう，数値を使い，その意味，評価法も伝える
- 療養のための具体的手段を患者自身が気づくよう援助する（チーム医療として主にスタッフ；糖尿病療養指導士などの力を借りる）

Advanced Lecture

- HbA1cの数値の高さのみでインスリンを使うべきではない
- 合併症の進行が強いとき，特に網膜症や神経障害が進行している場合は血糖改善を急がない
- SU薬は夕方や夜間に無自覚な低血糖を起こしやすいので，使う場合はできるだけ低用量で使う

おわりに

　患者は素人で何もわからないと思い込まないこと．論理的に説明すれば多くの患者が理解し，努力しようとする．そのために状況を数値化して表すこととその評価法を患者に伝えることは必須である．

Column

栄養相談の効果

　薬物療法は格段に進歩したが，やはり生活改善が必要である．なかでも食事療法が最も効果的である．当院データによると当院初診から現在までの血糖改善度をみると，栄養相談を当院で行わなかったか1～2回で相談を打ち切った人がHbA1cは平均1％の改善しているのに対し，栄養相談を6回以上行っている人は平均2％と有意に減少していることが確かめられている．

問題の解答
①× ②× ③× ④○ ⑤×

プロフィール

栗林伸一（Nobuichi Kuribayashi）
（医療法人社団）三咲内科クリニック
患者と医師との会話には，共通の理解と共通の目標のもとに建設的な双方向性が求められます．数値化はその重要な手段の1つです．

第4章 糖尿病教育

4. シックデイへの教育は？

小野百合

Point

- 軽症者も含め，いずれの糖尿病患者も，シックデイへの十分な教育と管理を行う必要がある
- 患者ごとに，シックデイ時のおおよその約束事（ルール）を決めておく
- シックディ時には十分な糖質と水分をとる
- インスリンの枯渇している患者ではインスリンは中止しない．むしろインスリン量が増加する場合が多い
- こまめに血糖を測定して，インスリン量を調整する
- シックデイのときだけでなく，日頃の指導もしっかりしていないとシックディは乗り切れない

症例1（インスリン使用例）

25歳，女性．15歳のとき，糖尿病を急性発症し1型糖尿病と診断された．抗GAD抗体32 U/mL．食後CPR＜0.03 ng/mL．インスリン製剤としてランタス® 夕前20単位，ヒューマログ® 朝前15単位，昼前8単位，夕前12単位を自己注射している．患者から，「風邪をひいて食事がとれない」と電話があった．

研修医：シックディへの対応と教育はどのようにすればいいですか？

問題 1 このような患者にどのように対応すればよいか？

以下①〜⑤について指導内容で正しいのはどれか．○×で答えよ
① 尿ケトン体を測定する
② 十分な水分をとる
③ 口当たりのよい糖質を含むものをとる
④ 食事が摂れない場合はインスリンを中止する
⑤ 高血糖の場合はインスリンを多く打つ

解答は稿末

1. シックデイの対応でまず考えること

シックデイとは，糖尿病に急性疾患や外傷などが併発して，緊急性を有し，高血糖になるリスクが高まる過程である．感染症，嘔吐，下痢などの消化器疾患，急性ストレスなどのため代謝失調状態となる．シックデイでは食事が摂取できないための低血糖や，インスリン需要量増加に伴う高血糖など両方の血糖変動が起きるため，患者本人およびその家族への日頃からのシックデイ教育が大切である．多く経験するのは，風邪等の急性疾患，下痢・嘔吐で通常の食事が摂れない場合である．

1 シックデイ時の飲食

食事摂取量が低下すると，脱水や，また，糖質摂取不足によるケトーシスを招く．よって，自宅では可能な限り水分と糖質の摂取を促す．具体的には消化のよい，摂取しやすいもの，水分と糖質・電解質を補えるものがよい．ジュース，スープ，おじや，粥，うどん，みそ汁，果汁などが摂取しやすい．**食事内容より水分と糖質重視である．**水分は少なくとも1日1,000〜1,500 mLを目安とする（2,000 mLくらいが望ましい）．ケトーシスを防ぐため，糖質は100〜200 g摂る．

2 インスリン継続の考え方

インスリンが枯渇した患者（多くは1型糖尿病）と枯渇していない患者（多くは2型糖尿病）では対応が異なる．

多くの1型糖尿病患者はインスリン分泌が枯渇しているため，**インスリンを継続する．安易なインスリン中止はケトアシドーシスを招く．むしろインスリン量が増加する場合が多い．**インスリンが枯渇していない患者では，血糖，食事量を見て，インスリンを増減する．

3 インスリン調整の考え方

インスリンが枯渇した患者では，**食事が摂取できなくても基礎インスリン量は同量必要である．**食事摂取量と血糖自己測定値に応じ，速効型または超速効型インスリンを追加する．1単位の速効型または超速効型インスリンは約50 mg/dL血糖を下げると考え（または1,800ルールで計算：後述のコラム参照），150 mg/dL位を目標に速効型または超速効型インスリンを追加する．尿ケトン体の検査を行い，尿ケトン体（＋）の場合はインスリン必要量が増加するため，2割くらい多くインスリンを追加する（追加量は患者により異なる）．

〇 実際のコミュニケーション例

午前8時45分,患者が医療機関へ電話をしてきた(冒頭の症例)

- 患者 昨日から風邪をひいて食事が摂れません.
- 医師 具体的に,昨日と今日,食事と水分をどのくらい摂れたか教えてください.また,熱はありますか.
- 患者 食事は昨日の昼までは普通に摂れました.夕食は食パンを1枚だけ,今日の朝はまだ食べていません.水は飲めます.熱はありません.
- 医師 昨日からの血糖を教えてください.尿ケトン体は測りましたか?
- 患者 血糖については,朝は152,昼は250,夕は290で,今日の朝は300ありました.尿ケトンは今日の朝測って(+)でした.
- 医師 打ったインスリンの量を教えてください.
- 患者 ランタス®は昨日20単位を夕前に打ちました.ヒューマログ®は朝前15単位,昼前8単位,夕前は減らして8単位にしました.今日の朝はまだ,注射をしていません.
- 医師 おおよそ1単位のヒューマログ®で約30〜50血糖を下げると想定して,尿ケトンも出ているので,まず,今すぐ5単位のヒューマログ®を打って少し揉んでください.お粥などは摂れそうですか.
- 患者 お粥なら摂れると思います.
- 医師 ではお粥やみそ汁など,何でもよいので,摂りやすい糖分と水分を摂ってください.食後,いつもの食事の糖分の量と比較して,ヒューマログ®を追加してください.1時間後に血糖を測定して電話をください.

[1時間後]

- 患者 みそ汁と粥を2/3摂れました.お茶も飲みました.ヒューマログ®は5単位まず打って,食後12単位を追加しました.今の血糖は203です.気分が少しよくなってきました.

[昼前に医師より電話]

- 医師 その後はいかがですか.
- 患者 尿のケトンも(+/−)に薄くなってきました.血糖は昼前178で,昼は食べられそうです.
- 医師 体調が悪ければ,いつでも連絡してください.
- 患者 わかりました.

症例2(内服薬使用例)

68歳,男性.48歳のとき,偶然糖尿病を指摘されて,以後加療している.グリメピリド(アマリール®)1回1 mg 1日1回(朝食後),メトホルミン(メトグルコ®)1回250 mg錠 2錠 1日3回(各食後)を内服中.抜歯により,痛みが強く食事が十分摂れないと連絡があった.

問題2 このような患者にどのように対応すればよいか？

以下①〜⑤について指導内容で正しいのはどれか．○×で答えよ
① 通常通り，グリメピリド（アマリール®）を内服する
② 通常通り，メトホルミン（メトグルコ®）を内服する
③ 十分な水分を摂る
④ 口当たりのよい糖質を含むものを摂る
⑤ グリメピリド（アマリール®）を減量する，または中止する．
⑥ メトホルミン（メトグルコ®）を中止する

解答は稿末

2. インスリン非依存の患者の場合

　インスリン非依存の患者（多くは2型糖尿病患者）でSU薬または速攻型インスリン分泌促進薬を使用している場合は，食事摂取量が低下した際に**低血糖の危険があるため**，SU薬，速攻型インスリン分泌促進薬は減量または中止する（目安としては食事量が半分程度では1/2量に，1/3以下では中止）．α-グルコシダーゼインヒビター，ビグアナイド薬は中止する（消化器系の副作用があるため）．チアゾリジン薬，DPP-4阻害薬は食事量が1/2以下であれば中止する．SGLT2阻害薬は中止する（糖排泄促進によりケトーシスになりやすいため）．GLP-1受容体作動薬は消化器系の症状がある場合や食事量が1/2以下の場合は中止する．インスリン使用者は血糖自己測定値に応じ，インスリンを増減する．高齢者の場合，脱水による高血糖高浸透圧症候群を起こしやすく，本人とともに家族へも十分な飲水などの指導を行う．

3. 指導のポイント

① シックデイの指導のポイント

①体調の悪いシックデイでは，**食事を摂取しなくても血糖が上がる場合がある**というイメージをしっかりもってもらう（多くの患者は，食事をしない＝低血糖というイメージをもっている）
②日頃より，体調が悪いときは，血糖を測る．インスリンが枯渇している患者では尿ケトン体を測る（尿ケトン測定用紙を自宅に購入しておく）習慣をつけてもらう
③日頃の体重，おおよその尿量を把握しておいてもらう（通常時の状況を把握していないと比較できない）
④早めに主治医に連絡をとる（具体的な連絡方法を，休日の場合も含めて，あらかじめ医師と患者で決めておく）．自己判断をしない
⑤症状，血糖，尿ケトン体のチェックを具合の悪いときは通常よりこまめにする（患者は具合が悪いとこれらをしなくなる傾向がある）
⑥**大切なことは，具合の悪いシックデイのときだけでなく，日頃より自己管理ができる能力をつけられるように指導することである**

2 シックデイ時の電話での確認のポイント

①食事が摂れるか？ 水分が摂れるか？
②血糖はいくつか？
③尿ケトン体は（−）？（＋）？（＋＋）？（＋＋＋）？
④体重は減っているか？
⑤尿量は？
⑥体温は？
⑦自覚症状は改善しているか？ 悪化しているか？

3 シックデイ時に来院する目安

①全く食事が摂れない
②下痢や嘔吐，腹痛が続く
③38℃以上の高熱が続く
④尿ケトン体陽性が1日以上持続する
⑤高血糖（350 mg/dL以上）が1日以上続く
⑥脱水著明
⑦薬，インスリンをどのようにしたらよいかわからない

4. ピットフォール

　シックデイの状況はケースバイケースであり，ある患者にあてはまることが他の患者にはあてはまらない．2型糖尿病患者でもシックデイ時にインスリン必要量が増加して，経口薬→インスリンとなる場合もある．また，状況も時間とともに変化するので，1回の連絡だけで安心せずにこまめに連絡を取り，場合によっては病院の方からその後の変化の確認の電話を入れることも必要である．

Advanced Lecture

■ インスリンポンプ使用者への教育

　インスリンポンプは基礎インスリンをポンプによりごく少量ずつ絶え間なく皮下へ持続投与している．よってポンプ本体の故障，リザーバー（インスリンを入れてある注射器）の不具合，注入セット（リザーバーと皮膚をつなぐチューブ）の不具合（主に閉塞）により，インスリンの供給が中断されると約30分位で急速に血糖が上昇する．ポンプトラブルはいつでも起きうるため，ポンプトラブル時の対応法を決めておく．図は当院（クリニック）のインスリンポンプ使用者へ渡しているものである．

> インスリンポンプの基礎インスリンは約30分くらいで消失します。従って、ポンプの故障、インスリンチューブ閉塞などが起きた場合は急速に血糖が上昇します。
>
> 〈具合が悪い時の対応〉
>
> 1) すぐ血糖、尿ケトンを測定
> 2) クリニックへtel→通じない時間帯はDr小野の携帯に転送されます
> 3) 必ず電話番号を通知として、名前、ポンプ使用、症状を留守電に入れてください
>
> 〈電話が通じない場合〉
>
> 1) 1単位のインスリン=血糖が約50下がるとして、(使用インスリン名を入れる)を注射器で打ってよく揉む
> 2) ポンプセット交換
> 3) 血糖測定
> 4) 改善なく、ポンプ自体の故障であれば、ランタスを(必要単位を入れる)単位打つ
>
> 尿ケトン(+)の場合はインスリンは多めに打つ。
>
> 緊急時受診病院
> _____
>
> 平成　年　月　日
> 小野百合内科クリニック
> 医師
>
> ポンプ使用者

図　インスリンポンプ使用者への当院の手引き
緊急時受診病院はあらかじめ決めておき，一度受診しておくのが望ましい

おわりに

シックデイへの対応は患者や状況により異なる．多くの対応は経験に基づくもので，わが国にはシックデイのガイドラインはまだない．大切なことは，患者が自己判断せず，主治医へ状況を連絡できるよう教育すること，また日頃の患者・医師関係である．

Column

1,800ルール

　1,800を1日の総インスリン投与量単位（基礎＋追加インスリン）で割ると，速効型または超速攻型インスリン1単位で下げることができるおおよその血糖値を推定できる．1,800は経験から導かれた目安．

　ほかに，500ルールというのがあるが，これはカーボカウントをしているときに利用されているもので，500を1日の総インスリン投与量単位（基礎＋追加インスリン）で割ると，速効型または超速攻型インスリン1単位でコントロールできるおおよその炭水化物量のg数が推定できる．

　ともに目安であり，実際の値と異なることは多いがおおよその"あたり"をつけることができる．

文献・参考文献

1) 「糖尿病専門医研修ガイドブック 改訂第6版」（日本糖尿病学会／編・著），pp372-376，診断と治療社，2014
2) 「糖尿病療養指導ガイドブック2014」（日本糖尿病療養指導士認定機構／編），pp184-186，メディカルレビュー社，2014

問題1の解答

①○　②○　③○　④×　⑤○

問題2の解答

①×　②×　③○　④○　⑤○　⑥○

プロフィール

小野百合（Yuri Ono）
小野百合内科クリニック院長
私たちが研修医のときはレジデントノートのようなよい指導書はありませんでした．しっかり勉強して，さらにプラスαをして，よい医師になってください．期待しています．

第4章 糖尿病教育

5. 服薬アドヒアランスを上げるには？

岡田　浩

Point

- 服薬アドヒアランスについて当然服用していると決めつけず，患者さんに聞いてみる
- 飲み忘れについては，医師には直接言いにくいことが多いので，薬剤師や看護師から確認してもらう
- 院外処方の場合は，薬局薬剤師がさまざまな情報をもっていることも多く，普段から連携しておく
- 糖尿病治療において患者の治療への参画は重要な要素であるため，エンパワーメントやコンコーダンスといった概念についても理解しておく方がよい

はじめに

　薬を増量していっても検査値に変化がなく，ほかの薬剤を処方しようとすると患者が慌てて服用していないことを告白するといった経験はないだろうか．副作用への恐怖心などから服薬することに抵抗を感じる糖尿病患者は少なくない．患者は薬の服用は最小限度にとどめ，食事や運動で血糖値をコントロールできればと思っていることが少なくない．そのため，患者が十分に納得しないまま，安易に薬を処方してしまうと，全く服用しない場合や，食べ過ぎたと感じたときに時々服用していたというようなことが後になってわかることもある．本稿では，薬が余る患者に対しどのように対応していくのか，薬局の活用例を含めて解説する．

症例

　56歳，男性．数年前に健康診断で尿糖の陽性を指摘された．近医を受診し，2型糖尿病と診断された．身長165 cm，体重60 kg，BMI 22.0 kg/m^2，血圧128/80 mmHg，HbA1c 8.0 %，LDL-C 135 mg/dL，TG 186 mg/dL，糖尿病性網膜症（－），糖尿病性腎症（－）
メトホルミン（メトグルコ®）250 mg 1回2錠 1日3回を処方されている

【患者さんの言葉】
　薬には頼りたくない．できれば薬ではなくて食事とかで治療できないですか？

なぜか薬が余るんです…

研修医

問題 このような患者にどのように対応すればよいか？

以下①〜⑤について○×で答えよ
① 「薬を飲み忘れないよう，毎回食事の前にテーブルに出しておくといいです」と飲み忘れをしない工夫についてアドバイスする
② 糖尿病の3大合併症について教科書的に説明する
③ 「薬は忘れないようにきちんと飲みなさい」と患者を叱る
④ 飲み忘れる原因があるのか，それとも飲みたくない理由があるのか尋ねてみる
⑤ 治療方針について薬物の選択も含め，患者の生活習慣や意見を聞きながら，相談して決める

解答は稿末

✕ 失敗するコミュニケーション

医師 前回薬の量を増やしたのに，今回もHbA1cは下がっていないですね．

患者 すみません．（すまなそうに）

医師 胃もたれとか，おなかの調子とか大丈夫でした？

患者 ええ，特に何ともないです．

医師 それじゃあ，もう少し薬を増やして様子を見ましょう．

患者 えっ，もっと薬が増えるんですか．この薬はいい薬っておっしゃってましたけど，大きいので効果も強いでしょう？

医師 薬の大きさは関係ないですし，いい薬です．血糖値が今のように高いままだと，将来目や腎臓が悪くなりますよ．（漠然とした説明と脅し）

患者 でも薬は…．

医師 （遮って）食事や運動だけでは下がらなかったから薬をお出ししたんです．とにかく，薬は忘れずにちゃんと飲んでおいてください．

患者 はい…．（納得できていない）

NGワードと行動

・「薬は忘れずに飲んでください」と形式的に付け加える
・薬の服用状況について聞かない
・患者から話を引き出すのではなく，一方的に指導する

表1 エンパワーメントアプローチの評価

点数	項目	具体的な言葉の例
+2	感情や目標に注意を向けている	検査の結果を見てどのように感じますか？
+1	問題を掘り下げている	療養上で困っていることはありませんか？
0	情報提供	
−1	患者の代わりに問題を解決する	薬は飲み忘れないよう，テーブルに並べておくといいです[※1]
−2	患者を批評する	HbA1cはまだまだ高いですね[※2]

文献1を参考に作成
※1 エンパワーメントでは，医療者による提案は，患者自身が本来もつ問題解決力を長期的には奪ってしまうとされている
※2 エンパワーメントでは，検査値の評価は，患者自身が決めることで医療者が決めることではないとされている

1. 服用状況を残薬数から聞いてみる

本症例のように，薬物治療の方針について十分に相談できていない患者は，薬が余ってしまうことがあるが，なかなか医師にはそのことが伝えられなかったりする．患者は，医師にはよい患者であるようにふるまうことが少なくないため，残薬があることをしばしば隠そうとする．

診察の際には，医師が直接どの程度残っているのか尋ねることも重要で，残っている数で処方日数を調整することがわかると，正直に残数を話してくれることも多い．

また，医師には打ち明けにくいことであっても，看護師や薬剤師には比較的話していることが多い．特に院外の薬局の場合，医師から離れているために，服薬上の問題はもちろん，そのほかの生活上の問題点などについて幅広く相談されている．院外の薬剤師がかかわることで服薬アドヒアランスが改善するという報告にとどまらず，HbA1cが改善するという報告も多くあり，**院内だけでなく普段から院外の薬剤師との連携をしておくことで，患者の療養行動を支援できること**も少なくない．

2. エンパワーメントとコンコーダンス

糖尿病患者の薬物療法を含め，療養指導においては一方的な指導ではうまくいかないことが多い．一方的な指導だけでは，患者の納得感が低く，生活習慣にも合っていないことがあるためである．患者の納得感を高め，療養行動につなげるにはエンパワーメントアプローチが有効である．これは，指導ではなく**患者に医療上の十分な情報を提供したうえで，患者の自己決定を尊重する**というものである．患者は一方的に指導されることに慣れてしまうと，次第に自分で考えることをしなくなる（パワーダウン）．しかし，自分の価値観や生活スタイルに合った治療方針を医療者とともに考えるということになれば，自分自身がもつ問題解決能力が発揮され，自らの問題として療養行動へ取り組むようになっていく（エンパワーメント）．**医療者は，患者へ指導するのではなく，患者の自己決定を医学的な立場から支援するという考え方**である（表1）．

コンコーダンスは，服薬の患者自己決定についての考え方で，患者自身が薬物療法へ関与することで，治療効果が高まることが期待されている（コラム参照　表2）．

表2 服薬に関するコンプライアンス，アドヒアランス，コンコーダンスの定義と特徴

	定義	特徴・問題点
コンプライアンス	・医師の治療方針に従い服薬すること，服薬遵守と訳される ・Comply：「命令に従う」の意	患者の意思は処方に反映されないため，場合によっては服用されないことが起こる
アドヒアランス	・自ら納得したうえで治療方針（服薬）を順守する ・Adhere「約束，ルールを守る」の意	説明を受け，納得できれば服用されることが多い
コンコーダンス	パートナーシップに基づく処方と服薬のプロセス	患者の意思が処方内容に反映される．医療情報を十分に理解できることが必要

文献2より

成功するコミュニケーション

医師 前回薬の量を増やしたのに，今回もHbA1cは変わってないみたいですね．

患者 すみません．（すまなそうに）

医師 薬を増やしてから，胃もたれとか，おなかの調子とか大丈夫でした？

患者 ええ，お腹は特に何ともないです．

医師 そうですか…．それでは，前回の受診から今日までで薬はどのくらい余っていますか？

患者 えっと…（少し慌てて），あの大きい薬は結構余っていると思います．実は，お薬手帳に薬剤師さんが残数を数えて書いてくれているので，見ていただけますか．（お薬手帳をカバンから出す）

医師 薬局で見てもらったんですね．ちゃんと毎回記録を残していていいですね．

患者 そうですか（嬉しそうに），薬剤師さんが薬が余ったら先生にちゃんと報告した方がいいって，そこにメモ書いてくれています．

医師 そうだったんですね．えっと…メトグルコ®が80錠余っているのか．
「昼は仕事で服用できないことが多いため，メトグルコ®のみ残るようです」
（お薬手帳の薬剤師からのメモを読む）

薬局の○○先生ですね，熱心でいい先生でしょう？

患者 そうなんです，今回も仕事で昼は食べないことが多くて，薬も朝と晩だけになっていると薬局で話したら，先生が知らずに薬を増やしてしまうといけないので，飲めていないことは言った方がいいって….

医師 そうなんです．薬がどの程度飲めているのかというのはとても大切なことなんですよ．それじゃ，昼はなくして朝と夕を3錠ずつにして飲むことにしましょうか．

患者 こんな大きな薬を3錠も一度に飲んで大丈夫ですか？

医師 胃もたれとかお腹の調子に影響があることもあるので，そのときは1回2錠に減らして飲んでみてください．また，実際どのくらい飲めたのか次回教えてください．今回は余っている分を減らしておきますね．薬局で，そのあたりが心配だったら詳しいことは薬剤師の先生に聞いてみてください．1回量を2錠に調整していいことは処方箋の備考欄に書いておきますね．

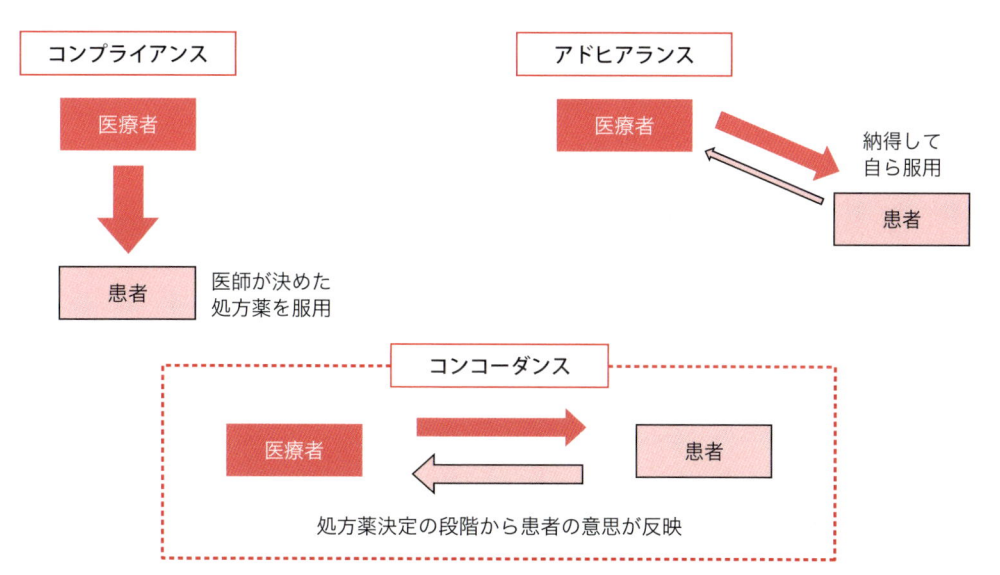

図 コンプライアンス，アドヒアランス，コンコーダンスの違い
文献2より引用

患者 ありがとうございます．それじゃ，朝夕3錠ずつで飲んでみます．

説明のポイントとコツ

・薬の服用状況について残薬がどのくらいあるのか聞き，それに応じて処方量を調整することで，患者は正直に残量を教えてくれる
・服用できていないことについては叱責ではなく，服用できない理由や考えについて聞いてみる
・院内のスタッフだけでなく，院外薬局の薬剤師からも患者の情報が集まるよう，周囲の薬局とは日ごろから連携を心掛けておく

Column

コンコーダンスとは

　近年，服薬についてコンコーダンスという概念が注目されている．コンコーダンスとは，「患者と医療者との議論もしくは相談のプロセスとアウトカム全体に対する概念で，医療者の考えや権利と同等に患者の考え方や権利にも価値を置くという視点から，薬の服用に関する問題を考える」というものである．医療者は患者のパートナーとして，患者の考えを十分に聞いたうえで，最適と思われる治療法について提案を行う．このように，コンコーダンスは，患者と医療者のパートナーシップに基づいた処方と服薬のプロセス全体を含んだ概念とされている（図）．
　患者が処方決定のプロセスに参加することで，患者が自分に提案された治療方法について優先順位や不安について自由に話せるようになり，医療者は，患者が同意した治療法について支援を行うということになる．治療法の決定プロセスにも患者がかかわることが，治療効果を高め安全で有効な医療を実施するうえで，今後ますます重要になっていくのではないだろうか．

第4章 糖尿病教育

文献・参考文献

1) 「糖尿病エンパワーメント第2版」（石井 均/監訳），医歯薬出版，2008
2) 岡田 浩：コンコーダンスとは？ 肥満と糖尿病，10：233-234，2011
   ↑コンコーダンスについての総説
3) 岡田 浩：エンパワーメント・アプローチに基づく面談技法．月刊薬事，55：228-231，2013
   ↑エンパワーメント・アプローチについての総説
4) 「糖尿病エンパワーメント101のコツ」（門脇 孝/監訳，大橋 健/訳），医歯薬出版，2005
   ↑エンパワーメントの提唱者，ボブ・アンダーソン博士らの著書でQ&A形式でわかりやすい
5) 「なぜ，患者は薬を飲まないのか」（クリスティーヌ・ボンド/編，岩堀禎廣，ほか/訳）薬事日報社，2010
   ↑コンコーダンスについての翻訳書．コンコーダンスについて詳しく知りたい方向け
6) 「3スターファーマシストをめざせ！」（岡田 浩/著），じほう，2013
   ↑日本の薬局薬剤師が，糖尿病患者支援を行った介入研究COMPASS研究の結果とその介入研究に用いられた研修プログラムをまとめた書籍

問題の解答

①×　②×　③×　④○　⑤○

プロフィール

岡田　浩（Hiroshi Okada）
京都医療センター臨床研究センター予防医学研究室　研究員・薬剤師
薬は飲んでいるものと思いがちだが，一度薬について患者の思いを聞いてみてはどうだろうか．

第4章 糖尿病教育

6. インスリンを嫌がる患者への対応は？

遠藤康弘，弘世貴久

Point

- 患者のインスリン導入に対する閾値を下げる
- インスリンはできるだけ早くはじめることが大切である
- インスリン導入を行う前に必要な知識と準備
- 心理的アプローチの必要性を理解する

症例

52歳男性，会社員．

40歳時に会社健診にて尿糖陽性をはじめて指摘され近医内科を受診．初診時，空腹時血糖138 mg/dL，HbA1c 7.5％．食事指導とともにグリベンクラミド2.5 mg/日を開始し，一時的にはHbA1c 6.0％台となっていたが，40代後半より，10 mg/日に増量してもHbA1cは常に10％台であった．患者は食事，運動療法ともに熱心に行い，経過中肥満は認めず体重は一定していた．メトホルミン，さらにはDPP-4阻害薬の追加によっても血糖コントロールの改善が認められないため，インスリン導入目的で当院紹介受診．

【患者さんの言葉】

インスリンって注射でしょ？ 注射って痛いし．一度始めたら，一生続けていかないといけないって言うし，日常生活にも支障が出るんじゃないのかな．

> 研修医：患者さんがインスリン導入に関して抵抗感を示しています

問題 このような患者にどのように対応すればよいか？

以下①～⑤について○×で答えよ
① 「インスリンしかもう治療がないですよ」と説明する
② 「インスリンをすると血糖がよくなります．血糖をコントロールすると合併症も防げます」と説明する
③ インスリンに抵抗があって当然という気持ちで，適切なタイミングで治療を開始することが重要と説明する
④ 「インスリンをしないと合併症がどんどん進行してしまいますよ」と脅す
⑤ インスリンを実際に見せて，また自身が実践するところを見せる

解答は稿末

❌ 失敗するコミュニケーション

医師 これまでいろいろ経口薬も試してきましたが，血糖はよくならないですね．もう治療はインスリンに頼るしかないですね．

患者 でも自覚症状とかは全然ないんですよ．注射とか怖いですし．

医師 自覚症状がないからといって放置していたら合併症がどんどん進行していってしまいますよ．

患者 そうなんですか．

医師 血糖もよくならないし，このままでは将来が大変なことになりますよ．

患者 はい．すみません．

医師 だから今こそインスリンが必要なんですよ，いいですね．

患者 わかりました．（すべて同調していない）

NGワードや行動
・注射が怖いという訴えに声を傾けない
・合併症についてしっかりと説明しない
・患者の納得なしに強制的にインスリンを導入する

---

1. 注射という一般的なイメージの修正を

　図1はインスリン治療患者に対し導入前に今使っているインスリン注射器についてどのくらい知っていたかをアンケートしたものである．驚いたことに，ほとんどの患者はインスリン注射において今のように素晴らしい注入器を使用することを知らなかったようである．糖尿病患者のほとんどは，毎回受診時にHbA1cや血糖値の検査目的に肘静脈から採血を行っていて，注射＝採血の針なのである．

　「毎日毎日何回もあの採血の針でインスリンを注射するのか」と考えると，それがいかに立派な

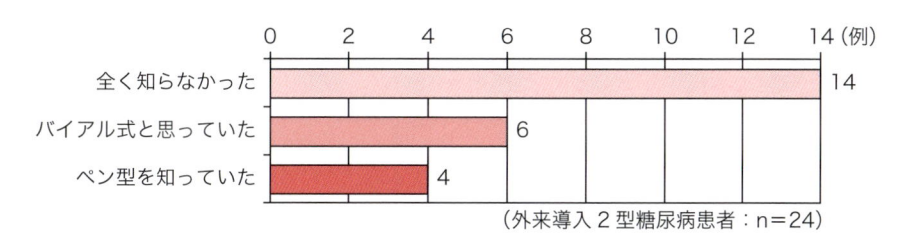

図1　インスリン注射器についてのアンケート結果
文献1より引用

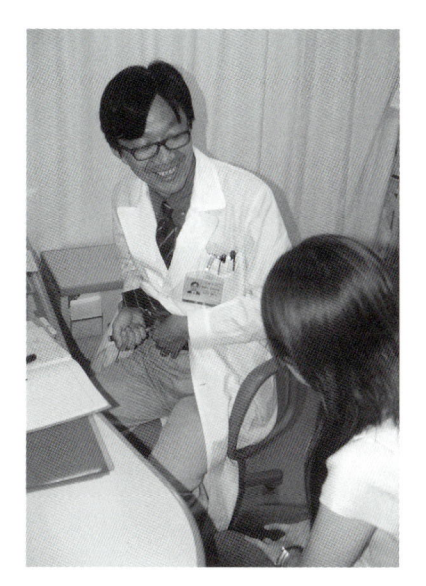

図2　インスリン注射実演の様子

医師が注射針を自分の腹部に刺してみせる（写真）．
（患者「先生がそこまでやってくださるのならば…」）

診察室で患者の腹部に実際に注射をしてあげる．
（患者「何だこれ？ 全然痛くない！目から鱗が落ちた!!」）

治療であっても受け入れる気持ちになれないのは当然ではないかと思う．

　そこでわれわれは，インスリン導入を進める方法として，実際の注入器を見せることはもちろん，主治医が自分の腹部にインスリンを注射する場面を見せる，あるいは患者の腹部に注射針を実際に刺して経験してもらうことが最も成功率が高いと提案してきた（図2，成功するコミュニケーション：後述）．すなわち，"百聞は一見にしかず"ということである．特に，患者に経験してもらうことは効果抜群で，多くの感想は「全然痛くない！」である．「これならできます」と患者に言ってもらえる確率は9割を超えると考えている．

2. 糖尿病の合併症について説明しないのはNG

　図3Aに2型糖尿病患者の典型的な治療経過を示す．
　糖尿病治療の目標は，健康な人と変わらない日常生活の質（QOL）の維持と寿命の確保のために，合併症の発症と進展を抑制することが重要である．

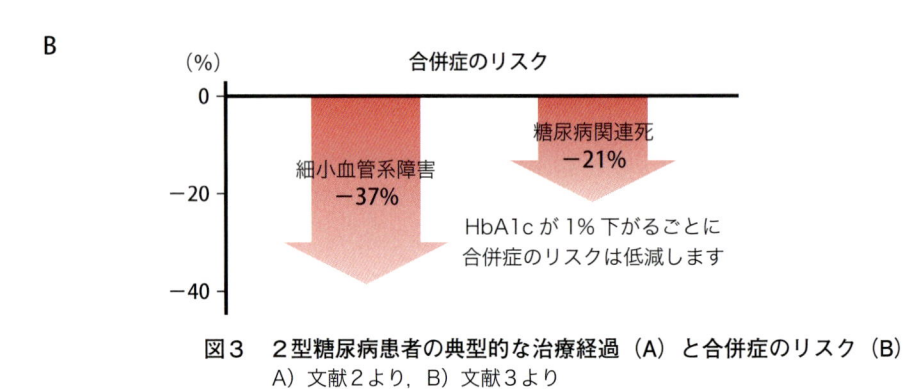

図3　2型糖尿病患者の典型的な治療経過（A）と合併症のリスク（B）
A) 文献2より，B) 文献3より

　2型糖尿病患者さんにおいて心筋梗塞や細小血管障害などの糖尿病合併症の発現はHbA1cの上昇と有意に関連があることが示されている（**図3B**）．
　JDDM（Japan Diabetes Clinical Data Management Study Group糖尿病データマネジメント研究会）の調査[4]によると，インスリン治療を導入して6カ月後にHbA1c値が6.5％未満を達成した患者は，HbA1c値8％未満でインスリン治療を開始していた．2型糖尿病患者は早めにインスリン治療を開始して，膵β細胞機能をできるだけ温存することが望ましいようである．

3. 強制的にインスリンを導入するのはNG

　インスリン自己注射を新規に導入する際に，患者が注射に対する不安を抱えたままインスリン治療に踏み切った場合，治療に対するモチベーション低下を招き，自己中断に繋がる可能性がある．日本全体の調査であるDAWN（Diabetes attitudes, wishes and needs）JAPAN studyによるとインスリン治療を開始することに「少しでも抵抗がある」という患者は実に9割を占める[5]．以下にインスリン治療に対する主な抵抗理由と否定的イメージに対する対処法を述べる．

今のあなたとは？
インスリンでよくなったコントロールはインスリンを止めるとどうなるか？

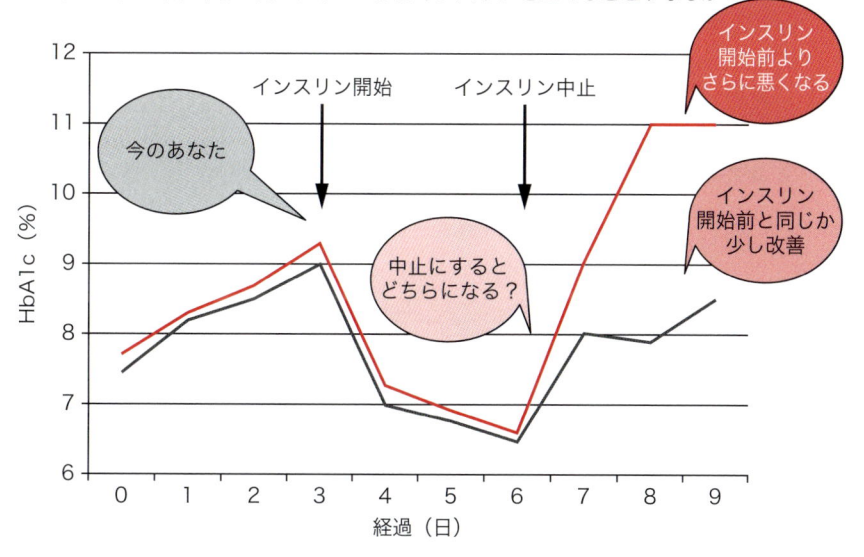

図4　「今のあなた」とインスリン導入・中止によって想定される状況
文献6より引用
患者は，中止後今より悪くなることを想像しがちだが，実際は開始前と同程度のことが多い

1 注射に対する否定的イメージへの対応

- 注射は怖い
- 注射は面倒
- 注射は痛い
- 操作が難しい
- 一生打つのが嫌だ

　上からの4つの項目「注射は怖い」，「注射は面倒」，「注射は痛い」，「操作が難しい」に関しては，前項「注射という一般的なイメージの修正を」で述べたのでここでは割愛する．一番下の項目，「一生打つのが嫌だ」についてここでは述べたい．
　現在われわれは患者に対してこう説明するようにしている．

> 患者　先生，インスリンをはじめたら，一生やめられないんですよね？
> 医者　いいえ，いつでもあなたがやめたいときにやめられます．
> 患者　でも，やめたら大変になるのではないですか．
> 医者　いいえ，インスリンをやめたら「今のあなた」に戻るだけですよ．

　「今のあなた」とはインスリンを導入する前の患者である（図4）．おそらく，HbA1cは8〜9％くらい．しかし自覚症状は何もない．毎日お腹がすいて困るくらいである．空腹感を感じるというのは，いわゆる「健康感」が損なわれていないことを意味している．一方，患者はインス

A インスリン開始前の低血糖に対する不安

	例
強い不安	2
やや不安	8
あまり不安ではない	14

(外来導入2型糖尿病患者：n=24)

B 実際に起こった低血糖の頻度

	例
強いものがあった	1
頻繁	0
軽いものが数回	11
一度もなし	12

(外来導入2型糖尿病患者：n=24)

C インスリン開始前のイメージ

	例
痛い	7
副作用が怖い	3
一生やめられない	17
糖尿病の悪化	12

(外来導入2型糖尿病患者：n=24)

D インスリン開始後の痛みへの印象

	例
やはり痛い	1
痛いが我慢できる範囲	0
ほんの少し痛い	10
全然痛くなかった	13

(外来導入2型糖尿病患者：n=24)

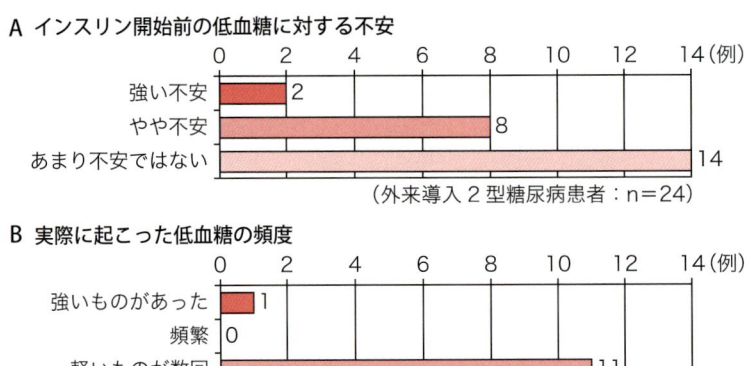

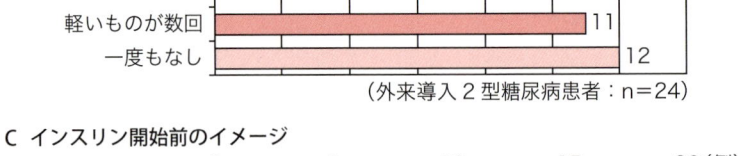

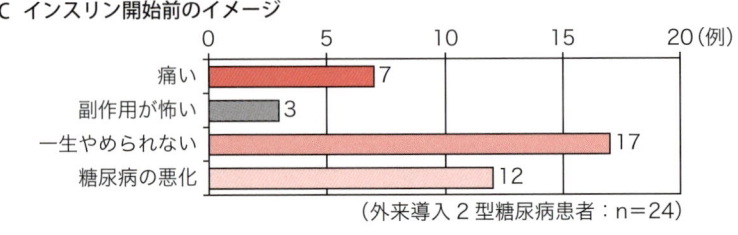

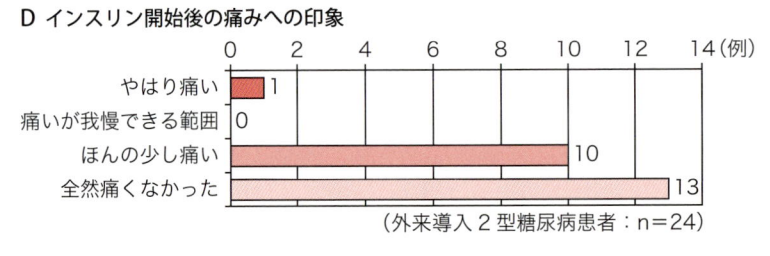

図5　インスリンに対する患者のイメージ（アンケート結果）
文献1より引用

リンをはじめてしまってからやめると，ある種の「禁断症状」のようなものが出ると恐れたり，「依存性」ができ，血糖コントロールが今よりもさらに悪くなるのではないか？　などと考えているのである．つまり「何ら困っていない，将来来るかもしれない（来ないかもしれない）合併症を予防するためにインスリンを手離せない身体になってしまうのだけは勘弁してほしい」というのが本音である．ご存知の通り，そのようなことはインスリン療法をしても決してない．インスリンをやめた場合，最悪でもインスリンをはじめる前の状態に戻るだけである．たとえ血糖コントロールが元に戻っても「今のあなた」より悪くなることはなく安心して治療を受けることができるのである（図4）．

2 インスリンへの否定的イメージへの対応

●低血糖を怖がる患者に対して

　図5は外来でのインスリン導入を行った患者の低血糖に対するインスリン開始前のイメージと実際に起こった低血糖の頻度を示したものである．これを見るとインスリンは低血糖が怖いと思っ

ているのは患者でないことがわかる．予想するに，最も恐れているのは医師の方ではないかとさえ疑う．患者には低血糖の初期症状（あくび，だるさ，吐き気，動悸や震え）などを覚えていただき，血糖自己測定での低血糖リスク回避可能であること，実際に低血糖が起こってしまった場合にはブドウ糖（砂糖）を内服すれば対応可能であることをきちんと説明する．

生活制限については，インスリン注入器の実物を見せると，思った以上に小さく軽く携帯しやすいというイメージを持ってくれる人が多い．「インスリンをはじめても生活スタイルは変わらないし，かかる時間は慣れれば数十秒，持ち運びもしやすく，旅行や外出に関しても全く問題ないですよ」と伝えるとよい．

3 糖尿病への否定的イメージへの対応

●患者さんに病期やインスリン治療の話をする際の3原則として
・前向きな表現をする
・脅かすような表現を避ける
・わかりやすい例え話をする
などを心掛けることが大切である

●対人関係における否定的感情に対して
・必要な人にだけ知らせるようにする
・気づかれないように打つ工夫ができることを伝える
・気づかれにくいペン型注射器もあることを伝える

成功するコミュニケーション

医者 現在の血糖コントロールとインスリン導入についてご自身では本当のところどう思ってらっしゃいますか？

患者 血糖が高いということは自分でもわかるけど，自覚症状もよくわからないし，何でインスリンをはじめる必要があるのかなって思います．

医者 血糖が高いとさまざまな合併症を起こします．でも，血糖をうまくコントロールすれば，合併症になる危険性が減少します．血糖値を正常に近づけることで，健康な人と変わらない日常生活の維持ができます．

患者 でもインスリンって注射だし，痛いでしょ．打つのだって自分でできるかわからないし．

医者 それが，簡単にできるんですよ．〔実際にインスリンに針をとりつけ患者に見せる．そして自分の腹部に刺してみせる（図2）〕

患者 先生がそこまでやってくれるのであれば….

医者 ちょっと練習してみますか．（診療室で患者の腹部に実際に注射をしてあげる）

患者 結構簡単なんですね．でも，インスリンって一度はじめたらずっとやめられないイメージがあるんだけど….

医者 そもそもインスリンは身体の中で分泌されているホルモンの1つです．今のあなたの身体の中のインスリンは分泌量が減っている状態です．それなので，減っている分を必要な分だけ注射で補います．早い時期にインスリンを開始することでインスリン注射が必

要でなくなる方もいらっしゃいます．またインスリン治療をはじめても，いつでもやめられます．開始前のあなたの血糖コントロールに戻ってしまうことはありますが，それ以上に悪くなるわけではありません．

患者 そうですか．先生がそこまでおっしゃるなら，やってみようかな．

説明のポイント

・なぜインスリンに対して抵抗があるかということを本人の口から話をしてもらう
・インスリンの注射器を実際に見てもらい体験してもらう
・いつでもやめたいときにやめられることを説明する

おわりに

　インスリン療法は，これまでに患者にとって常に暗いイメージがつきまとっていた．「インスリン注射をはじめたら一生やめられない」「癖になる」「糖尿病の最終段階になる」「痛い」など枚挙に暇がない．それは，医療従事者の心ない発言が原因だったのかもしれない．

　普段から「インスリンにならないように！」といったまさにインスリン療法の「ネガティブキャンペーン」をやらないように心がけてほしいと思う．

文献・参考文献

1) 「続・これなら簡単今すぐできる外来インスリン導入」（弘世貴久/著），メディカルビュー社，2009
2) Nathan DM：Clinical practice. Initial management of glycemia in type 2 diabetes mellitus. N Engl J Med, 347：1342-1349, 2002
3) Stratton IM, et al：Association of glycaemia with macrovascular and microvascular complications of type 2 diabetes (UKPDS 35): prospective observational study. BMJ, 321：405-412, 2000
4) Peyrot M：Psychosocial problems and barriers to improved diabetes management：results of the Cross-National Diabetes Attitudes, Wishes, and Needs（DAWN）Study. Diabet Med, 22：1379-1385, 2005
5) 石井 均：インスリン治療に対する心理的障壁と克服 DAWN JAPAN 調査から．Pharma Medica, 25：91-93, 2007
6) 「もう迷わない！外来インスリン療法マスターブック」（弘世貴久/著），南江堂，2013
7) 石井 均：糖尿病治療（インスリン注射と血糖自己測定）における心理面への配慮．診断と治療，95（増刊号）：227-233, 2007
8) 石井 均：糖尿病治療における心理的側面とその解決法．Medival Practice, 20：861-865, 2003
9) 岡崎紀子，ほか：インスリン治療の導入説明における心理的障害克服ツールDAWN JAPAN「絵で見てわかるインスリン治療講座」の使用感評価．肥満と糖尿病，7（別冊7）：12-18, 2008

問題の解答

①× ②○ ③○ ④× ⑤○

プロフィール

遠藤康弘（Yasuhiro Endo）
東邦大学医学部内科学講座糖尿病・代謝・内分泌学分野
医師－患者における説明は関係を良好にするコミュニケーションツールであり，それ自身が治療効果への手助けとなることを忘れないでほしいと思います．

弘世貴久（Takahisa Hirose）
東邦大学医学部内科学講座糖尿病・代謝・内分泌学分野

索引 Index

数字

1型糖尿病 ……………………… 80, 222
2型糖尿病 ……………………… 35, 165

欧文

A〜C

AACE/ACE ……………………… 151
ABI ……………………………… 134
ADA/EASD ……………………… 150
ankle brachial index …………… 134
Atkins diet ……………………… 97
bariatric surgery ……………… 197
CGM ……………………………… 144
closed-loop式 ………………… 167
CYP代謝 ………………………… 37

D〜I

DPN ……………………………… 190
DPP-4阻害活性 ………………… 34
DPP-4阻害薬 …………………… 34, 68
enhanced recovery after surgery
 …………………………………… 164
ERAS …………………………… 164
GAD抗体 ………………………… 82
GCT ……………………………… 61
GDM ……………………………… 59
GLP-1受容体作動薬 …………… 54
Harris-Benedict式 …………… 166
IMT ……………………………… 133
intima media thickness ……… 133

M〜S

metabolic surgery …………… 198
mini-mental state examination … 135
MMSE …………………………… 135
NAFLD …………………………… 138
NASH …………………………… 138
non-alcoholic fatty liver disease
 …………………………………… 138
non-alcoholic steatohepatitis … 138
one-size-fits-all ……………… 103
overt diabetes ………………… 61
SAP ……………………………… 145
SGLT2阻害薬 …………………… 40, 225
SMBG …………………………… 63
SPIDDM ………………………… 80
SSI ……………………………… 166
step down ……………………… 52
step up ………………………… 51
surgical site infection ……… 166
SU薬 …………………………… 68, 225

和文

あ行

胃バイパス術 …………………… 198
インクレチン …………………… 54
インスリン拮抗ホルモン ……… 119
インスリン効果時間 …………… 187
インスリンスライディングスケール
 …………………………………… 159, 160
インスリン製剤 ………………… 70
インスリン抵抗性 ……………… 40
インスリン非依存 ……………… 225
インスリンポンプ ……………… 147, 227
インスリン療法 ………………… 118
栄養機能食品 …………………… 93
栄養指導 ………………………… 218
栄養相談 ………………………… 218
栄養バランス …………………… 155
応用カーボカウント …………… 99
オペラント学習法 ……………… 89

か行

カーボカウント ………………… 85
カーボコントロール …………… 85
ガイドライン …………………… 150
可視化 …………………………… 216
下肢の血圧 ……………………… 134
合併症 …………………………… 179
感覚運動神経障害 ……………… 190
緩徐進行1型糖尿病 …………… 80
肝膿瘍 …………………………… 169
危機感 …………………………… 210
疑似体験 ………………………… 214
希少糖 …………………………… 91, 94
基礎インスリン ………………… 187
急性発症1型糖尿病 …………… 81
強化インスリン療法 … 50, 167, 173
許可表示 ………………………… 94
熊本宣言 ………………………… 40
グリニド薬 ……………………… 68
血糖管理値 ……………………… 150
血糖管理目標値 ………………… 64
血糖コントロール ……………… 170
血糖コントロール目標 ………… 26
血糖自己測定 …………………… 63
血糖認識トレーニング ………… 120
血糖変動 ………………………… 168
ケトーシス ……………………… 223
健康食品 ………………………… 91
言語化 …………………………… 216
減量 ……………………………… 137
減量手術 ………………………… 196, 197
減量治療 ………………………… 139
減量目標 ………………………… 140
抗炎症作用 ……………………… 168
抗酸化作用 ……………………… 168
高血糖 …………………………… 212
高血糖・高インスリン仮説 …… 63
合剤 ……………………………… 71
広汎性左右対称性神経障害 …… 190
高齢者 …………………………… 23
混合型インスリン ……………… 47

さ行

再発防止訓練法 ………………… 90

三大細小血管合併症 ………………… 131
自覚症状 ……………………………… 210
刺激統制法 …………………………88, 89
持効型インスリン …………………47, 184
シックデイ …………………………179, 222
しびれ ………………………………… 191
周産期合併症 …………………………… 63
周術期血糖管理 ……………………… 164
重症低血糖 …………………………… 120
手術適否基準 ………………………… 172
上肢の血圧 …………………………… 134
食事制限 ……………………………… 103
食事療法 …………………………97, 153
自律神経障害 ………………………… 190
自律神経症状 ………………………… 119
腎機能 ………………………………… 22
腎機能障害 …………………………24, 37
腎機能低下 …………………………… 35
神経障害 ……………………………… 132
心血管イベント ……………………… 37
心血管リスク ………………………… 37
人工膵臓 ……………………………… 166
腎症 …………………………………… 133
心保護作用 …………………………… 37
水晶体嚢外摘出術 …………………… 171
膵性糖尿病 …………………………… 165
膵全摘術 ……………………………… 169
膵β細胞 ……………………………54, 56
数値化 ………………………………… 216
ステロイド糖尿病 …………………… 111
スライディングスケール法 ………… 167
スリーブ状胃切除術 ………………… 198
スリーブ・バイパス術 ……………… 198
生活習慣 ……………………………… 43
生活習慣の見直し …………………… 138
成功モデル …………………………… 213
責任インスリン ……………………… 184
摂取エネルギー量 …………………… 155
摂食過剰 ……………………………… 43
絶対的インスリン …………………… 48
遷延性低血糖 ………………………… 76
相対的インスリン …………………… 48
足関節上腕血圧比 …………………… 134

た行

大血管合併症 ………………………… 133
代謝および排泄経路 ………………… 37
体重減少 ……………………………… 40
短時間作用型GLP-1受容体作動薬
　……………………………………… 54
単神経障害 …………………………… 190
チアゾリジン薬 ……………………… 68
チーム医療 ………………………140, 221
中間型インスリン …………………… 49
中枢神経症状 ………………………… 119
超音波水晶体乳化吸引術 …………… 171
長時間作用型GLP-1受容体作動薬
　……………………………………… 54
超速効型インスリン ………………… 184
治療継続 ……………………………… 67
治療中断 …………………………67, 203, 220
治療中断防止策 ……………………… 203
低血糖 ………………………………… 118
低血糖惹起性 ………………………… 44
低血糖発作 …………………………… 165
糖質 …………………………………… 223
糖質制限（食）……………………… 97
糖毒性 ………………………………… 217
糖尿病合併妊娠 ……………………… 61
糖尿病眼手帳 ………………………… 175
糖尿病診療情報提供書 ……………… 175
糖尿病性多発神経障害 ……………… 190
糖尿病治療多摩懇話会 ……………… 176
糖尿病網膜症 ………………………… 170
糖尿病療養指導士 …………………… 221
糖尿病連携手帳 ……………………… 175
特定保健用食品 …………………91, 93
トクホ ………………………………… 91

な行

内臓脂肪面積 ………………………… 137
内膜中膜複合体厚 …………………… 133
尿ケトン体 …………………………… 223
尿中微量アルブミン測定 …………… 133
妊娠糖尿病 …………………………… 59

は行

パーソナルCGM ……………………… 145
白内障手術 …………………………… 170
長谷川式簡易知能スケール ………… 135
汎網膜光凝固術 ……………………… 173
非アルコール性肝炎 ………………… 138
非アルコール性脂肪性肝疾患 ……… 138
ビグアナイド薬
　………………………20, 26, 68, 152, 225
腹囲測定 ……………………………… 135
不顕性低血糖 ………………………… 44
プロフェッショナルCGM …………… 145
分割食 ………………………………… 63
ヘルシープレート …………………… 85
ポーションコントロール法 ………… 85
飽和脂肪酸比率 ……………………… 88
保健機能食品 ………………………… 93
保健機能食品制度 …………………… 92
保健信念モデル ……………………… 212
保健の用途 …………………………… 94

ま行

満腹感の持続 ………………………… 89
未治療肥満例 ………………………… 57
メタボリックシンドローム …141, 142
メトホルミン ………………………… 20
無自覚低血糖 …………………118, 120
網膜症 ………………………………… 132
モチベーション ……………………… 140

や行

薬価 …………………………………… 68
有害事象 ……………………………… 118

ら行

リアルタイムCGM …………………… 145
レトロスペクティブCGM …………… 145

編者プロフィール

坂根直樹（Naoki Sakane）

国立病院機構京都医療センター臨床研究センター予防医学研究室

1989年自治医科大学医学部卒業，同年京都府立医科大学第一内科研修医，その後，京都北部の地域医療（大江町，弥栄町，綾部市，大宮町）に従事，2001年神戸大学大学院医学研究分子疫学分野（旧衛生学）助手，2003年独立行政法人国立病院機構京都医療センター（旧国立京都病院）臨床研究センター予防医学研究室 室長．

専門は肥満と糖尿病．糖尿病センターでは1型糖尿病と脂質異常症外来を担当．楽しくてためになる糖尿病教育の開発に情熱を注いでいる．

レジデントノート　Vol.16　No.17（増刊）

糖尿病診療でみんなが困る疑問を集めました．
血糖コントロールがうまくいくコツ

編集／坂根直樹

レジデントノート 増刊

Vol. 16　No. 17　2015〔通巻201号〕
2015年2月10日発行　第16巻　第17号
2018年5月15日第2刷発行
ISBN978-4-7581-1546-9
定価　本体4,500円＋税（送料実費別途）

年間購読料
　24,000円＋税（通常号12冊，送料弊社負担）
　51,000円＋税（通常号12冊，増刊6冊，送料弊社負担）
郵便振替　00130-3-38674

© YODOSHA CO., LTD. 2015
　Printed in Japan

発行人　一戸裕子
発行所　株式会社 羊 土 社
　　　　〒101-0052
　　　　東京都千代田区神田小川町2-5-1
　　　　TEL　03（5282）1211
　　　　FAX　03（5282）1212
　　　　E-mail　eigyo@yodosha.co.jp
　　　　URL　http://www.yodosha.co.jp/
装幀　　野崎一人
印刷所　広研印刷株式会社
広告申込　羊土社営業部までお問い合わせ下さい．

本誌に掲載する著作物の複製権・上映権・譲渡権・公衆送信権（送信可能化権を含む）は（株）羊土社が保有します．
本誌を無断で複製する行為（コピー，スキャン，デジタルデータ化など）は，著作権法上での限られた例外（「私的使用のための複製」など）を除き禁じられています．研究活動，診療を含み業務上使用する目的で上記の行為を行うことは大学，病院，企業などにおける内部的な利用であっても，私的使用には該当せず，違法です．また私的使用のためであっても，代行業者等の第三者に依頼して上記の行為を行うことは違法となります．

JCOPY ＜（社）出版者著作権管理機構 委託出版物＞
本誌の無断複写は著作権法上での例外を除き禁じられています．複写される場合は，そのつど事前に，（社）出版者著作権管理機構（TEL 03-3513-6969，FAX 03-3513-6979，e-mail：info@jcopy.or.jp）の許諾を得てください．

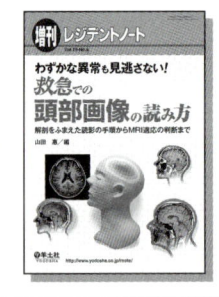

増刊 レジデントノート バックナンバー

Vol.16 No.14 増刊（2014年12月発行）
90疾患の臨床推論！診断の決め手を各科専門医が教えます

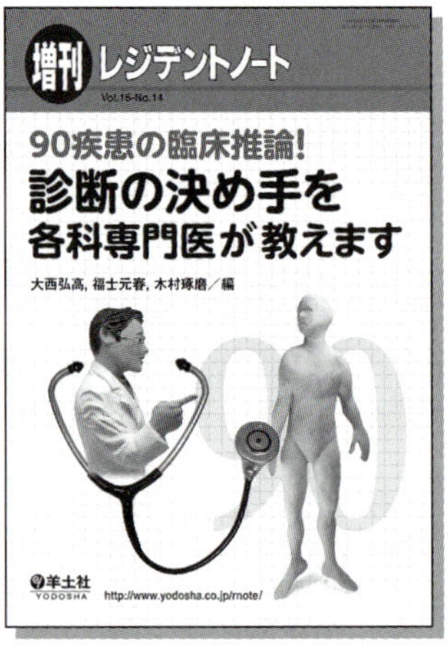

きちんと診断したい90疾患について，なぜその疾患を疑うか，疑ったらどうアクションすべきかを各科専門医が教えます．長年の経験やパールを凝縮した一冊です！臨床推論を磨きたい研修医やプライマリケア医は必見！

編集／大西弘高，福士元春，木村琢磨
- 定価（本体4,500円＋税）
- 236頁
- ISBN978-4-7581-1543-8

Vol.16 No.11 増刊（2014年10月発行）
知らないままでいいですか？
眼・耳鼻のど・皮膚・泌尿器疾患の診かた
救急・外来・病棟でよく出会う症例にもう困らない！

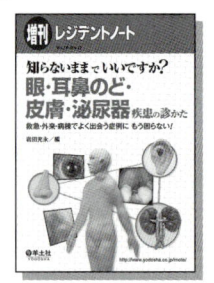

編集／岩田充永
- 定価（本体4,500円＋税）
- 218頁
- ISBN978-4-7581-1540-7

Vol.16 No.8 増刊（2014年8月発行）
わずかな異常も見逃さない！
救急での頭部画像の読み方
解剖をふまえた読影の手順からMRI適応の判断まで

編集／山田 恵
- 定価（本体4,500円＋税）
- 213頁
- ISBN978-4-7581-1537-7

Vol.16 No.5 増刊（2014年6月発行）
病棟でのあらゆる問題に対応できる！
入院患者管理パーフェクト

編集／石丸裕康
- 定価（本体4,500円＋税）
- 253頁
- ISBN978-4-7581-1534-6

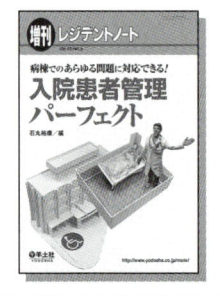

Vol.16 No.2 増刊（2014年4月発行）
疾患の全体像「ゲシュタルト」をとらえる
感染症の診断術
臨床像の核心とその周辺がみえてくる！

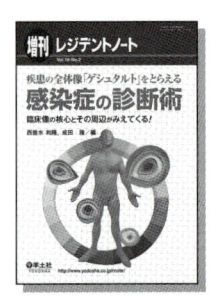

編集／西垂水和隆，成田 雅
- 定価（本体4,500円＋税）
- 287頁
- ISBN978-4-7581-0565-1

発行　羊土社 YODOSHA
〒101-0052　東京都千代田区神田小川町2-5-1　TEL 03(5282)1211　FAX 03(5282)1212
E-mail：eigyo@yodosha.co.jp
URL：http://www.yodosha.co.jp/

ご注文は最寄りの書店，または小社営業部まで

今の研修科にぴったりな1冊がみつかります！

1つのテーマをより広くより深く
☐ 年6冊発行　☐ B5判

Vol.15 No.17　増刊（2012年2月発行）
見逃さない！
救急CTの読み方
急性腹症や頭部疾患などで誰もが悩む症例から学ぶ
編集／早川克己
☐ 定価（本体4,500円＋税）
☐ ISBN978-4-7581-0562-0

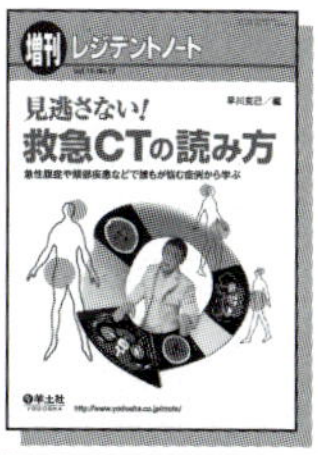

Vol.15 No.14　増刊（2013年12月発行）
意外と知らない!?
日常診療薬の基本と新常識
編集／仲里信彦
☐ 定価（本体4,500円＋税）
☐ ISBN978-4-7581-0559-0

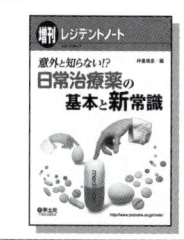

Vol.15 No.11　増刊（2013年10月発行）
担当医が絶対知っておきたい
がん診療のキホン
がん患者の診かた・支え方，化学療法の副作用対策や緩和医療，緊急事態への対応がわかる
編集／勝俣範之
☐ 定価（本体4,500円＋税）
☐ ISBN978-4-7581-0556-9

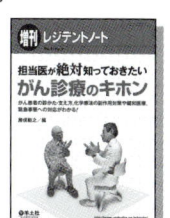

Vol.15 No.8　増刊（2013年8月発行）
消化器診療の疑問、これで納得！
外来・病棟・当直での初期対応や鑑別診断から検査・画像・薬物治療まで，よくある悩みに答えます
編集／花田敬士
☐ 定価（本体4,500円＋税）
☐ ISBN978-4-7581-0553-8

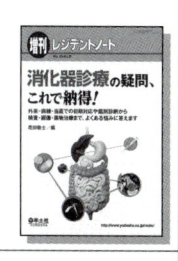

Vol.15 No.5　増刊（2013年6月発行）
あらゆる科で役立つ！
麻酔科で学びたい技術
手にとるようにわかる，麻酔の基本概念と手技・周術期管理のポイント，知っておくべき病態の知識
編集／萩平　哲
☐ 定価（本体4,500円＋税）
☐ ISBN978-4-7581-0550-7

Vol.15 No.2　増刊（2013年4月発行）
輸液スーパー指南塾
経過を追う症例問題で実践力を鍛える！
編集／長浜正彦
☐ 定価（本体4,200円＋税）
☐ ISBN978-4-7581-0547-7

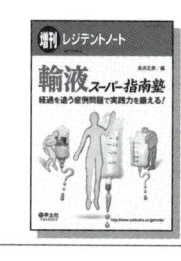

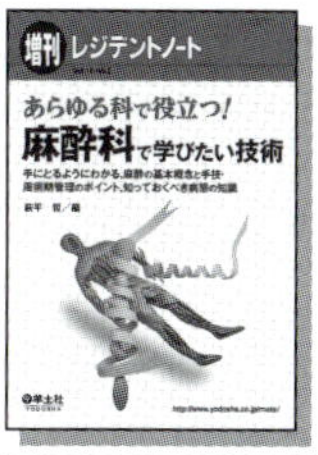

Vol.14 No.17　増刊（2013年2月発行）
外科の基本
―手術前後の患者さんを診る
手術の流れや手技，周術期管理が身につき，外科がわかる、好きになる
編集／畑　啓昭
☐ 定価（本体4,500円＋税）
☐ ISBN978-4-7581-0544-6

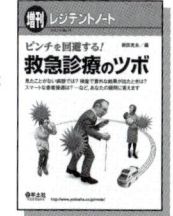

Vol.14 No.14　増刊（2012年12月発行）
循環器診療の疑問、これで納得！
何となくが自信に変わる，現場で知りたいホントのところ
編集／村川裕二
☐ 定価（本体4,500円＋税）
☐ ISBN978-4-7581-0541-5

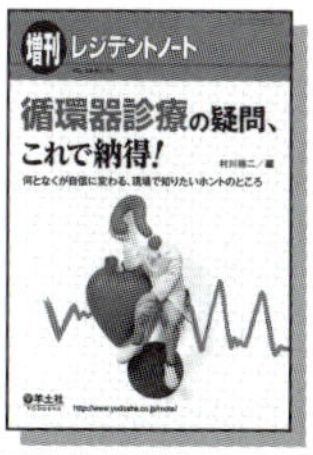

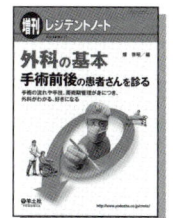

Vol.14 No.11　増刊（2012年10月発行）
ピンチを回避する！
救急診療のツボ
見たことがない病態では？検査で意外な結果が出たときは？スマートな患者接遇は？… など，あなたの疑問に答えます
編集／岩田充永
☐ 定価（本体4,300円＋税）
☐ ISBN978-4-7581-0538-5

Vol.14 No.8　増刊（2012年8月発行）
答えが見つかる！
慢性疾患への薬の使い方
専門医が伝授する高血圧，糖尿病，膠原病，腎疾患，慢性心不全，肺疾患診療のコツ
総編集／藤村昭夫，編集／簑 俊成，簑田清次，山縣邦弘，代田浩之，大田 健
☐ 定価（本体4,500円＋税）
☐ ISBN978-4-7581-0535-4

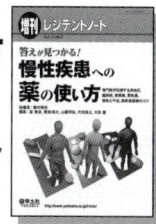

発行　羊土社　YODOSHA
〒101-0052　東京都千代田区神田小川町2-5-1　TEL 03(5282)1211　FAX 03(5282)1212
E-mail：eigyo@yodosha.co.jp
URL：http://www.yodosha.co.jp/

ご注文は最寄りの書店，または小社営業部まで

プライマリケアと救急を中心とした総合誌

レジデントノート

☐ 年間定期購読料（送料サービス）
- 月刊のみ　12冊
  定価（本体 24,000円＋税）
- 月刊＋増刊
  増刊を含む定期購読は羊土社営業部までお問い合わせいただくか，ホームページをご覧ください。
  URL：http://www.yodosha.co.jp/rnote

月刊　毎月1日発行　B5判　定価（本体2,000円＋税）

日常診療を徹底サポート！

医療現場での実践に役立つ研修医のための必読誌！

特徴
1. 医師となって最初に必要となる"基本"や"困ること"をとりあげ，ていねいに解説！
2. **画像診断，手技，薬の使い方**など，すぐに使える内容！日常の疑問を解決できる
3. 先輩の経験や進路選択に役立つ情報も読める！

詳細はコチラ▶ http://www.yodosha.co.jp/rnote/

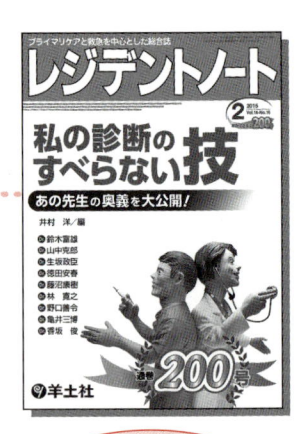

おかげさまで通巻200号！

患者を診る　地域を診る　まるごと診る

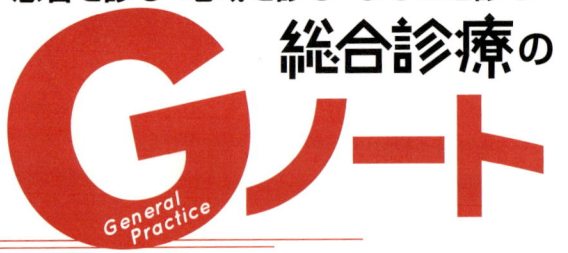

総合診療の Gノート
General Practice

☐ 年間定期購読料（送料サービス）
隔月刊　　年6冊
定価（本体 15,000円＋税）

隔月刊　偶数月1日発行　B5判　定価（本体2,500円＋税）

あらゆる 疾患・患者さんを まるごと診たい！

そんな医師のための「**総合診療**」の実践雑誌です

- **現場目線の具体的な解説**だから，かゆいところまで手が届く
- 多職種連携，社会の動き，関連制度なども含めた**幅広い内容**
- 忙しい日常診療のなかでも，**バランスよく知識をアップデート**

詳細はコチラ▶ http://www.yodosha.co.jp/gnote/

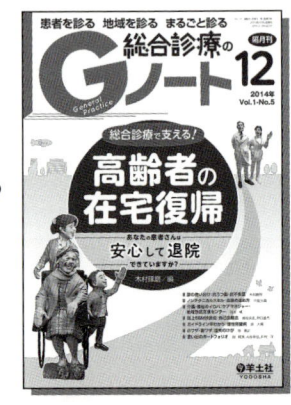

2014年4月 創刊

発行　**羊土社 YODOSHA**

〒101-0052　東京都千代田区神田小川町2-5-1　TEL 03(5282)1211　FAX 03(5282)1212
E-mail：eigyo@yodosha.co.jp
URL：http://www.yodosha.co.jp/

ご注文は最寄りの書店，または小社営業部まで